ココに注意！
高齢者の糖尿病

老年症候群を考えた治療と
QOLを高める療養指導のコツ

荒木　厚／編
（東京都健康長寿医療センター糖尿病・代謝・内分泌内科）

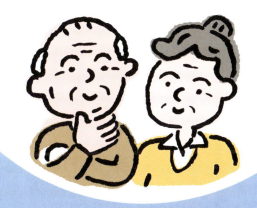

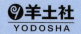

謹告

　本書に記載されている診断法・治療法に関しては，発行時点における最新の情報に基づき，正確を期するよう，著者ならびに出版社はそれぞれ最善の努力を払っております．しかし，医学，医療の進歩により，記載された内容が正確かつ完全ではなくなる場合もございます．

　したがって，実際の診断法・治療法で，熟知していない，あるいは汎用されていない新薬をはじめとする医薬品の使用，検査の実施および判読にあたっては，まず医薬品添付文書や機器および試薬の説明書で確認され，また診療技術に関しては十分考慮されたうえで，常に細心の注意を払われるようお願いいたします．

　本書記載の診断法・治療法・医薬品・検査法・疾患への適応などが，その後の医学研究ならびに医療の進歩により本書発行後に変更された場合，その診断法・治療法・医薬品・検査法・疾患への適応などによる不測の事故に対して，著者ならびに出版社はその責を負いかねますのでご了承ください．

推薦のことば

　平成24年の厚生労働省国民健康栄養調査では，わが国には約950万人の糖尿病患者がいると推定されている．このような調査が開始された平成9年と比べると，この15年間で約260万人の糖尿病患者が増加している．

　厚生労働省国民健康栄養調査報告を用い年代別糖尿病頻度と年齢階層別人口から60歳以上あるいは70歳以上の糖尿病患者が全糖尿病患者に占める割合を試算すると，60歳以上は平成9年の53％から平成24年には77％に，70歳以上は25％から45％に増加している．このような事実は，近年の糖尿病の増加は高齢者糖尿病の増加であること，また全糖尿病に占める高齢者の割合が近年増加していることを示している．このような状況を考えると，糖尿病の診療には，単に糖尿病性細小血管症や動脈硬化性血管障害の発症・進展を予防するという従来の糖尿病臨床の視点に加えて，高齢医学的な視点も要求されるような時代になってきていると言える．

　高齢者の最も大きい関心事は健康な長寿を楽しめるようにということであり，要介護や認知症になることは予防できるものであれば予防したいということである．高齢者糖尿病の診療には，このような高齢者の希望に沿った診療ができているかが問われることになる．

　さらに，糖尿病の治療には食事療法，運動療法など生活の自己管理が必要となることが多い．また，定期的な服薬，注射など薬剤の自己管理も必要となる．しかし，高齢者の身体的，精神・心理的あるいは社会的背景は多様であり，自己管理など望めない人も少なくない．身体的にも，ほかに重篤な疾患を併発していたり，種々の臓器機能が低下している人も多く，薬剤の選択，治療に伴う安全性の確保など，成人とは異なった注意が必要となる．

　本書は，高齢者糖尿病診療に関するわが国を代表するエキスパートといえる執筆陣により，高齢者糖尿病の診療の実際が最新の情報も取り入れた形で具体的に書かれている．本書は，高齢者糖尿病を診療することの多い医師はもちろん，看護師，栄養士あるいは薬剤師にとっても有用であると考えられる．

　本書が広く活用され，高齢者糖尿病の診療の質が，より高いものとなることを期待している．

2014年12月

東京都健康長寿医療センター　センター長

井藤英喜

序

　超高齢化社会の到来により，どこでも，誰でも高齢者糖尿病を診る時代となっている．こうした高齢者糖尿病の治療で苦労するのは，75歳以上の後期高齢者が多く，身体機能や認知機能が低下し，糖尿病治療で重要なセルフケアである内服やインスリン注射ができなくなることである．また，糖尿病だけでなく，老化や他の疾患により生活機能が低下し，自立した生活を送ることができなくなることも大きな問題となる．

　こうした高齢の糖尿病患者を診るためには，老年医学的なアプローチが必須である．すなわち，認知症，ADL低下，転倒などの老年症候群を評価し，心身機能や社会状況を含めた高齢者総合機能評価（CGA）を多くの職種で分担して行うことが必要である．本書では高齢糖尿病患者の診かたを診察法，診断，合併症，老年症候群，CGAの方法を含めて解説した．

　高齢者糖尿病の治療は，合併症の予防だけでなく，身体機能やQOLの維持・向上を目的として，血糖などの治療目標や治療法を個別に選択する．また，こうした治療は，薬物療法だけでなく，運動療法，栄養サポート，心理サポート，社会サポート，患者教育など包括的なチーム治療が必要となる．したがって，本書では，この高齢者糖尿病の治療を医師だけでなく看護師，薬剤師，栄養士，運動指導士にも執筆を担当していただいた．

　本書で触れられた高齢者糖尿病の治療の考え方やノウハウは当センター内分泌科の初代医長の折茂 肇先生（現，東京都健康長寿医療センター　名誉院長）から受け継がれてきたものである．また，当センター2代目の内分泌科部長で恩師の井藤英喜先生（現，東京都健康長寿医療センター　センター長）が主導された高齢者糖尿病の介入研究であるJ-EDIT研究の成果も含まれている．また，執筆にご協力いただいた先生は高齢者糖尿病の診療や研究について一緒に考えていただいている仲間でもある．あらためてこうした諸先生方のご指導とご協力に感謝申し上げたい．

　本書を読んでいただいて，少しでも高齢者糖尿病の診療のお役に立てることができれば幸いである．

2014年12月
東京都健康長寿医療センター　糖尿病・代謝・内分泌内科
荒木　厚

ココに注意！高齢者の糖尿病

老年症候群を考えた治療と
QOLを高める療養指導のコツ

CONTENTS

推薦のことば ……………………………………… 井藤英喜

　序　　　………………………………………… 荒木　厚

カラー写真紹介 ………………………………………… 13

略語一覧 ………………………………………………… 14

序章　高齢者糖尿病について　はじめに知ってほしいこと

1. 高齢者糖尿病の特徴—若い人の糖尿病との違い　　　荒木　厚　20

❶ 高齢者糖尿病の考え方　❷ 加齢に伴う体組成の変化と糖尿病　❸ 加齢に伴う内分泌機能の変化と糖尿病　❹ 加齢に伴う高血糖，低血糖の自覚性の低下と糖尿病　❺ 加齢に伴う腎機能低下と高齢者糖尿病の治療　❻ 加齢に伴う動脈硬化と高齢者糖尿病の治療　❼ 心身機能の低下と高齢者糖尿病の治療　❽ 高齢者総合機能評価の必要性

2. 高齢糖尿病患者の動向—疫学的特徴　　　田村嘉章　25

❶ 高齢者糖尿病の頻度　❷ 1型糖尿病　❸ 急性合併症　❹ 死亡　❺ 慢性合併症　❻ 老年症候群　❼ 低血糖

CONTENTS

第1章　高齢者糖尿病の診かたの基本

1. 高齢者糖尿病の診察　　　　田村嘉章　31
■1 はじめに　■2 問診で聴取すべき事項　■3 認知機能，ADL，うつの評価　■4 身体診察

2. 高齢者糖尿病の診断（1型糖尿病も含めて）　　　　千葉優子　37
■1 高齢者の糖尿病診断基準　■2 高齢者の糖尿病診断の注意点　■3 緩徐進行1型糖尿病（SPIDDM）

3. 高齢者糖尿病の検査　　　　千葉優子　43
■1 血糖コントロール評価のための検査　■2 インスリン分泌能を調べる検査　■3 糖尿病の病態や病型を判断するための検査

4. 腎機能の評価法　　　　千葉優子　47
■1 CKDとは　■2 腎機能評価のために行う検査　■3 CKDと糖尿病腎症との関係

5. 簡易血糖自己測定（SMBG）と持続血糖モニタリング（CGM）　　　　金原嘉之，荒木　厚　53
■1 簡易血糖自己測定（SMBG）と持続血糖モニタリング（CGM）　■2 高齢糖尿病患者におけるSMBGの有用性　■3 高齢糖尿病患者におけるSMBGの実際　■4 高齢糖尿病患者におけるCGMの有用性　■5 高齢糖尿病患者におけるCGMの実際

6. 高齢者の低血糖　　　　荒木　厚　60
■1 高齢者の低血糖の特徴　■2 低血糖の影響　■3 糖尿病治療と重症低血糖　■4 認知症，うつ，低栄養と重症低血糖　■5 薬物相互作用と低血糖　■6 低血糖予防のための対策　■7 高齢者の低血糖教育

7. 高齢者総合機能評価とは　　　　櫻井　孝　68
■1 はじめに　■2 高齢者糖尿病の治療で考慮すること　■3 高齢者総合機能評価（CGA）の実際　■4 高齢者総合機能評価の問題点と対策　■5 まとめ

8. 高齢者総合機能評価の実際　　　　　荒木　厚　74

1 高齢者総合機能評価（CGA）を行うために　**2** 身体機能の評価　**3** 認知機能の評価　**4** 心理状態の評価　**5** 社会・経済状況の評価　**6** その他の評価項目　**7** CGAの使い方

9. 血糖コントロール目標　　　　　荒木　厚　85

1 認知機能低下をもつ患者の血糖コントロール　**2** 血糖変動の重要性　**3** 海外の血糖コントロール目標のガイドライン　**4** patient-centered approach を取り入れた血糖コントロール目標

第2章　ココに注意！高齢者糖尿病の合併症

1. 細小血管症（網膜症，腎症，神経障害）　　　千葉優子　89

1 糖尿病網膜症　**2** 糖尿病神経障害　**3** 糖尿病腎症

2. 大血管障害（動脈硬化性疾患）　　　田村嘉章　96

1 はじめに　**2** 診察　**3** 検査　**4** 予防　**5** 治療

3. 感染症　　　金原嘉之，荒木　厚　104

1 糖尿病と感染症　**2** 感染症の診察　**3** 糖尿病と呼吸器感染症，尿路感染症，菌血症，皮膚感染症　**4** 糖尿病と結核，インフルエンザ　**5** 糖尿病と頭頸部領域や骨・関節領域の感染症　**6** その他の頻度が低い感染症　**7** 感染症と血糖コントロール　**8** 糖尿病患者のワクチン

4. 歯周病　　　山口雅庸　112

1 糖尿病合併症としての歯周病　**2** 歯周病とは　**3** 歯周病発症機序　**4** 歯周病を発症させる菌　**5** 糖尿病と歯周病との関連　**6** 糖尿病において歯周病が悪化する機序

5. 高血圧　　　鶴谷悠也，水野有三　117

1 はじめに　**2** 高齢者高血圧の特徴，診断　**3** 降圧目標値　**4** 生活習慣の改善　**5** 降圧薬の選択　**6** おわりに

6. 脂質異常症　　　宮尾益理子　122

1 脂質異常症の診断基準　**2** 治療目標（管理目標）　**3** 治療方法

7. 肥満，メタボリックシンドローム　　　　　　　　　　田村嘉章　130

1 高齢者における肥満とメタボリックシンドローム（MetS）の頻度　**2** 診断と検査　**3** 肥満，メタボリックシンドローム，内臓脂肪蓄積と動脈硬化の関連　**4** メタボリックシンドローム，内臓脂肪蓄積と認知機能低下・ADL低下との関連　**5** 予防と治療

第3章　ココに注意！高齢者糖尿病と老年症候群

1. 糖尿病と認知機能低下，認知症　　　　　　　　　　荒木　厚　135

1 はじめに　**2** インスリン抵抗性と認知症　**3** 認知症の早期発見　**4** 血糖コントロールと認知機能低下　**5** 動脈硬化の危険因子と認知機能低下　**6** 認知機能低下を合併した糖尿病患者の治療

2. ADL低下　　　　　　　　　　　　　　　　　　　　櫻井　孝　145

1 はじめに　**2** J-EDITで明らかになった高齢者糖尿病の生活機能障害　**3** 生活障害の性差　**4** BADLの低下　**5** IADLの低下　**6** まとめ

3. 転倒，骨折　　　　　　　　　　　　　　　　　　　千葉優子　151

1 はじめに　**2** 血糖コントロールと転倒との関連　**3** 骨粗鬆症（インスリン分泌低下，骨質低下）　**4** 転倒の予防

4. サルコペニア　　　　　　　　　　　　　　　　　　梅垣宏行　156

1 サルコペニアとは　**2** サルコペニアの発生機序　**3** 糖尿病とサルコペニア　**4** サルコペニアを合併した高齢糖尿病患者の治療

5. うつ　　　　　　　　　　　　　　　　　　　　　　荒木　厚　161

1 糖尿病とうつ傾向，うつ病　**2** うつの要因　**3** うつの影響　**4** うつの対策と治療

6. 排尿障害　　　　　　　　　　　　　　　　　　　　田村嘉章　166

1 はじめに　**2** 疫学　**3** 病態　**4** 診断，検査　**5** 治療　**6** その他の合併症に伴う排尿障害の治療

7. 【特論】認知症と栄養　　　　　　　　　　　　　　　　荒木　厚　174

1 認知機能低下がある患者の栄養　**2** 認知機能と関係する栄養成分　**3** 認知症を防ぐための食事パターン

8. 【特論】認知症と運動　　　　　　　　　　　　　　　　梅垣宏行　180

1 はじめに　**2** 認知症の原因疾患　**3** MCI　**4** 運動による認知症予防　**5** 運動による認知症予防の機序　**6** まとめ

第4章　高齢者糖尿病の治療～QOLの維持・向上のために

1. 食事療法　　　　　　　　　　　　　　　　　　　　　　荒木　厚　185

1 高齢者の栄養の特徴　**2** 高齢者糖尿病のエネルギー摂取　**3** 高齢者糖尿病の炭水化物，脂質　**4** 高齢者の蛋白質，塩分　**5** 高齢者糖尿病のビタミン，緑黄色野菜，食物繊維の摂取　**6** 高齢者の栄養指導

2. 栄養食事指導の実際　　　　　　　　　　　　　　　　府川則子　192

1 高齢者の食事摂取状況　**2** 栄養食事指導の実際

3. 運動療法　　　　　　　　　　　　　　　　星野武彦，鈴木　進，清野弘明　200

1 はじめに　**2** ロコモティブシンドローム（運動器症候群）の概念　**3** 2型糖尿病とロコモティブシンドローム　**4** 高齢者糖尿病の運動療法　**5** おわりに

4. 運動指導の実際　　　　　　　　　　　　　　　　　　小池日登美　206

1 はじめに　**2** 個人差（健康な高齢者と虚弱な高齢者）　**3** ロコモティブシンドロームと注意力低下が転倒の原因　**4** 転倒予防のための運動　**5** 生活の中に運動を取り入れる方法　**6** 健康寿命　**7** おわりに

5. 経口血糖降下薬　　　　　　　　　　　　　　　　　　千葉優子　216

1 はじめに　**2** スルホニル尿素薬（SU薬）　**3** ビグアナイド薬（BG薬）　**4** DPP-4阻害薬　**5** チアゾリジン誘導体　**6** αグルコシダーゼ阻害薬（α-GI薬）　**7** グリニド薬　**8** SGLT（sodium glucose transporter）2阻害薬

6. インスリン治療　　　田村嘉章　222
1 インスリン治療の適応，利点と欠点　2 導入にあたって注意する点　3 インスリン製剤の種類と使用の実際

7. インスリンの注入デバイス　　　朝倉俊成　229
1 はじめに　2 デバイスの分類とその特徴　3 高齢者に配慮したデバイスの選択と説明のポイント　4 患者の状態を把握する　5 おわりに

8. インスリン離脱とBOT　　　荒木　厚　237
1 インスリン注射ができなくなったら？　2 インスリン離脱の方法　3 インスリン離脱の効果とその見込み　4 インスリン離脱の機序　5 BOT

9. GLP-1受容体作動薬　　　金原嘉之，荒木　厚　243
1 GLP-1受容体作動薬の種類と使用法　2 GLP-1受容体作動薬の利点　3 GLP-1受容体作動薬の欠点　4 GLP-1受容体作動薬と高齢者

10. 患者指導・教育（低血糖とシックデイ教育）　　　鹿島田美奈子　248
1 高齢者の患者指導・教育　2 低血糖教育　3 シックデイ教育

11. 在宅療養中の糖尿病患者の管理　　　釘　裕和　257
1 時代を反映した介護環境の変化　2 糖尿病治療に利用できる訪問サービス　3 在宅療養中の糖尿病患者の治療の留意点

12. より良い療養生活を送るための心理サポート　　　荒木　厚　262
1 糖尿病負担感の増加やQOLの低下要因　2 家族や社会のサポートのあり方　3 社会参加の重要性と患者会の役割　4 ストレス対処能力としての首尾一貫感覚（SOC）

索引　268

症例提示

80歳で発症した抗GAD抗体陰性かつ
　抗IA-2抗体陽性のSPIDDM症例 ……… 41

CGMで無自覚性低血糖がみられた87歳男性の症例 ……… 58

結核を合併した糖尿病患者の症例 ……… 107

食後低血圧を低血糖と誤認していた糖尿病患者の一例 ……… 121

【肥満の症例提示】急な減量に注意？ ……… 134

ADL低下により入院した高齢糖尿病患者の一例 ……… 149

転倒をくり返した高齢糖尿病患者の一例 ……… 155

食欲低下，体重減少をきたしたうつ病を合併した80歳女性 ……… 165

重症低血糖と急な腎不全の悪化の原因は？ ……… 173

インスリン療法からの離脱を必要とした，
　認知機能を有する高齢糖尿病の一例 ……… 220

【インスリン治療の症例提示】超速攻型製剤投与の一例 ……… 226

【インスリン治療の症例提示】持効型製剤投与の一例 ……… 227

【インスリン治療の症例提示】二相性製剤投与の一例 ……… 227

インスリン治療を離脱した92歳の認知症合併の男性 ……… 240

持効型インスリンとDPP-4阻害薬を用いたBOTで
　血糖コントロールが改善した症例 ……… 242

リラグルチドが有効であった前期高齢者の一例 ……… 246

【患者指導の事例】本人が低血糖症状と認識できず
　不穏になる認知症患者 ……… 255

カラー写真紹介

● 1 糖尿病網膜症の分類 (本文90ページ参照)

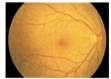 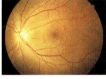 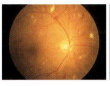 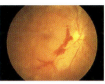

正常　　　　　　単純網膜症　　　　　前増殖網膜症　　　　増殖網膜症

● 2 OCT（光干渉断層計）による黄斑部の所見 (本文90ページ参照)

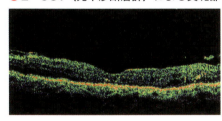 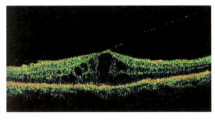

正常黄斑　　　　　　　　　　　　　　　黄斑浮腫

略語一覧

α-GI	α-glucosidase inhibitor	αグルコシダーゼ阻害薬
Aβ	amyloid β-protein	βアミロイド
ABI	ankle brachial pressure index	足関節上腕血圧比
ABPM	ambulatory blood pressure monitoring	
ACR	urine albumin creatinine ratio	尿アルブミン/クレアチニン比
ADA	American Diabetes Association	米国糖尿病協会
ADAS-Cog	Alzheimer's Disease Assessment Scale-cognitive subscale	
ADL	activities of daily living	日常生活動作
AGE	advanced glycation end products	終末糖化産物
AHA	American Heart Association	米国心臓協会
APP	amyloid precursor protein	アミロイド前駆蛋白
ARB	angiotensin II receptor blocker	アンジオテンシンII受容体拮抗薬
ASM	appendicular skeletal mass	四肢筋肉量
BADL	basic activities of daily living	基本的ADL
BBB	blood-brain barrier	血液脳関門
BDNF	brain derived neurotrophic factor	
BG	biguanide	ビグアナイド薬
BOT	basal supported oral therapy	
BPSD	behavioral and psychological symptoms of dementia	行動・心理症状
BRONJ	bisphosphonate-related osteonecrosis of the jaw	ビスホスホネート系薬剤関連顎骨壊死
CABG	coronary artery bypass graft	冠動脈バイパス術
CAS	carotid artery stenting	頸動脈ステント留置術
CDR	clinical dementia rating	臨床的認知症尺度
CEA	carotid endarterectomy	頸動脈内膜剥離術
CES-D	The Center for Epidemiologic Studies Depression Scale	抑うつ状態自己評価尺度

CGA	comprehensive geriatric assessment	高齢者総合機能評価
CGM	continuous glucose monitoring	持続血糖モニタリング
CKD	chronic kidney disease	慢性腎臓病
CSII	continuous subcutaneous insulin infusion	持続皮下インスリン注入法
CVR-R	coefficient of variation of the RR	心電図R-R感覚変動係数
DES	drug eluting stents	薬剤溶出型ステント
DPP-4	dipeptidyl peptidase-4	
ECST	European carotid surgery trial	
eGFR	estimated GFR	推算GFR
FFQ	food frequency questionnaire	食物摂取頻度調査
FRI	fall risk index	
GA	glycated albumin	グリコアルブミン
GAD	glutamic acid decarboxylase	グルタミン酸脱炭酸酵素
GDS	geriatric depression scale	高齢者うつスケール
GFR	glomerular filtration rate	糸球体濾過量
HbA1c	hemoglobin A1c	
HDL-C	high density lipoprotein cholesterol	HDLコレステロール
HHS	hyperglycemic hyperosmolar syndrome	高血糖高浸透圧症候群
HOMA-IR	homeostasis model assessment of insulin resistance	インスリン抵抗性指標
IA-2	insulinoma-associated protein-2	
IADL	instrumental activities of daily living	手段的ADL
IDE	insulin degrading enzyme	インスリン分解酵素
IDF	International Diabetes Federation	国際糖尿病協会
IGT	impaired glucose tolerance	耐糖能異常
IMT	intima media thickness	頸動脈内膜中膜複合体厚
IVUS	intravascular ultrasound	血管内超音波
LDL-C	low density lipoprotein cholesterol	LDLコレステロール
LPS	lipopolysaccharide	

LPS-LBP	lipopolysaccharide binding protein	
MAGE	mean amplitude of glycemic excursions	
MCI	mild cognitive impairment	軽度認知機能障害
MMPs	matrix metalloproteinases	
MMSE	mini-mental state examination	簡易精神機能検査
MNA	mini nutritional assessment	簡易栄養状態評価
MoCA-J	Montreal cognitive assessment	日本語版 MoCA
MRA	MR angiography	磁気アンギオグラフィ
NASCET	North America symptomatic carotid endarterectomy trial	
NaSSA	noradrenergic and specific serotonergic antidepressants	ノルアドレナリン作動性・特異的セロトニン作動性抗うつ薬
NCEP	National Cholesterol Education Program	
NEAT	non exercise activity thermogenesis	
NHLBI	National Heart, Lung, and Blood Institute	米国国立心肺血液研究所
OABSS	overactive bladder symptom score	過活動膀胱症状質問票
OCT	optical coherence tomography	光干渉断層計
OGTT	oral glucose tolerance test	経口ブドウ糖負荷試験
PAD	peripheral arterial disease	末梢動脈疾患
PCI	percutaneous coronary intervention	冠動脈インターベンション
PEM	protein energy malnutrition	蛋白質・エネルギー低栄養状態
PGC	Philadelphia Geriatric Center	フィラデルフィア老年医学センター
PGE_2	prostaglandin E_2	
POP	pelvic organ prolapse	骨盤臓器脱
PTA	percutaneous transluminal angioplasty	経皮的血管形成術
PWV	pulse wave velocity	脈波伝播速度
RCT	randomized control study	ランダム化比較試験
ROS	reactive oxygen species	

RPE	rating of perceived exertion	主観的運動強度
RT-CGM	real-time continuous glucose monitoring	リアルタイムCGM
SMBG	self-monitoring of blood glucose	簡易血糖自己測定
SMI	skeletal mass index	骨格筋指数
SNRI	serotonin & norepinephrine reuptake inhibitor	セロトニン・ノルアドレナリン再取り込み阻害薬
SOC	sence of coherence	首尾一貫感覚
SPIDDM	slowly progressive insulin-dependent diabetes mellitus	緩徐進行1型糖尿病
SPPB	short performance physical pattery	
SSRI	selective serotonin reuptake inhibitor	選択的セロトニン再取り込み阻害薬
SU	sulfonylurea	スルホニル尿素薬
TASC	Trans Atlantic Inter-Society Consensus	
TC	total cholesterol	総コレステロール
TG	triglyceride	トリグリセリド
TIA	transient ischemic attacks	一過性脳虚血発作
TUG	timed up & go test	
TUR-P	transurethral resection of the prostate	経尿道的前立腺切除術
VaD	vascular dementia	血管性認知症
VAS	visual analogue scale	視覚的アナログスケール

執筆者一覧

■編　者

荒木　厚　　東京都健康長寿医療センター糖尿病・代謝・内分泌内科

■執筆者（掲載順）

荒木　厚　　東京都健康長寿医療センター糖尿病・代謝・内分泌内科
田村嘉章　　東京都健康長寿医療センター糖尿病・代謝・内分泌内科
千葉優子　　東京都健康長寿医療センター糖尿病・代謝・内分泌内科
金原嘉之　　東京都健康長寿医療センター糖尿病・代謝・内分泌内科
櫻井　孝　　国立長寿医療研究センターもの忘れセンター
山口雅庸　　東京都健康長寿医療センター歯科口腔外科
鶴谷悠也　　関東中央病院代謝内分泌内科
水野有三　　関東中央病院代謝内分泌内科
宮尾益理子　関東中央病院代謝内分泌内科
梅垣宏行　　名古屋大学大学院医学系研究科地域在宅医療学・老年科学教室
府川則子　　東京都健康長寿医療センター栄養科
星野武彦　　太田西ノ内病院運動指導科
鈴木　進　　太田西ノ内病院糖尿病センター
清野弘明　　せいの内科クリニック
小池日登美　高村内科クリニック
朝倉俊成　　新潟薬科大学薬学部臨床薬学研究室
鹿島田美奈子　東京都健康長寿医療センター看護部コンサルテーション室
鈩　裕和　　つくしんぼ診療所

ココに注意！
高齢者の糖尿病

老年症候群を考えた治療と
QOLを高める療養指導のコツ

序章　高齢者糖尿病についてはじめに知ってほしいこと

1. 高齢者糖尿病の特徴
―若い人の糖尿病との違い

荒木　厚

point

- 高齢者糖尿病は加齢による体組成の変化や臓器機能の変化が病態に関与する
- 高齢者糖尿病は低血糖に対する反応が異なり，低血糖に対する脆弱性をもつ
- 無症候性を含めた動脈硬化性疾患が多い
- 認知機能などの心身の機能低下や老年症候群が多い
- 社会・経済状況の悪化があるために，若い人の糖尿病と異なる治療の考え方が必要である

1 高齢者糖尿病の考え方

　高齢者の糖尿病治療の目的は，若い人の糖尿病と同様に，血糖，血圧，脂質を包括的に治療し，血管合併症を予防し，QOLの維持・向上をめざすことである．しかしながら高齢者の糖尿病は，明らかに若い人の糖尿病と異なった特徴をもっている．

　これは，加齢に伴う体組成，生理機能や臓器機能の変化が糖尿病の病態に影響することが原因の1つである．また，高齢期は心身機能の低下や社会的・経済的問題が加わってくるために，アドヒアランス[※1]が低下する．

　本項では種々の加齢に伴う変化に基づいて，高齢者糖尿病の特徴をみてみたい．

※1　アドヒアランス
　　患者が積極的にセルフケア（食事・運動・服薬・自己注射）の方針の決定に参加し，その決定に従って行動すること．

2 加齢に伴う体組成の変化と糖尿病

　加齢とともにインスリン抵抗性が高くなり，境界型耐糖能異常（impaired glucose tolerance：IGT），糖尿病の頻度が増える．一般には加齢に伴うインスリン抵抗性は**内臓脂肪の増加**，**筋肉量の減少**，**身体活動量低下**が原因で起こるとされている．加齢とともに肝臓でのインスリン抵抗性が高くなるという報告もある．

　加齢とともに筋肉量，筋力，身体機能が低下し，**サルコペニア（筋減少症）**が起こる（3章3参照）．糖尿病患者は糖尿病でない人と比べて筋肉量，筋力や身体機能は低下する．また，筋肉量が低下しないまでも**筋肉の質**が低下する．サルコペニアは，筋肉におけるインスリン抵抗性につながる．

　内臓脂肪の増加（肥満）とサルコペニアが合併した**サルコペニア肥満（筋減少性肥満）**は，インスリン抵抗性と炎症を伴った病態であり，単なる肥満やサルコペニアよりも，IADL（instrumental activities of daily living：手段的日常生活動作）の低下や転倒を起こしやすい．

　内臓脂肪の増加やサルコペニアによるインスリン抵抗性の増加は，高齢者糖尿病の治療を行う際に考慮すべきことである．実際，高齢糖尿病患者では，加齢とともに，内臓脂肪は増加し，筋肉量は減少する（**図1**，**図2**）．

3 加齢に伴う内分泌機能の変化と糖尿病

　加齢に伴って，インスリン抵抗性のみならず，インスリン分泌は低下する．一般に，加齢に伴って**インスリンの基礎分泌は変化せず**，**追加分泌**が低下する．この追加分泌の低下が，高齢者は食後高血糖を起こしやすい原因の1つとなっている．また，**グルカゴン分泌は加齢とともに増加する**という報告がある．

4 加齢に伴う高血糖，低血糖の自覚性の低下と糖尿病

　高齢者糖尿病は，口渇，多飲，多尿などの**高血糖の自覚症状が乏しい**．著しい高血糖状態であっても，見過ごされることが多く，容易に脱水や電解質異常を起こしやすい．さらに，高齢者では軽度の耐糖能異常の患者でも，脱水と感染症または血管障害を合併し，**高血糖高浸透圧症候群**を起こしやすい．

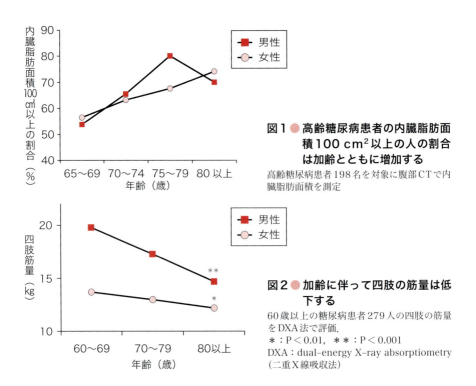

図1 ● 高齢糖尿病患者の内臓脂肪面積100 cm² 以上の人の割合は加齢とともに増加する
高齢糖尿病患者198名を対象に腹部CTで内臓脂肪面積を測定

図2 ● 加齢に伴って四肢の筋量は低下する
60歳以上の糖尿病患者279人の四肢の筋量をDXA法で評価.
＊：$P < 0.01$，＊＊：$P < 0.001$
DXA：dual-energy X-ray absorptiometry（二重X線吸収法）

　一方，高齢糖尿病患者は**低血糖を起こしやすく**，**低血糖に対して脆弱性**を有する（1章6参照）．低血糖症状のなかでも，発汗，動悸，手の振戦といった自律神経症状が消失する．高齢者ではめまい，ふらふら感，目がぼーっとするなどの低血糖の**神経糖欠乏症状の数も少ない**．この結果，低血糖の自覚ができず，**重症低血糖**になりやすい．

　低血糖は軽症でも転倒，うつ，QOLの低下につながる．重症の低血糖は認知症の危険因子である．したがって，低血糖を防ぐような治療法を選択する必要があり，患者や家族に対して低血糖やシックデイ対策を指導する必要がある．

5 加齢に伴う腎機能低下と高齢者糖尿病の治療

　加齢とともに腎機能は低下し，クレアチニンクリアランス（Ccr）は加齢に伴って1年間に0.87 mL/分低下し，30歳を100％とすると80歳では60％に低下する．この**腎機能の低下**は，SU薬やビグアナイドの蓄積をもた

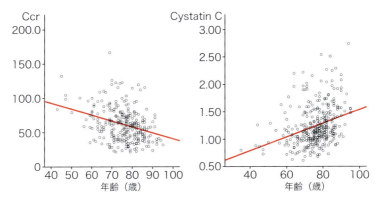

図3● 高齢糖尿病患者の腎機能は加齢とともに低下する
入院高齢糖尿病患者356名（年齢76±9歳）の調査（血清Cre 1.5 mg/dL以上を除いた）．
シスタチンCは加齢とともに増加する

らす．これらの薬剤を使用する際には，必ず腎機能をeGFR，クレアチニンクリアランスなどで評価して使用する（1章4参照）．高齢糖尿病患者でも加齢とともに腎機能は低下する（図3）．

また，加齢とともに肝血流量は低下し，肝シトクロムP450（CYP）酵素活性は低下する．こうした臓器機能の低下は，高齢者で薬剤の有害作用が起こりやすい原因の1つである．SU薬はCYPで代謝されるものが多く，相互作用により血中濃度が増加することにも注意を払う必要がある．

6 加齢に伴う動脈硬化と高齢者糖尿病の治療

加齢とともに動脈硬化は進行し，**加齢は動脈硬化性疾患**（2章2参照）の**独立した危険因子**である．高齢糖尿病患者は脳梗塞，虚血性疾患などの動脈硬化性疾患を合併しやすい．特に**無症候性脳梗塞**，**無症候性心筋虚血**が多くなる．高齢者においても，収縮期血圧，脂質代謝異常，高血糖は脳卒中または虚血性心疾患の危険因子である．したがって，動脈硬化の危険因子を包括的にコントロールすることが重要である．

7 心身機能の低下と高齢者糖尿病の治療

高齢者，特に後期高齢者は身体機能，認知機能が低下し，心理状態の悪化がみられる頻度が多い．高齢者糖尿病では，認知機能低下だけでなく，血

管性認知症を約2.5倍，アルツハイマー病を約1.5倍起こしやすい（3章1参照）．身体機能では，高齢糖尿病患者では，糖尿病でない人と比べて，外出，調理，買い物などのIADLが障害されやすい（3章2参照）．心理状態では糖尿病患者はうつ傾向またはうつ病が約2倍多い（3章5参照）．

　高齢者ではすでに糖尿病合併症や他の併発疾患のために，心身の"機能低下"を伴った患者が多くなるために，疾患の治療のみならず，残存機能を保ち，機能障害のリハビリテーションをめざしたアプローチが必要である．また，家族のみならず，社会のサポートをいかに確保し，動員することが必要である．

　これを"機能低下"ではなくて"症状（症候）"という見方をすれば，高齢者糖尿病は認知機能低下，ADL低下，転倒（3章3参照），うつなどの**老年症候群を約2倍**起こしやすいので，糖尿病合併症の予防・進行のみならず，老年症候群に配慮した治療が必要である．

8 高齢者総合機能評価の必要性

　こうした心身の機能低下に加えて，家族や社会のサポートの不足などの**社会・経済的問題**があると，糖尿病の治療が困難となる．糖尿病患者は**施設入所や入院の頻度が多く**，こうした患者に対する治療のあり方についても考えていく必要がある

　したがって，高齢糖尿病患者の治療では，身体機能，認知機能，心理状態，サポート状況，経済状態，罹病期間，糖尿病合併症，低血糖の起こりやすさ，複数の併発疾患などの患者のさまざまな状況を総合的に評価する**高齢者総合機能評価**（comprehensive geriatric assessment：CGA）を行うことが大切である（1章8 表1参照）．その結果，必要な社会サービスを動員し，心身の機能が悪化しないように対策を立てる必要がある．さらに，CGAで患者のさまざまな状況を考慮して，個別に血糖コントロール目標（1章9参照）や糖尿病の治療法を決める必要がある（4章参照）．

序章　高齢者糖尿病についてはじめに知ってほしいこと

2. 高齢糖尿病患者の動向
― 疫学的特徴

田村嘉章

point

- 高齢者の糖尿病の有病率は高い
- 合併症や死亡の頻度は加齢により増えるが，年齢や罹病期間によってリスクが異なる
- ケトアシドーシスよりも高血糖高浸透圧症候群になりやすい
- 老年症候群を呈するものが多く，高血糖と低血糖が影響を与える

1 高齢者糖尿病の頻度

　高齢者糖尿病の患者数は年々増加している．2012年の厚生労働省の国民健康・栄養調査では，全年齢での糖尿病が強く疑われる者（約950万人）と糖尿病の可能性を否定できない者（約1,100万人）との合計（約2,050万人）は前回（2007年）より減少した．しかし，70歳以上では耐糖能異常を示す患者の割合は約4割に達しており（図1），2007年の調査と比べても，男性では横ばいだったが女性ではさらに増加がみられている[1]．特に女性で糖尿病が強く疑われる者の伸び（11.0→16.7％）が著しい．高齢者において糖尿病の新規発症が著しく増えるという証拠はないが，平均寿命の延長に伴い，高齢糖尿病患者の絶対数は今後も増え続けることが予想される．

ココに注意！

　高齢者糖尿病の特徴として，食後高血糖を呈するものが多いことがあげられる．高齢者糖尿病のスクリーニングにあたっては，空腹時血糖だけでなく，食後血糖も重視する必要がある．

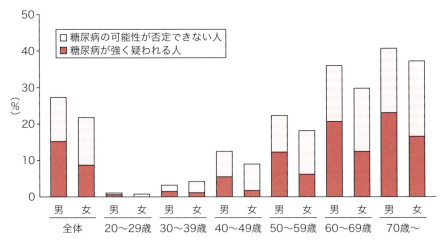

図1 ● わが国の糖尿病の有病率
文献1を参考に作成

2 1型糖尿病

　　高齢での1型糖尿病の発症頻度は少ないものの，若年発症の1型糖尿病患者が高齢化することにより，高齢1型糖尿病の患者数は増え続けている．したがって，若年の1型糖尿病患者に比べ罹病期間が長いものが多い．また合併症，特に**細小血管症の合併率や重症低血糖の頻度が非常に高い**[2]．高齢1型糖尿病の診療においては，合併症による身体機能障害の存在を念頭におき，低血糖の予防に細心の注意を払う必要がある．

3 急性合併症

　　糖尿病性ケトアシドーシスよりも，**高血糖高浸透圧症候群**（hyperglycemic hyperosmolar syndrome：HHS）**が多い**．高齢者では1型糖尿病の新規発症が少ない反面，2型糖尿病患者で感染症や脳血管障害などHHSの誘因となる疾患を発症しやすい．また高血糖による浸透圧利尿により脱水に陥っても，口渇の症状がないために十分な水分摂取ができず，著明な高血糖と高浸透圧となり，HHSになりやすい．高齢者の高血糖による急性の死亡率は1990年以降急激に改善が見られているが，いまだHHSの死亡率は10％を超えるとの報告もある．

4 死亡

　高齢糖尿病患者の死亡率は非糖尿病患者に比して高い．Cardiovascular Health Studyでは，65歳以上の糖尿病患者の死亡リスクは非糖尿病の死亡率の約2倍であり，特にインスリン使用者で高かった[3]．しかし，Barnettらの報告では，60〜69歳で糖尿病と診断された患者の死亡リスクは男性で1.38，女性で1.40倍と高いが，70歳以上で発症した患者でのリスクはそれぞれ1.13，1.19倍で有意でなかったとされており，高齢発症の糖尿病ではリスクが低いと考えられる[4]．

5 慢性合併症

1) 細小血管症（2章1参照）

　細小血管症の有病率は，高齢者になるほど増えることが示されている．高齢者糖尿病に対する前向き大規模臨床介入試験（J-EDIT）のエントリー時のデータでも，Stage 1以上の網膜症，2期以上の腎症，アキレス腱反射の減弱あるいは消失のいずれもが約半数の患者に認められた[5]．The Diabetes and Aging Studyでは，同じ高齢者でも罹病期間の長い者の新規発症率が高く，罹病期間が10年以上の患者の網膜症や末期腎症の新規発症率は，10年未満の者に比べ，約3倍に上昇していると報告している（図2）[6]．一方，罹病期間が一定以上に達すると，年齢の影響はあまり受けなくなる．したがって，細小血管症の発症においては，**高血糖にどのくらいの期間さらされたかが重要である**．

2) 大血管症（2章2参照）

　大血管症も年齢とともに頻度が増える．J-EDITでは，エントリー時の虚血性心疾患，脳血管疾患の罹病率はそれぞれ16%，13%であった[5]．大血管症においても罹病期間が長いほど新規発症率は上昇するものの，細小血管症ほど罹病期間の影響を受けず，逆に加齢による影響が顕著である[6]．これは，動脈硬化の進展においては，高血糖のみならず，血圧をはじめその他の加齢にもとづくリスク因子が大きくかかわっているためと考えられる．

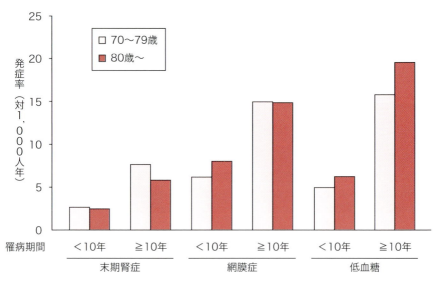

図2● 高齢者糖尿病における罹病期間別の合併症，低血糖発症率
文献6を参考に作成

6 老年症候群

　高齢者では，生理機能の低下にともなって認知機能低下，転倒・骨折，尿失禁，うつなどが増え，これらは老年症候群と総称される．高齢の糖尿病患者は老年症候群が多く，高血糖と低血糖の両者とも老年症候群を起こしやすくする．

1) 日常生活動作（ADL）低下 (3章2参照)，転倒・骨折 (3章3参照)

　糖尿病患者では基本的 ADL（basic ADL：BADL．食事，更衣，入浴，排泄，整容など）と手段的 ADL（instrumental ADL：IADL．買い物，家事，金銭管理，服薬管理など）の両者が非糖尿病患者より低下する．J-EDITでは6年の追跡期間中，13.6％でBADLが，38.3％でIADLの低下がみられ，特に後期高齢者での低下が著しかった[7]．

　高齢者糖尿病患者では転倒や骨折も多い．われわれが60歳以上の患者に行った断面調査でも，1年間の転倒回数は糖尿病患者で2.3倍多かった[8]．骨折についても，高齢あるいは閉経後女性糖尿病患者では大腿骨頸部骨折

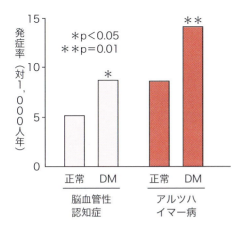

図3 ● 高齢糖尿病患者の認知症発症率
文献9を参考に作成

や非椎体骨折のリスクが2倍近く上昇する．

2）認知症（3章1参照）

高齢者において糖尿病が認知機能低下および認知症の危険因子となることがすでに示されている．わが国で60歳以上の地域住民を15年間追跡した久山町研究でも，糖尿病患者では脳血管認知症，アルツハイマー病のいずれの発症リスクも高かった（図3）[9]．

3）その他

尿失禁（3章6参照），うつ（3章5参照），サルコペニア（3章4参照）なども高齢糖尿病患者で発症しやすい．

7 低血糖

高齢者では，低血糖症状が出にくいこと，認知機能低下，不安定な食事量，服薬アドヒアランス不良などの理由で低血糖，特に重症低血糖を起こしやすい．低血糖は年齢とともに増加するが，特に罹病期間が長い者で顕著であり，米国の80歳以上，罹病期間10年以上の患者の低血糖の発症率は10年未満の患者の3倍以上である[6]．罹病期間が長い患者では多数の血糖降下薬やインスリンが投与され，神経障害が進行していることが原因と考えられる．

ココに注意！

　高血糖のみならず低血糖は認知症のほか，転倒，骨折の原因となり，高齢者のQOLを著しく低下させる．Whitmerらの報告によると[10]，重症低血糖を3回以上くり返したものでは，認知症の発症リスクが1.9倍に上昇した．転倒については，われわれの調査で，低血糖を年に3回起こした患者では，転倒の頻度が1.7倍増加していた（図4）[8]．

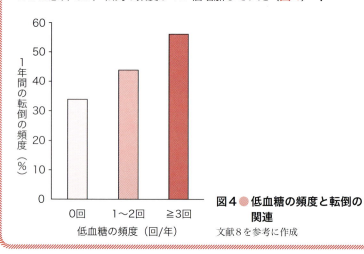

図4 ● 低血糖の頻度と転倒の関連
文献8を参考に作成

◆ 参考文献

1) 厚生労働省．平成24年国民健康・栄養調査結果の概要．2013
2) Schütt M, et al：Multiple complications and frequent severe hypoglycaemia in 'elderly' and 'old' patients with Type 1 diabetes. Diabet Med, 29：e176-e179, 2012
3) Kronmal RA, et al：Mortality in pharmacologically treated older adults with diabetes: the Cardiovascular Health Study, 1989-2001. PLoS Med, 3：e400, 2006
4) Barnett KN, et al：Mortality in people diagnosed with type 2 diabetes at an older age: a systematic review. Age Ageing, 35：463-468, 2006
5) Araki A, et al：Long-term multiple risk factor interventions in Japanese elderly diabetic patients: the Japanese Elderly Diabetes Intervention Trial--study design, baseline characteristics and effects of intervention. Geriatr Gerontol Int, 12 Suppl 1：7-17, 2012
6) Huang ES, et al：Rates of Complications and Mortality in Older Patients With Diabetes Mellitus: The Diabetes and Aging Study. JAMA Intern Med, 2013
7) Sakurai T, et al：Risk factors for a 6-year decline in physical disability and functional limitations among elderly people with type 2 diabetes in the Japanese Elderly Diabetes Intervention Trial. Geriatr Gerontol Int, 12 Suppl 1：117-126, 2012
8) 荒木　厚，千葉優子：糖尿病患者における転倒．医学のあゆみ，239：457-461, 2011
9) Ohara T, et al：Glucose tolerance status and risk of dementia in the community: the Hisayama study. Neurology, 77：1126-1134, 2011
10) Whitmer RA, et al：Hypoglycemic episodes and risk of dementia in older patients with type 2 diabetes mellitus. JAMA, 301：1565-1572, 2009

第1章 高齢者糖尿病の診かたの基本

1. 高齢者糖尿病の診察

田村嘉章

point

- 問診では病歴のほか，社会背景の聴取を十分に行う
- 認知機能，ADL，うつの評価も行う
- 症状がなくても合併症の存在を想定した身体診察を行う

1 はじめに

　高齢者糖尿病には，①罹病期間が長く合併症が進んでいるものが多い，②糖尿病以外の合併疾患も有するものが多い，③合併症の症状が出にくく，あっても非典型的なことが多い，④認知機能が低下しているものが多い，⑤社会サポートが必要なものが多いなどの特徴がある．

　このため，高齢者糖尿病患者の診察にあたっては，本人の訴えがなくても合併症が進行していないか注意する必要がある．また，本人への指導により，どこまでセルフケアが可能か，またはアドヒアランスが保てるか，細かい治療の目標がたてられるかには個人差が大きい．患者の期待される余命，身体機能，認知機能，心理状態，利用できる社会資源などを考慮し，患者にあった治療目標を設定すべきである．このため，問診と身体診察は重要であり，特に初診時においては，十分に時間をかけて行うべきである．

2 問診で聴取すべき事項

　現病歴，家族歴，既往歴，生活歴，社会背景などを聴取するが，特に次の点を意識して聴取する．われわれの病院では，下記の点を網羅したアンケートシートを作成し，初診の待ち時間に記入してもらい，効率的に聴取している（図1）．認知機能低下などで本人が答えられない場合は，家族などから聴取する．

糖尿病初診でいらした患者さんへ

| 平成　年　月　日 | お名前 |

以下の質問にお答えください（または選んで○をつけて下さい）。

1. はじめて糖尿病といわれたのはいつですか？（　　　歳頃）

2. それ以前に健康診断をうけていましたか？（　はい　いいえ　）

3. 以前かかったことのある病気を教えて下さい（　　歳の時　　　　）
（　　歳の時　　　）（　　歳の時　　　）（　　歳の時　　　　）

4. 現在お薬を飲んでいる病気はありますか？（　　　　　　　　　）

5. 家族に以下の病気にかかった方はいますか？それは誰ですか？
　　（糖尿病　コレステロールが高い　高血圧　心臓病　脳卒中　がん）
　　　　↓　　　　↓　　　　　　　↓　　　↓　　　↓　　↓
　誰？（　　　　　　　　　　　　　　　　　　　　　　　　　　）

6. 過去一番体重があったのはいつですか？（　　歳頃、　　kg）

7. お酒は飲みますか？（はい　いいえ）「はい」の方、量は？
→（ビール　ワイン　日本酒　焼酎）を、（1日　　ml、週　　日）

8. タバコは吸いますか？（　はい　いいえ　吸っていたがやめた　）
「はい」の方、本数は？→（　歳から　歳まで、1日　　本）

9. お菓子は好きですか（ケーキ、プリン、和菓子、せんべいなど）？
→（毎日1個は食べる　2,3日に1個は食べる　めったに食べない）

10. 清涼飲料水（コーラ、ジュース、ポカリスエット）を飲みますか？
→（毎日1本は飲む　2,3日に1本は飲む　めったに飲まない）

11. ご家族は？（一人暮らし　配偶者と二人　その他（　　　））

12. 家での食事は誰がつくりますか？
→（自分　配偶者　娘　嫁　ヘルパー　買ってくる　外食する）

13. 1日にどのくらい歩きますか？
→（歩かない　30分位歩く　1時間以上歩く　スポーツをしている）

　　　　　　　　　　　　　　　　　　　　ありがとうございました。

図1● 当院（東京都健康長寿医療センター）で使用している初診時問診票

1) 糖尿病発症時期

定期的な検診を受けておらず，糖尿病の症状が顕性化して初めて受診した場合や他の疾患で受診時にたまたま指摘された場合は，正確な罹病期間が不明なため，合併症がすでに進んでいる可能性がある．すでに他院で治療を受けていた場合は，コントロールの程度，合併症の有無，低血糖の頻度をきく．

2) 症状

高血糖に伴う，口渇・多飲・多尿・全身倦怠感などの症状があるか？ 合併症を疑わせる症状があるか？

3) 家族歴

2型糖尿病の場合は，家族に糖尿病の患者を有することが多い．

4) 既往歴

高血圧，脂質異常症など心血管疾患の危険因子があるか，虚血性心疾患や脳血管疾患，下肢動脈疾患の治療歴があるか．眼科に通院しているか，視力はどうか？ 眼底についてどのようにいわれているか？ 腰痛や膝痛などの整形外科疾患があるか？ 転倒の既往があるかどうかも聴取する．

5) 体重歴

現在肥満がなくても，過去に肥満がなかったか．20歳時の体重と，過去最大だった体重をきく．また，最近の体重の変化をきく．

6) 生活歴

①食事

飲酒，喫煙歴のほか，食事の摂取回数・内容（主食，肉類，野菜など），間食，清涼飲料水の摂取の程度などをきく．また，食事担当者は誰か？ 自炊しているか，外食の頻度はどの程度かをきく．本人の発言と実際の状況が異なっていることも多いので，栄養指導の時間をとって詳細に聴取する．

> **ココに注意！**
>
> 高齢者は，1日2食になっていることや毎回の食事量自体は少なくても，間食や果物を多くとっていることがある．また，メディアの情報に振り回され，健康食品などを大量に摂取していることもある．

②**運動**

家事はしているか，外出してどこまで移動できるか，運動の頻度，1日どの程度歩いているか，スポーツや余暇活動をしているかなどをきく．

7）**社会背景**

独居か，同居人は誰か，誰が服薬管理をしているか，日常生活はどの程度自立しているか，一人で通院はできるかなどをきく．ADLや認知機能が低下していると思われる者には，介護保険に入っているか，介護度はいくつか，現在どのようなサービスを利用しているかを聴取する．

3　認知機能，ADL，うつの評価

これらの評価は，生活指導や服薬管理の指導のプランをたてていくうえで非常に重要である．認知機能は，受け答えが一見正常にみえても低下している症例があり，これらに対しては，MMSE（mini-mental state examination：簡易精神機能検査）や改訂長谷川式知能検査の認知機能検査が有用である（3章1参照）．MoCA-J（日本語版MoCA：Montreal cognitive assessment）はより早期の認知機能低下の検出に有効である[1]．ADLの評価には，老研式ADLスケール（3章2参照），うつの評価にはGDS（geriatric depression scale：高齢者うつスケール）などを用いる（3章5参照）．

4　身体診察

特に次の点を意識して診察する．**神経所見，動脈硬化の所見**を特に重視してとるが，足や口腔内もよく見る必要がある．

1）**血圧**

糖尿病に高血圧を合併すると，心血管疾患や腎障害のリスクが高まることが知られており，血圧の評価は重要である．しかし，白衣高血圧[※1]や仮面高血圧[※2]により，診察室での血圧は日常生活と異なることがあるため家

※1　**白衣高血圧**
病院の診察室などで普段よりも高い血圧が計測される現象を言う．

※2　**仮面高血圧**
診察室で医師が測定した血圧は正常であるのに家庭や職場で測定すると高血圧となる場合を言う．

庭血圧を測定させるのがよい．

2）体重，BMI，ウエスト，ヒップ

少なくとも前期高齢者においては，内臓脂肪と動脈硬化との関連がみられるため，ウエスト，ヒップ径を測定する．

3）神経所見

手足の先，特に足先足裏の痺れや痛みがないか，異常な感覚がないかをきくが，症状がないことも多い．また自律神経症状として，立ちくらみ，尿失禁，尿路感染症の反復，便秘の有無などをきく．診察では**アキレス腱反射と振動覚検査が重要である**．振動覚は深部感覚の一つであり，128 Hzの音叉を叩いて両側の内顆に当て，振動を感じなくなるまでの時間を測る．10秒以上が正常とされるが，加齢による短縮もあるため，高齢者では8秒を目安としている．温痛覚，触覚，位置覚の評価もあわせて行う．触覚の検査として，**モノフィラメントによるタッチテスト**がある．モノフィラメントはナイロン製の繊維でさまざまな負荷を与えられるが，通常モノフィラメント5.07を足底のポイントに軽く押し当て（90度曲げると10gの負荷がかかる），感覚を評価する（図2）[2]．

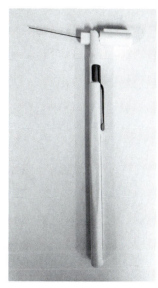

図2●モノフィラメント

4）血管所見

動脈硬化の進行を示すサインに気をつける．頸動脈，腹部の血管雑音を聴取する場合，頸動脈，腎動脈を主とする腹部動脈の狭窄があることが多い．下肢血管については，まず間欠性跛行や足の安静時痛など，末梢動脈疾患（peripheral arterial disease：PAD）を疑わせる症状がないか聴取する（2章参照）．足の温度，変色，潰瘍がないか，足背動脈，後脛骨動脈の拍動を確かめる．拍動が触れなければより上位の膝窩動脈，大腿動脈は触れるかを確認し，下肢動脈の狭窄部位と程度を推定する．

5）足の診察

高齢者糖尿病では壊疽や潰瘍，褥瘡といったトラブルが非常に多く，罹

1．高齢者糖尿病の診察

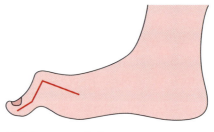

図3 ● ハンマートウ

患すると難治であることが多いため，足の診察の重要性を改めて強調したい．視力低下や神経障害のため，外傷に気づかないことはよくある．上記の神経・血管の評価に加えて，靴擦れや火傷などの外傷はないか，外反母趾やハンマートウ[※3]などの変形はないか，爪の状態はどうか（伸びすぎ，深爪，陥入爪はないか），白癬はないかなどを調べる．また，普段はいている靴が足の形状にあっているかも評価する．

6）口腔の診察

糖尿病患者では**歯周病**が非常に多く，第6の合併症ともいわれ[3]，歯を失う原因となり，患者のQOLを低下させる（2章4参照）．残歯はあるか，口腔は清潔に保たれているか，義歯の装着状態はどうかをみる．専門的な診察が必要と考えられる場合は，歯科医に診察を依頼する．

◆ 参考文献

1) 鈴木宏幸，藤原佳典：Montreal Cognitive Assessment（MoCA）の日本語版作成とその有効性について．老年精神医学雑誌，21：198-202，2010
2) 洞庭賢一：モノフィラメント．日本臨床内科医会会誌，22：239，2007
3) Löe H：Periodontal disease. The sixth complication of diabetes mellitus. Diabetes Care, 16：329-334, 1993

※3 ハンマートウ（図3）
糖尿病神経障害では神経障害や筋萎縮のため，PIP関節が屈曲しDIP関節が伸展するものがあり，ハンマートウとよぶ．靴擦れや胼胝の原因となる．

2. 高齢者糖尿病の診断（1型糖尿病も含めて）

千葉優子

point

- 高齢者では糖尿病に典型的な自覚症状を認めないことが多い
- 空腹時血糖が良好でも，食後高血糖に注意が必要
- 高齢者の隠れた1型糖尿病を見逃さないように

1 高齢者の糖尿病診断基準

糖尿病の診断は，高血糖が慢性に持続していることにもとづいて行う．高齢者の診断基準は成人の基準と変わらない．

① 早朝空腹時血糖値126 mg/dL以上（正常値：70〜110 mg/dL）
② 75g経口ブドウ糖負荷試験で2時間値200 mg/dL以上（正常値：140 mg/dL以下）
③ 随時血糖値200 mg/dL以上
④ HbA1c（NGSP）が6.5％以上

①〜④のいずれかが確認された場合は，"糖尿病型"と判定する．
別の日に行った検査で，糖尿病型が再確認できれば「糖尿病」と診断できる．ただし初回検査と再検査の少なくとも一方で，必ず血糖値の基準を満たしていることが必要で，HbA1cのみの反復検査による診断は不可である．血糖値とHbA1cを同時に測定し，ともに糖尿病型であることが確認されれば，初回検査のみで糖尿病と診断できる．
血糖値が糖尿病型を示し，かつ次のいずれかが認められる場合は，初回検査だけでも糖尿病と診断できる．

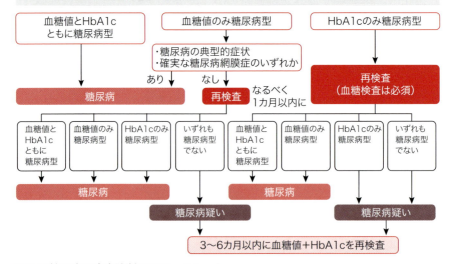

図1 ● 糖尿病の臨床診断のフローチャート
文献1を参考に作成

① 口渇，多飲，多尿，体重減少などの糖尿病の典型的な症状
② 確実な糖尿病網膜症

日本糖尿病学会で提示している臨床診断のフローチャートを示す（図1）[1]．

2 高齢者の糖尿病診断の注意点

　高齢者では，高血糖の典型的な症状である口渇や多飲，多尿などの自覚症状に乏しいことが多い．白内障をきたしていると眼底の観察が困難となり，網膜症の評価に苦慮することもある．白内障手術を希望して術前検査を行ったところ，コントロール不良の糖尿病を指摘されたというパターンも多い．
　また，高齢者では，空腹時血糖値が正常か軽度上昇であるにもかかわらず，**食後高血糖**をきたす場合が多い．食後高血糖をきたす機序としては，加

齢に伴う筋肉や肝臓のインスリン抵抗性の増大や，食後のインスリン追加分泌の低下が関与していると考えられている．

> **ココに注意！**
>
> 高齢者では，空腹時血糖が100 mg/dL台でも，75 g経口ブドウ糖負荷試験（oral glucose tolerance test：OGTT）を行ってみると負荷後2時間の血糖値が基準の200 mg/dLを超えることが多い．したがって，健康診断などで空腹時血糖のみを測定すると，高齢者の糖尿病が見逃されてしまう可能性もある．空腹時血糖値のわりにHbA1cが高値を示す場合には，食後高血糖を伴う糖尿病の潜在が疑われるため，経口ブドウ糖負荷試験を行って診断することが重要である[2]．

3 緩徐進行1型糖尿病（SPIDDM）

糖尿病の病型は，その成因から，
① 1型糖尿病：自己免疫機序などによって膵臓のインスリン分泌細胞の障害によって起こる
② 2型糖尿病：肥満や運動不足，過食などの生活習慣が関与してインスリンの相対的な分泌不足をきたして起こる
③ その他の糖尿病
に分けられる（表1）．1型糖尿病と2型糖尿病の鑑別にはインスリン分泌の評価と膵島関連自己抗体〔抗glutamic acid decarboxylase（GAD）抗体・抗insulinoma-associated protein-2（IA-2）抗体など〕の測定を行う（1章3参照）．

高齢者では2型糖尿病がほとんどであると思われがちだが，1型糖尿病も決して稀ではない．また，従来2型糖尿病と考えられた症例に，高頻度に緩徐進行1型糖尿病（slowly progressive insulin-dependent diabetes mellitus：SPIDDM）症例が含まれている可能性も全国規模の調査で明らかになった．SPIDDMは，2型糖尿病と思われていた日本人症例の約10％に認められると報告されており，1型糖尿病は高齢者においても5％程度存在する[3]．

表1 ● 糖尿病における成因（発症機序）と病態（病期）の概念

成因 (機序)	病態 (病期)	正常血糖		高血糖		
		正常領域	境界領域	糖尿病領域		
				インスリン非依存状態		インスリン非依存状態
				インスリン不要	高血糖是正に必要	生存に必要
1型		→	→	→	→	→
		←	←	←		
2型		→	→	→	→	
		←	←	←		
その他特定の型		→	→	→	→	→
		←	←	←	←	

右向きの矢印は糖代謝異常の悪化（糖尿病の発症を含む）を表し，左向きの矢印は糖代謝異常の改善を示す．実線の部分は，「糖尿病」と呼ぶ状態を示し，破線部分は頻度の少ない事象を示す．
文献1より引用

SPIDDMの特徴としては，

①糖尿病発症時には食事療法または経口血糖降下剤で治療可能な2型糖尿病の病態を示す
②徐々にインスリン分泌能の低下をきたし，発症後約半年～数年でインスリン療法が必要となり，最終的にはインスリン依存状態に移行する
③膵島関連自己抗体が陽性である

などの臨床像を示す．なお，これまでSPIDDMの診断基準は存在しなかったが，近年，日本糖尿病学会1型糖尿病調査研究委員会より診断基準が策定された（**表2**）[4]．

SPIDDMは成因別分類では自己免疫性1型糖尿病のサブタイプとなるが，糖尿病発症初期にインスリン非依存状態を呈するため，臨床的に2型糖尿病との鑑別が必要となる．SPIDDMは今まで2型糖尿病として経口血糖降下薬で治療され，コントロール不良となってからインスリン療法に切り替えられることがほとんどであった．しかし，インスリン非依存状態の時期からインスリン療法を開始すると，内因性インスリン分泌能の温存に有用であることが報告されており[5]，少量のインスリンで良好な血糖コントロールを比較的長期に維持することが可能となる．そのため，SPIDDMを早期に診断することが重要となる．

SPIDDMは2型糖尿病と比較してBMIが低い傾向にある．2型糖尿病と

表2 ● 緩徐進行1型糖尿病（SPIDDM）の診断基準（2012）（文献4より引用）

【必須項目】
1. 経過のどこかの時点でグルタミン酸脱炭酸酵素（GAD）抗体もしくは膵島細胞抗体（ICA）が陽性である[a]．
2. 糖尿病の発症（もしくは診断）時，ケトーシスもしくはケトアシドーシスはなく，ただちには高血糖是正のためインスリン療法が必要とならない[b]．

判定：上記1, 2を満たす場合，「緩徐進行1型糖尿病（SPIDDM）」と診断する．

a) insulinoma-associated antigen-2（IA-2）抗体，インスリン自己抗体（IAA）もしくは亜鉛輸送担体8（ZnT8）抗体に関するエビデンスは不十分であるため現段階では診断基準に含まない．
b) ソフトドリンクケトーシス（ケトアシドーシス）で発症した場合はこの限りではない．

【参考項目】
1) 経過とともにインスリン分泌能が緩徐に低下し，糖尿病の発症（もしくは診断）後3カ月をすぎてからインスリン療法が必要になり，高頻度にインスリン依存状態となる．なお小児科領域では，糖尿病と診断された時点で，ただちに少量（0.5単位/kg体重以下）のインスリン投与を開始することがある．内科領域でもGAD抗体陽性が判明すると，インスリン分泌低下阻止を考慮してインスリン治療がただちに開始されることがある．
2) GAD抗体やICAは多くの例で経過とともに陰性化する．
3) GAD抗体やICAの抗体価にかかわらず，インスリン分泌能の低下がごく緩徐であるため，あるいは変化しないため，発症（診断）後10年以上たってもインスリン依存状態まで進行しない例がある．

して診療を受けていた高齢糖尿病患者において，比較的やせ型で食事や内服管理も良好なのにもかかわらず，HbA1cが徐々に上昇し血糖コントロールが悪化してくる場合には，SPIDDMを疑ってみる必要がある．膵島関連自己抗体や内因性インスリンの測定が早期診断に役立つ．

症例提示

80歳で発症した抗GAD抗体陰性かつ抗IA-2抗体陽性のSPIDDM症例

健診ではHbA1c 5.3％であったが，80歳より口渇・多飲多尿・体重減少あり，HbA1c 11.8％となる．強化インスリン療法施行後経口薬に変更したが，81歳に随時血糖433 mg/dL・HbA1c 8.8％と急激に悪化した．抗GAD抗体陰性だが抗IA-2抗体陽性でSPIDDMと診断．強化インスリン療法継続の方針となった[6]．

◆ 参考文献

1) 清野 裕, 他：糖尿病の分類と診断基準に関する委員会報告. 糖尿病, 53：450-467, 2010
2) International Diabetes Federation：食後血糖値の管理に関するガイドライン, 2007
3) 田中昌一郎, 他：緩徐進行1型糖尿病（slowly progressive insulin-dependent diabetes mellitus: SPIDDM）の臨床的特徴―日本糖尿病学会1型糖尿病調査研究委員会緩徐進行1型糖尿病分科会報告（第1報）. 糖尿病, 54：65-75, 2011
4) 田中昌一郎, 他：緩徐進行1型糖尿病（SPIDDM）の診断基準（2012）―1型糖尿病調査研究委員会（緩徐進行1型糖尿病分科会）報告. 糖尿病, 56：590-597, 2013
5) Maruyama T, et al：Insulin intervention in slowly progressive insulin-dependent (type 1) diabetes mellitus. J Clin Endocrinol Metab, 93：2115-2121, 2008
6) 千葉優子, 他：抗GAD抗体陰性かつ抗IA-2抗体陽性を呈した高齢発症1型糖尿病の1例. 日本老年医学会雑誌, 50：404-408, 2013

第1章 高齢者糖尿病の診かたの基本

3. 高齢者糖尿病の検査

千葉優子

point

- HbA1c値は見かけ上低値を示すこともあり注意を要する
- 内因性インスリン分泌機能を把握することが必要
- 糖尿病の病型判定は治療方針決定にも役立つ

1 血糖コントロール評価のための検査

・**HbA1c**

・**GA**

　糖尿病の血糖コントロールの指標として行う検査は，グリコヘモグロビン（HbA1c）が代表的であるが，グリコアルブミン（GA）値の測定も有用である．GAとは，血液中の糖とアルブミンが結合したもので，HbA1cが過去1～2カ月の血糖コントロールの指標になることに対し，GAは2週間前程度の血糖コントロールの指標となり，比較的最近の血糖値の状況を推定することができる．GAの基準値は**12.4～16.3％**とされている．GA値を3で割ると，大よそのHbA1c値になる．

　高齢糖尿病患者では，HbA1cが見かけ上低値となったり，GA値が相対的に高値となったりして，HbA1cとGAが解離を認める場合がある．当院での入院高齢糖尿病患者176例（平均年齢78±6歳，男74例，女102例）で検討したところ，GA・HbA1c比（GA÷HbA1c）の平均は3.30±0.75であった（図1）．しかし32.4％の症例で3.4以上を示しており，GAが相対的に高値を示す例の多いことがわかった．貧血（Hb低値），低栄養（血清Alb低値），インスリン欠乏（血中Cペプチド低値），腎機能低下（シスタチンC高値）などが，GA・HbA1c比の解離，GAの相対的高値をもたら

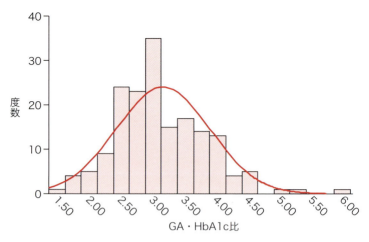

図1● GA・HbA1c比の分布
平均値は3.30±0.75であった．最小値は1.52，最大値は5.99であった．約1/3の症例で3.4以上を呈していた

す要因となっていた[1]．血糖コントロールを評価する際には，これらの検査値にも注意が必要である．

> **ココに注意！**
> 随時血糖が300 mg/dL以上の高値を示しているにもかかわらずHbA1c値が6.5％未満を示すなどといった明らかな解離を認める場合には，臨床的にHbA1c値による血糖コントロールの評価は困難となる．その際にはGA値を評価指標に切り替えることを考慮するとよい．

2 インスリン分泌能を調べる検査

・血中Cペプチド

　Cペプチド検査とは，膵のインスリン分泌能力すなわち内因性インスリン分泌機能を調べる検査項目である．糖尿病の病型を判定するのにも使用する．Cペプチドとは，膵臓でインスリンが作られる過程で発生する物質であり，インスリンとCペプチドは，ほぼ同じ割合で膵臓から血液中に分泌される（図2）．インスリン治療を行っている場合には，血中インスリン濃度を測定しても外因性のインスリンと区別することができないが，Cペ

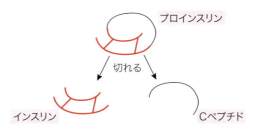

図2 ● インスリンとCペプチド

プチドを測定すれば，内因性インスリン分泌のみを評価することができる．

空腹時の血中Cペプチドの基準値は **1.0〜2.0 ng/mL** であり，0.5 ng/mL未満の場合はインスリン分泌低下，0.2 ng/mL未満はインスリン分泌枯渇状態を呈していると考えられる．1型糖尿病が疑われる場合は，グルカゴン負荷試験を行い，血中Cペプチドの増加が0.5未満 ng/mLの場合はインスリン分泌低下があると判断できる[2]．

・尿中Cペプチド

分泌された一部のCペプチドは体内で分解されずに，尿と一緒に排出される．つまり尿の中にどれぐらいの量のCペプチドがあるかを調べることで，インスリンがどれぐらい分泌されているのかを推測することができる．

尿中Cペプチドは，一般的には1日分蓄尿し，その尿を検査する．尿中Cペプチドが高値の場合は，インスリン分泌が十分あり，低値の場合は，インスリン分泌低下を示す．

高齢糖尿病患者では30〜50μg/日を呈することが多い．20μg/日以下であればインスリン分泌不全が，100μg/日以上であればインスリン過剰分泌（インスリン抵抗性）が疑われる．

> **ココに注意！**
>
> **尿中Cペプチド検査法：**
> 尿中Cペプチドは細菌によって分解されやすいため，尿路感染をきたしている場合は見かけ上低値を示すこともある．蓄尿する場合には蓄尿バッグに防腐剤のトルエンを1〜2 mL添加し，バッグを氷冷し細菌の繁殖を抑える．

> **ココに注意！**
> インスリン分泌の検査は，血糖が著しく高い場合には，糖毒性のためにインスリン分泌が低下する．したがって，インスリンの適応を判断する際には，1回の血中または尿中Cペプチドの検査のみで判定せず，血糖がコントロールされたときに再度評価することが望ましい．

3 糖尿病の病態や病型を判断するための検査

・膵島関連自己抗体（抗GAD抗体，抗IA-2抗体など）

抗glutamic acid decarboxylase (GAD) 抗体や抗insulinoma-associated protein-2 (IA-2) 抗体は，膵島関連自己抗体と呼ばれる自己抗体の1つである．

1型糖尿病の原因の1つとして，自己免疫反応が考えられており，インスリンを分泌する膵ランゲルハンス島のβ細胞が破壊されることで発症する．自己抗体の検査をすることで，早い段階から1型糖尿病であると診断したり，1型糖尿病の発病を事前に発見したり，インスリンの分泌能力の低下を予測することが可能となる．血液中の膵島関連自己抗体が陽性である場合は，1型糖尿病である疑いがある．

高齢者の1型糖尿病では抗GAD抗体の陽性率が高いが，抗IA-2抗体のみ陽性を示す症例も報告されており，疑わしい場合には抗GAD抗体，抗IA-2抗体など複数の自己抗体を測定することも有用である．

◆ 参考文献

1) 千葉優子, 他：高齢糖尿病患者のグリコアルブミンとグリコヘモグロビンの解離要因．日本老年医学会雑誌, 49：89, 2012
2) 「糖尿病治療ガイド2012-2013 血糖コントロール目標改訂版」（日本糖尿病学会／編），文光堂, 2013

4. 腎機能の評価法

千葉優子

point

- 高齢者では血清Cr値が必ずしも腎機能と相関しない
- 高齢者の腎機能評価には，血清シスタチンCの測定が有用である
- 糖尿病腎症とCKDとを組み合わせて腎機能を評価する必要がある

1 CKDとは

　慢性腎臓病（chronic kidney disease：CKD）とは，腎臓の障害（蛋白尿など），もしくは糸球体濾過量（glomerular filtration rate：GFR）60 mL/分/1.73 m² 未満の腎機能低下が3カ月以上持続するものと定義されている．原因（Cause：C），腎機能（GFR：G），蛋白尿（アルブミン尿：A）によるCGA分類で重症度を評価する．

　CKDは心血管疾患や末期腎不全発症のリスクファクターであり，かかりつけ医と腎臓専門医との診療連携が重要となる．CKDを合併する高齢糖尿病患者においては，血圧130/80 mmHg以下を目標として降圧を図る必要がある．

2 腎機能評価のために行う検査

1）血清クレアチン（Cr），血清尿素窒素

　腎機能の評価として，一般的には血清Cr値や尿素窒素が用いられるが，これらの数値は食事や筋肉量，運動の影響を受ける．

> **ココに注意！**
>
> 　加齢に伴い筋肉量の低下した高齢糖尿病患者では，血清 Cr 値は相対的に低値を示すことが多い．特にやせ型の高齢女性では，血清 Cr 値が基準内で一見腎機能が保持されているように見えても，実際には腎不全状態を呈していることもしばしばみられる．
> 　80 歳女性，血清 Cr 値が 0.9 mg/dL，シスタチン C 1.9 mg/L，顕性蛋白尿（＋）として計算すると，
> 　　血清 Cr 値から求めた eGFRcre は 45.7 mL/分/1.73 m^2（G3a 期）
> 　　血清シスタチン C から求めた eGFRcys は 28.5 mL/分/1.73 m^2（G4 期）
> となり，血清 Cr 値では過大評価してしまう可能性がある．

　また，脱水を呈している場合には血清尿素窒素は過剰に上昇していることもあり，輸液などによる加療の前後で評価する必要がある．

2）24 時間クレアチニンクリアランス（Ccr）

　Ccr も有用であるが，蓄尿が必要であり，外来患者や認知障害のある高齢糖尿病患者では正確な蓄尿が困難なこともある．さらに一部の尿を廃棄してしまった場合，相対的低値を示すため，腎機能を過小評価してしまう．

3）シスタチン C

　シスタチン C は酵素による細胞質や組織の障害を抑え，細菌・ウイルスの増殖を抑制するプロテアーゼインヒビターである．低分子で腎糸球体を自由に通過できる物質であるため，GFR の低下に伴って血中濃度は上昇する．

　血清シスタチン C 値は食事や炎症，年齢，性差，筋肉量などの影響を受けないため，高齢者でも外来でも手軽に測定でき，新たな腎機能評価のマーカーとして利用されている[1) 2)]．シスタチン C 値は GFR が 70 mL/分/1.73 m^2 前後の軽度〜中等度の腎機能障害でも上昇することから，腎機能障害の早期診断に有用である．血清 Cr 値がすでに高値（2 mg/dL 以上）であれば，シスタチン C を測定する意義はあまりないが，軽度上昇例で評価が困難な場合，シスタチン C 測定による腎機能の評価を推奨する．

Column

血清シスタチンCの簡単な使い方

363例を対象にした血清シスタチンC値とCcrとの関連を示す（**表1**）．これによると，暫定的な推算ではあるが，シスタチンC 1.0 mg/L ≒ Ccr 60 mL/分，シスタチンC 1.5 mg/L ≒ Ccr 40 mL/分，シスタチンC 2.0 mg/L ≒ Ccr 30 mL/分に相当するため，腎機能のおおまかな評価を簡便に行うことができる．

表1 ● シスタチンC値とクレアチニンクリアランス（Ccr）との関係

シスタチンC (mg/L)	推定Ccr (mL/分)	実測Ccr Mean±SD（mL/分）
<0.49		135
0.50〜0.59	142	114±15
0.60〜0.69	115	104±28
0.70〜0.79	96	98±22
0.80〜0.89	82	85±23
0.90〜0.99	72	77±18
1.00〜1.09	63	67±17
1.10〜1.19	57	66±19
1.20〜1.29	51	53±19
1.30〜1.39	46	50±8
1.40〜1.49	42	40±15
1.50〜1.69	38	40±7
1.70〜1.89	33	35±10
1.90〜2.09	29	31±10
2.10〜2.39	25	31±5
2.40〜2.69	21	25±11
2.70〜3.69	17	22±19
3.70〜4.99	11	9±4
5.00<		1

推算Ccr（mL/分）＝ $66.712 \times$ シスタチン$C^{-1.2296}$

ココに注意！

シスタチンCは甲状腺機能の変動により濃度変化をきたすことが報告されているため，測定時に甲状腺疾患の有無について注意することが必要である[3]．

4) 推算GFR（eGFR）

　　GFRは全糸球体での原尿生成量を示すが，腎機能の包括的な評価に用いる．腎機能は加齢に伴い低下していく．高齢者ではGFRが1年で約1 mL/分ずつ低下していき，80歳頃には60 mL/分以下にまで減少する[4]．

　　最近，クレアチニンを用いた推算式あるいはシスタチンCを用いた推算式により腎機能を評価することが多くなった．現在，血清クレアチニンに年齢，体重などの因子を加えたGFR推算式と血清シスタチンCを使用した推算式とがある．筋肉量，運動負荷，蛋白質摂取量などの影響が少ないことから，シスタチンCを使用したeGFRcysを使用することが多くなっている．2012年6月に発表された「CKD診療ガイド2012」では，日本人のデータを用いたシスタチンCによるGFR推算式が提示された．

男性：eGFRcys（mL/分/1.73 m^2）
　　　＝（104×シスタチンC$^{-1.019}$×0.996^{年齢}）－8
女性：eGFRcys（mL/分/1.73 m^2）
　　　＝（104×シスタチンC$^{-1.019}$×0.996^{年齢}×0.929）－8

　　eGFRcysは経口糖尿病薬のビグアナイド薬やSU薬の適応や投与量を決める際に有用である．
　　80歳以上の高齢糖尿病患者では筋肉量が減少するのでeGFRcysの方がeGFRcreよりも腎機能をより正確に測定できる．

5) 尿蛋白量，尿中微量アルブミン量

　　試験紙法で尿蛋白陰性の場合には微量アルブミン定量を行う．微量アルブミン尿症の診断は，随時尿では不正確なため，尿アルブミン/クレアチニン比（urine albumin creatinine ratio：ACR）（30～299 mg/g・Cr）を使用する．微量アルブミンは尿路感染などで一過性に増加することがあるので，検査を2～3回くり返し，それでも陽性なら微量アルブミン尿と診断する．2005年に提示された厚生労働省班会議糖尿病調査研究班による「糖尿病性腎症の早期診断基準」では，尿アルブミンの測定は随時尿でも可能だが，早朝尿で検査することが望ましいとしている．

　　微量アルブミン尿は腎症進行，心血管疾患，認知機能低下の危険因子である．

> **ココに注意！**
>
> 微量アルブミン尿は認知機能低下の危険因子である．2型糖尿病患者約3,000例（平均62歳）を対象にした検討で，尿中アルブミン排泄が4～5年継続して陽性（>30 mg/g・Cr）だった患者では，そうでない患者に比べて脳の情報処理速度が低下していた[5]．また，J-EDIT研究でも，微量アルブミン尿すなわち腎症の存在はMMSE低下の危険因子であった[6]．一方，ACE阻害薬やARBの投与は糖尿病における認知機能低下を抑制する[7]．高齢者糖尿病で，積極的に尿中アルブミン排泄をチェックすることも，早期から認知症に対する対策を立てるうえで有用である．

3 CKDと糖尿病腎症との関係

2013年12月に，糖尿病性腎症合同委員会において糖尿病性腎症病期分類の改訂が行われた（表2）．新しい基準では，尿アルブミン値の程度にかかわらず，GFR 30 mL/分/1.73 m²未満はすべて腎症4期（腎不全期）となった．いずれの病期も鑑別診断の重要性が強調されており，糖尿病患者においては，糖尿病腎症以外の原因の存在についても考慮する必要がある．

表2 ● 糖尿病性腎症病期分類（改訂）とCKD重症度分類との関係

アルブミン尿区分 尿アルブミン定量 尿アルブミン/Cr比 (mg/g・Cr) (尿蛋白定量) (尿蛋白/Cr比) (g/g・Cr)			A1 正常アルブミン尿 30未満	A2 微量アルブミン尿 30～299	A3 顕性アルブミン尿 300以上 (もしくは高度蛋白尿) (0.50以上)
GFR区分 (mL/分/ 1.73 m²)	G1 G2 G3a G3b	≧90 60～89 45～59 30～44	第1期 （腎症前期）	第2期 （早期腎症期）	第3期 （顕性腎症期）
	G4 G5	15～29 <15	第4期 （腎不全期）		
		（透析療法中）	第5期 （透析療法期）		

糖尿病性腎症合同委員会報告（2013年12月）より引用

特に高齢者では，腎硬化症，高血圧性腎障害などの合併も多いため，これらの疾患についても評価が必要である．

◆ 参考文献

1) 堀田 修, 他:内科的腎疾患腎機能におけるcystatin-Cの有用性:β2-microglobulin, α1-microglobulin, クレアチニンとの比較. 日本腎臓学会誌, 41:797-803, 1999
2) 富野康日己:血清シスタチンC. Medical Technology, 37:572-575, 2009
3) Jayagopal V, et al:Paradoxical changes in cystatin C and serum creatinine in patients with hypo- and hyperthyroidism. Clin Chem, 49:680-681, 2003
4) 宮地武彦, 加藤明彦:高齢者の慢性腎不全と透析. 臨床透析, 24:1491-1498, 2008
5) Barzilay JI, et al:Albuminuria and cognitive decline in people with diabetes and normal renal function. Clin J Am Soc Nephrol, 8:1907-1914, 2013
6) Umegaki H, et al:Risk factors associated with cognitive decline in the elderly with type 2 diabetes: baseline data analysis of the Japanese Elderly Diabetes Intervention Trial. Geriatr Gerontol Int, 12 Suppl 1:103-109, 2012
7) Bruce DG, et al:Predictors of cognitive decline in older individuals with diabetes. Diabetes Care, 31:2103-2107, 2008

第1章 高齢者糖尿病の診かたの基本

5. 簡易血糖自己測定(SMBG)と持続血糖モニタリング(CGM)

金原嘉之, 荒木 厚

point

- 高齢糖尿病患者においても簡易血糖自己測定を行うことは有用であると考えられるが, その多様性にかんがみて個別に判断することが必要である
- 高齢糖尿病患者における持続血糖モニタリングは思わぬ高血糖, 予期せぬ低血糖の検出に有用である
- 簡易血糖自己測定には複数の機器があり, 患者の状態に応じてデバイスを選択する

1 簡易血糖自己測定(SMBG)と持続血糖モニタリング(CGM)

　血糖コントロールの状況を知る代表的なツールはHbA1cだけでなくSMBG (self-monitoring of blood glucose)があげられる. SMBGは穿刺針で皮膚を穿刺し, ごく少量の血液を採取して専用の機器にセットすると5〜10秒程度で, その時点の血糖値が測定できるというものである.

　CGM (continuous glucose monitoring)はここ数年で使用できるようになった新たなツールである. 皮下に専用のセンサーを埋入すると, 分単位の短い間隔で連続的に血糖値を測定し, 記録してくれる機械である.

　CGMの機械はレトロスペクティブCGM (以下レトロCGMと略す)とリアルタイムCGM (以下RT-CGMと略す)の2種類に分けられる. RT-CGMはセンサーの血糖を検知する部分が小型の端末本体にその時点での血糖値を電波で送信し, それが本体に表示され, まさにリアルタイムで血糖値がわかるというものである. 残念ながらわが国には現時点で使用の認められたRT-CGMは存在しない.

　レトロCGMは, まず本体にデータを蓄えておき, それをパソコンに接続された読み取り機にかけると, データが読み取られ, グラフ化されるもの

である．現在わが国で使用されているのはMedtronic社のCGMS-goldとiPro2の2機種である（ただし前者は製造中止）．前者は72時間，後者は7日間の血糖値を，連続的なかたちで把握することが可能である．

2 高齢糖尿病患者におけるSMBGの有用性

SMBGを行う最大の利点は低血糖の感知や予測である．インスリン治療の高齢者は低血糖の高リスク群であるので，SMBGを行うことが勧められる．インスリン皮下注射やインスリンポンプ療法を行っている場合には，SMBGを行いながら，インスリン量を調節する．保険上認められていないが，経口血糖降下薬で治療の場合でも低血糖のリスクが高い患者やシックデイの対処時にはSMBGを行うことが勧められる．

SMBGは血糖コントロールが良好であった場合には安心感や療養行動にポジティブな影響を与え，自己管理能力を感じとることができる．また，SMBGは高齢者でも薬物療法のアドヒアランスを向上させ，QOLに悪影響を与えないという報告がある[1]．

> **ココに注意！**
>
> SMBGはうつ傾向や不安が強い患者では負担感が強くなり，推奨できない．患者の認知機能，ADL，心理状態，経済的状況，血糖コントロール状況，治療内容などに応じて，SMBGの適否を判断してゆく必要がある．

経口血糖降下薬，および基礎インスリンの併用を行っている2型糖尿病患者でSMBGの有用性を検討した10個のRCT（うち6個で平均年齢が60歳以上）のメタ解析では，SMBG施行群ではSMBG非施行群に比べ有意に血糖コントロールが改善したが，HbA1cの減少は0.21％にすぎなかった[2]．しかし，structured SMBGではHbA1cの改善が平均0.52％と，より血糖の改善がみられた[3]．Structured SMBGとは，受診の前3日間で各食前後と眠前の7検の血糖チェックを行い，その数値，食事量，運動，主観的な健康さなどを所定の用紙に記入する．それをもとに医師，看護師，管理栄養士などが高血糖や低血糖の要因を分析し，食事や運動などのアドバイスを患者に行うものである[3]．

3 高齢糖尿病患者におけるSMBGの実際

われわれはSMBGの血糖チェックは各食前と眠前の4検を奨めている．4検の場合は眠前の血糖値を夕食後血糖の指標として使用することができる．食後高血糖も含めた7検は，患者の負担も考えると実行が困難である．

> **ココに注意！**
>
> SMBGを毎日行うことが負担である場合には，週1回〜月2回に4検を行うことを勧める．4検でも月2回以上行うことで，血糖の日内変動や日差変動の程度を把握でき，インスリンの増減を行うことができる．高齢者では同じ時間帯に血糖100 mg/dL未満が2回以上連続する場合に責任インスリンを1〜2単位減量を考慮することが低血糖防止のために大切である．

夜間低血糖の有無を見るためには午前2時〜4時頃の測定が理想であるが，無理であれば朝5時のSMBGを行う．朝食後の高血糖がある場合，Somogyi効果[※1]か暁現象（dawn phenomenon）[※2]かを鑑別する際にも朝5時のSMBGを行う．朝5時の血糖が血糖100 mg/dL未満が2回以上連続する場合にも，SU薬の減量や持効型インスリン1〜2単位の減量を考慮する．

患者本人がSMBGを行うことができない場合は，家族に指導を行う．独居や老老介護で困難な場合は訪問看護師の訪問があったときのみ測定することになるが，HbA1cやグリコアルブミンも参考に臨床判断を行うことになる．片麻痺の場合には，補助具を利用する．視力障害がある場合には，画面表示が大きいものに切り替えるか，音声読み上げ機能のついた機種（メディセーフボイス®，メディセーフフィットボイス®）を使うとよい．巧緻

※1　**Somogyi効果**
夜間の基礎インスリン量が過大である場合，夜間低血糖が生じることがあるが，この低血糖に対しインスリン拮抗ホルモンが強く分泌されると，3時〜4時頃のインスリン分泌の生理的な低下とあいまって，早朝空腹時血糖値はむしろ高値を呈することがある[4]．これをSomogyi効果といい，基礎インスリン量を減量すると高血糖が是正されるという，一見パラドキシカルな現象が生じることになる．

※2　**暁現象**
夜間のインスリン分泌は3時〜4時頃に最も低下し，このあとの時間帯では成長ホルモンなどのインスリン拮抗ホルモンが強く分泌される．その結果，午前5時〜8時までの空腹時血糖値は著しく高値となってしまう．これを暁現象という[4]．

運動障害がある場合は，試験紙ではなく，小型の碗状のチップで血液を吸引するタイプの機種（メディセーフミニ®，メディセーフフィット®）に切り替えてみる．

デバイスの良し悪しに関しては，高齢になるにつれ，操作のしやすさ・覚えやすさ，皮膚の穿刺から血液吸引までの行いやすさ，表示の見やすさなどがより重要視されてくる[5)6)]．個別性に配慮したデバイスを，複数種類そろえておくのが望ましい．

4 高齢糖尿病患者におけるCGMの有用性

高齢者は無自覚性低血糖の頻度が多いが，CGMはその低血糖を検出することに有用である．高齢糖尿病患者40名（平均年齢75歳，HbA1c 9.3±1.3％，平均罹病年数22年，93％がインスリン治療）を対象に3日間のCGMで低血糖を評価すると，65％の患者に血糖70 mg/dL未満の低血糖，30％の患者には50 mg/dL以下の低血糖がみられ，また69％の患者は少なくとも1回夜間低血糖がみられた[7)]．この低血糖の93％は1日4回のSMBGや症状でも自覚されないことより，**CGMは高齢者の無自覚性低血糖や夜間低血糖を見出すのにSMBGよりも有用である**．

> **ココに注意！**
>
> 腎不全や肝硬変で夜間の糖新生が低下している患者でかつSU薬を服用している患者では，朝3時頃の血糖が最も低く，朝食後は著しい高血糖を認めることが多い．夜間低血糖によるリバウンドによる朝食後の高血糖であるSomogyi効果なのか，生理的な早朝の血糖上昇である暁現象なのかを区別するのにCGMは有用である．

また，CGMは予期せぬ高血糖も検出することができ，血糖値の変動性の多寡をモニターすることができる．すべてのインスリン治療の患者で，1日の中での血糖値の変動性や日間変動を見ることは，インスリン量の調節のために必要である．すなわち，この変動性を考慮しながら，インスリンの種類と単位数を決めることが，極端な高血糖や低血糖の防止のために大切である．不安定糖尿病（brittle型糖尿病）の患者では，ごく短時間の間に

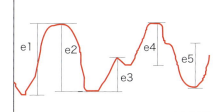

図1 ● MAGEの概念図

おのおのの1 SD以上の血糖値の動きをex (X = 1,2,3......n) としたときに，
MAGE = (e1 + e2 + e3 + e4 + e5 + ... + en)/n
で算出される

きわめて激しい血糖値の変化がみられるが，こうした血糖値の動きはSMBGで捉えられず，CGMでのみ把握できる．

血糖変動の指標には，M値，血糖の標準偏差（SD），MAGE[※3]などがある[8]．特にMAGE（図1）は酸化ストレスの増加，冠動脈疾患の重症度，認知機能低下などと関連することが報告されている．例えばMonnierらはMAGEで示される血糖変動が大きいと酸化ストレスが亢進することより[9]，合併症予防のための血糖コントロールの指標として，空腹時血糖やHbA1c以外に血糖変動性の指標を取り入れる必要があるとしている[8]．

このCGMの結果に基づいて療養指導を行うことは行動変容や血糖コントロールの改善にも有効であると思われる．レトロCGMを装着した壮年～高齢2型糖尿病患者において，CGMの結果をもとにしたカウンセリングを行うと，BMIとHbA1cが減少し，身体活動時間が増し，運動療法の自己効力感が増加した[10]．また，RT-CGMとレトロCGMの研究を一括して解析した成人2型糖尿病患者を対象としたメタ解析でも有意なHbA1cの改善がみられた[11]．

5 高齢糖尿病患者におけるCGMの実際

当院では，教育目的のクリニカルパス入院（5日間以内）の際に，入院中の任意の2日間をとってCGMを行い，退院時にグラフを提示して説明を行い，指導している．

血糖コントロール不良で入院した場合には，入院直後に治療内容を変え

[※3] MAGE (mean amplitude of glycemic excursions)
血糖値のSDは，CGMで連続的に測定した血糖値のデータについて，通常の方法でSDを算出して，平均からのちらばり具合をみたものである．MAGEは，SDよりも大きな血糖値の動きのみを抽出し，これの算術平均を算出したものである．

ないで2日間のCGMを行う（ただし，随時血糖値が400 mg/dLを超えることが予想される場合には，測定感度の限界を超えるため，施行しない）．退院直前にも2回目のCGMを極力行い，入院中の食事・運動療法と薬物療法でどれだけ変化があったかを提示し，動機づけのために利用している．

CGMの結果は薬物選択やインスリン量の調整に利用できる．空腹時血糖は正常なのに，食後血糖のみが高い場合はSU薬ではなくてグリニド薬やα-GI薬が選択される．無自覚性低血糖や夜間低血糖がある場合にはSU薬やインスリンの減量を行う．

症例提示

CGMで無自覚性低血糖がみられた87歳男性の症例

MMSEは21点で認知症があり，グリミクロン®40 mg/日，アクトス®30 mg，ジャヌビア®100 mg/日などで治療するも，HbA1c 8.1％，グリコアルブミン30.9％と血糖コントロール不良であった．入院後，CGMを行ったところ，第1日目はグリミクロン®40 mg服用し，翌日の3時に無自覚性低血糖がみられた．その反動として朝食後の300 mg/dL近い高血糖があり，Somogi効果がみられた．SMBGで第1日目の夕食前に血糖70 mg/dLであったために，グリミクロン®を40 mgから20 mg/日に減量した．その結果，第3日目は3時の低血糖は消失し，朝食後高血糖もやや改善した．もし，CGMではなく1時点の朝食後の血糖値やHbA1c値をもとにグリミクロン®をさらに増量したとすると重症低血糖を起こしていたかもしれない症例である（図2）．

不安定糖尿病（brittle型）の糖尿病患者では，CGMで何日かの低血糖や高血糖の有無や血糖変動を考慮したうえで，インスリン量を調節する．持続皮下インスリン注入法（CSII）での基礎インスリンの流量設定や食事ごとの追加注入を決める際にもCGMの結果によって微調整を行うことができる．以上より，CGMは高齢者でも空腹時血糖値やHbA1c，SMBGなどの「目の届かない」領域の血糖値も把握することで，より安全で有効な治療方法を選択することに活用できると考えられる．

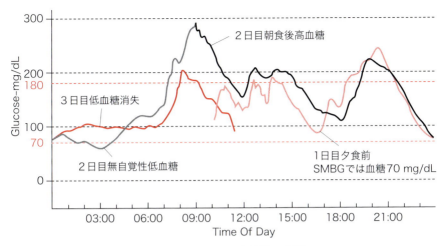

図2 ● CGMで無自覚性低血糖がみられた87歳男性の症例

◆ 参考文献

1) Gilden JL, et al：Effects of self-monitoring of blood glucose on quality of life in elderly diabetic patients. J Am Geriatr Soc, 38：511-515, 1990
2) Clar C, et al：Self-monitoring of blood glucose in type 2 diabetes: systematic review. Health Technol Assess, 14：1-140, 2010
3) Polonsky WH, et al：Structured self-monitoring of blood glucose significantly reduces A1C levels in poorly controlled, noninsulin-treated type 2 diabetes: results from the Structured Testing Program study. Diabetes Care, 34：262-267, 2011
4) Bolli GB, et al：Nocturnal blood glucose control in type I diabetes mellitus. Diabetes Care, 16 Suppl 3：71-89, 1993
5) 内潟安子, 他：SMBG機器の「使い勝手と満足度」に関する調査研究 現在の使用機器に関する調査. 糖尿病, 50：261-268, 2007
6) 橋本尚子, 他：ワンタッチウルトラビューにおけるカラーインジケーター機能の有用性の検討. 医学と薬学, 63/4：637-642, 2010
7) Munshi MN, et al：Frequent hypoglycemia among elderly patients with poor glycemic control. Arch Intern Med, 171：362-364, 2011
8) Monnier L, et al：Glycemic variability: the third component of the dysglycemia in diabetes. Is it important? How to measure it? J Diabetes Sci Technol, 2：1094-1100, 2008
9) Monnier L, et al：Activation of oxidative stress by acute glucose fluctuations compared with sustained chronic hyperglycemia in patients with type 2 diabetes. JAMA, 295：1681-1687, 2006
10) Allen NA, et al：Continuous glucose monitoring counseling improves physical activity behaviors of individuals with type 2 diabetes: A randomized clinical trial. Diabetes Res Clin Pract, 80：371-379, 2008
11) Gandhi GY, et al：Efficacy of continuous glucose monitoring in improving glycemic control and reducing hypoglycemia: a systematic review and meta-analysis of randomized trials. J Diabetes Sci Technol, 5：952-965, 2011

第1章 高齢者糖尿病の診かたの基本

6. 高齢者の低血糖

荒木　厚

point

- 低血糖の自律神経症状の発汗，動悸，手のふるえが消失する
- 低血糖は認知症，転倒，うつなどの老年症候群を引き起こす
- HbA1c低値，SU薬高用量，腎機能低下，認知症，低栄養などの重症低血糖の要因に注意する

1 高齢者の低血糖の特徴

高齢糖尿病患者では，低血糖の**自律神経症状**である発汗，動悸，手のふるえなどが消失する（図1，表1）[1]．また，高齢者は低血糖の**神経糖欠乏症状**であるめまい，ふらふら感，目がぼーっとする，しゃべりにくい，動作がぎこちないなどの症状の数が若い人と比べて少なくなる．高齢者の低血糖症状は若い人と比べて，頭がくらくらする（lightheadedness），体がふらふらする（unsteadiness）といった症状が多い（表1）[2]．

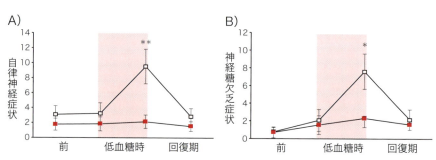

図1 ● **高齢者の低血糖症状は神経糖欠乏症状に注意**
□ 中年糖尿病患者（39〜64歳）（n＝13）
■ 高齢糖尿病患者（n＝13）
＊P＜0.05，＊＊P＜0.01
文献1より引用

表1 ● 高齢者の低血糖症状

1. 自律神経症状（autonomic symptoms）
発汗，動悸，ふるえなどが消失
2. 神経糖欠乏症状（neuroglycopenic symptoms）が少ないがある
頭がくらくらする（lightheadedness） 体がふらふらする（unsteadiness） めまい，脱力感 目がぼーっとする 言語が不明瞭 動作がぎこちない 仕事の能率が低下（認知機能低下）

文献1より引用

　また，低血糖のときに**片麻痺**などの**神経症状**が起こることがある．この片麻痺はブドウ糖投与で改善することより，救急外来などでは低血糖を疑うことが大切である．

　慢性の低血糖は**意欲低下，うつ傾向，認知症様の精神症状**を引き起こすことがある．これらの症状も血糖を少し上げると改善する．

　さらに，低血糖の神経糖欠乏症状の1つとして，**認知機能障害**が起こりうる．血糖値が47〜54 mg/dLになると**計算時間や反応時間が増加**する（**図2**）[3]．この低血糖時に起こる認知機能障害も低血糖の対処の遅れにつながり，**重症低血糖を起こしやすくなる**．また，認知症を合併した患者では，低血糖を自覚し，訴えることが難しいために，重症低血糖になりやすい．

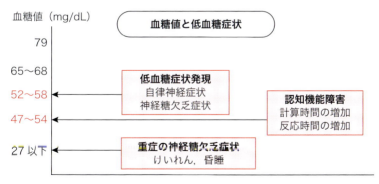

図2 ● 認知機能低下が低血糖症状として起こる
認知機能障害が神経糖欠乏症状の一つとして起こる

軽度の神経糖欠乏症状は，自律神経症状とほぼ同程度の血糖値で起こりうる（図2）．したがって，低血糖の自律神経症状が消失している高齢者では神経糖欠乏症状と軽度の認知機能障害によって低血糖を疑わねばならない．**お金の勘定ができない，言葉がすぐに出てこない，会話についていけない**といった複雑な作業能率の低下が低血糖の症状となりうることを**患者教育**のなかに取り入れることが必要である．

2 低血糖の影響

高齢者における低血糖はさまざまな悪影響を及ぼす．**重症低血糖は1回でも認知症を起こしうる**．米国の2型高齢糖尿病患者16,667人の追跡調査では，重症低血糖は1回でも認知症のリスクとなり，重症低血糖が2回以上だと認知症のリスクは約2倍となる[4]．一方，若い1型糖尿病患者では5回の重症低血糖で認知機能低下が起こる．また，Health ABC研究[※1]では，入院に至る重症低血糖があると認知症が増えるだけでなく，認知症を合併すると，重症低血糖を起こしやすかった[5]．したがって，高齢者ではこの**重症低血糖と認知症の悪循環**に陥らないような治療を行う必要である．

糖尿病患者は糖尿病でない人と比べて，転倒が1.5～4倍多いが，低血糖の頻度が多い（年2回以上）と1年間の転倒の頻度が増える[6]．

高齢者では軽症の低血糖でもその頻度が多いとうつ症状が増える．また，低血糖の頻度が多いとQOLの低下，糖尿病負担感の増加など心理状態の悪化をもたらす[7]．

このように，低血糖は**認知機能低下，認知症，転倒，転倒骨折，うつ，QOL低下などの老年症候群**と関連するので高齢者では特に予防に努めるべきである．

重症低血糖は心血管疾患の発症や死亡のリスクになりうる．重症低血糖があると心血管疾患のリスクは約2倍である[8]．したがって，高齢者では重症低血糖を防ぐことが，大血管障害を減らすことにつながる．

※1 **Health ABC研究**
米国老化研究所が行った，健康・加齢・身体組成に関する研究（Health, Aging and Body Composition Study）．

表2 ● 高齢者の重症低血糖の要因

1. 糖尿病関連因子：HbA1c低値（HbA1c 6.5％未満），HbA1c高値（ACCORD試験）
2. SU薬高用量（グリメピリド相当量2 mg以上），インスリン治療，長期罹病期間 腎機能低下（24Ccr 40 mL/分/1.73 m² 以下），顕性蛋白尿
3. 認知症，うつ，ADL低下
4. 感染症，敗血症，炎症，食欲低下，低栄養
5. 併用薬（ニューキノロン，シベンゾリンコハク酸塩，ジソピラミドなど）

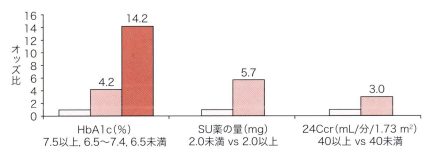

図3 ● HbA1c 6.5％未満，SU薬高用量，腎機能低下が重症低血糖の危険因子となる

後向きケースコントロール研究：重症低血糖患者58例と年齢，性，SU薬，インスリンの有無をマッチさせた対照116例．
※SU薬の量はグリメピリド2 mg＝グリクラジド80 mg＝グリベンクラミド2.5 mgとして換算

3 糖尿病治療と重症低血糖

　糖尿病と関連する重症低血糖の危険因子は，**SU薬の高用量使用，腎機能低下，HbA1c低値，HbA1c高値（インスリン治療の場合），長期罹病期間，顕性蛋白尿**である（表2）．重症低血糖で入院した高齢糖尿病患者58例と年齢，性，SU薬の有無，インスリン治療の有無をマッチさせた116例（平均年齢78±7歳）を比較検討し，重症低血糖のリスク要因を検討した．HbA1c 7.5％以上の群と比べて，HbA1c 6.5％未満の群は，約14倍，HbA1cが6.5～7.4％の群は，約4倍重症低血糖がみられた（図3）．

　SU薬の量はグリメピリドの量に換算して計算すると，グリメピリド2.0 mg相当量/日服用している患者は，5.7倍重症低血糖を起こしていた（図3）．24時間クレアチニンクリアランス（24Ccr）が40 mL/分/1.73 m²未満の患者は，3.0倍低血糖をきたした（図3）．これらのHbA1c低値，SU

薬高用量（2.0 mg/日以上），腎機能低下の3つの因子は重症低血糖の発症と独立に関連する因子であった．

> **ココに注意！**
> ACCORD試験ではHbA1c高値が重症低血糖のリスクであった[9]．また，HbA1c 8％以上の高齢糖尿病患者40名（平均年齢75歳，93％がインスリン治療）の3日間のCGM（持続ブドウ糖モニター）の解析では，約65％の患者に血糖値70 mg/dL未満の低血糖がみられている[10]．この低血糖の93％は1日4回のSMBG（簡易血糖自己測定）や自覚症状では見出すことができなかった．このことより，**インスリン治療の患者**ではHbA1c高値であっても，血糖変動が大きいために，インスリンの増量で容易に低血糖を起こすので注意を要する．

4 認知症，うつ，低栄養と重症低血糖

認知機能低下，うつ，ADL低下も低血糖を起こす誘因となる．米国の75歳以上の退役軍人の1年間の低血糖の頻度をみた調査では，**認知症と認知機能低下**の患者の低血糖のリスクは，認知機能が正常の患者と比べて，それぞれ2.4倍，1.4倍であった．**認知症を合併し，インスリン治療**の患者が，最も低血糖が多く27％にも達した[11]．

糖尿病患者4,117人の追跡調査では，うつがあると，重症低血糖の発症リスクは1.4倍に増えている[12]．

高齢者では**低栄養や急な食欲低下**が重症低血糖の誘因となる．**重症敗血症や感染症**も，低栄養を伴って重症低血糖を引き起こす．これはinfection-related hypoglycemiaと呼ばれ，糖尿病の有無にかかわらず，予後不良の徴候である[13]．

5 薬物相互作用と低血糖

抗不整脈薬やニューキノロン系の抗菌薬は，SU薬との併用により，低血糖を起こしやすくする．抗不整脈薬ではIa群のシベンゾリンコハク酸塩やジソピラミドがSU薬との併用で低血糖を起こしやすい．特にシベンゾリンコハク酸塩は，膵β細胞ATP感受性K^+チャネルを閉鎖し，インスリン分泌

を促進して単独でも低血糖を引き起こす．抗菌薬では，クラリスロマイシン，ニューキノロン（モキシフロキサシン，レボフロキサシンなど），ST合剤，フルコナゾール，シプロフロキサシンが低血糖を起こしやすい[14]．

6 低血糖予防のための対策

　高齢者において重症低血糖を防ぐためには，第一にSU薬やインスリン治療の場合はHbA1cを6.5％未満に下げすぎないことが大切である．HbA1cが7.5％未満となったならば，めまいやふらふらすることがないか低血糖の医療面接をすることが必要である．

　第二に，**SU薬はできるだけ少量で用いる**ことが大事である．高齢者ではグリメピリド2 mg/日以上の使用はできるだけ避ける．グリベンクラミドは作用時間が長いので使用しない．また，血糖コントロールが良好であっても，DPP-4阻害薬（4章5参照）などを併用してSU薬をできるだけ減量しておくことが大切である．

　第三に腎機能を考慮したSU薬の使用が望まれる．eGFRが30 mL/分/1.73 m² 未満の場合，SU薬は中止できなければ最少量，例えばグリクラジド10～20 mg/日を用いる．シスタチンC，Ccr，eGFRに応じたSU薬の使用法を示す（表3）．

表3 ● 高齢者の腎機能評価に基づいたSU薬とメトホルミンの使用

シスタチンC (mg/mg/L)	eGFR (mL/分/1.73 m²)	メトホルミン使用	SU薬使用
1.0未満	60以上	腎における禁忌なし	最少量の3倍まで
1.0以上 1.5未満	40～45以上 60未満	使用を継続	最少量の2～3倍まで
1.5以上 2.0未満	30以上 40～45未満	新たに処方せず，以前から使用している場合は減量して使用（例：500 mg/日）腎機能を2カ月ごとにモニター	最少量の2倍まで
2.0以上	30未満	処方を中止	中止か最少量で

7 高齢者の低血糖教育

　低血糖のリスクが高い患者を選び，低血糖教育を集中的に行うことが大

表4 ● 高齢者の低血糖の教育

1. 低血糖のリスクが高い患者を選び，低血糖教育を集中的に行う
2. 低血糖症状の神経糖欠乏症状を教育する
3. いつもと違った症状が出た場合には，血糖測定が困難な場合はブドウ糖または砂糖10〜20gをとってみて，症状が改善するかどうかをみること
4. 急に食べなくなったときに，SU薬を中止することやインスリンの単位を減量することをあらかじめ患者，および家族に教育する
5. 毎食前と就寝前の1日4回の血糖測定を勧める（毎日が難しければ，毎食前と就寝前の1日4回測定を週1回から月2回）
6. 夜間低血糖を防ぐため，午前5時に血糖測定を行うように指導する
7. インスリン治療で低血糖のリスクが高い高齢者では，毎食前や就寝前の血糖値が100 mg/dL未満が同じ時間に2回以上連続する場合には，その前の時間の責任インスリンを翌日から1〜2単位減量する

事である（表4）．まず，いつもと違った症状が出た場合には，血糖測定が望ましいが，困難な場合はブドウ糖または砂糖10〜20gを摂ってみて，症状が改善するかどうかをみることを指導する（4章10参照）．

高齢糖尿病患者では，**急に食べなくなったときに，SU薬を中止することやインスリンの単位を減量することをあらかじめ患者，および家族に教育**する必要がある．また，ごはんなどの炭水化物が摂れない場合は，**食事の時間にかかわらず，代わりとなる果物，果汁などで補う**ことも大切である．

低血糖のリスクが高い患者で血糖測定ができる場合には，毎食前と就寝前の1日4回を勧める．毎日が難しければ，**毎食前と就寝前の1日4回測定を週1回から月2回**行う．腎機能低下や肝硬変を合併した高齢者でSU薬を服用している場合には午前3時の血糖が最も低く，朝食後は300 mg/dL前後と高血糖を示すことが多い．したがって，午前3時に近い**午前5時に血糖測定を行うように指導する**ことが望ましい．

SU薬やインスリンを使用している患者で午後5時の血糖値が80 mg/dL未満の場合には低血糖がないかを疑うとともに，SU薬やインスリンの減量を考慮する．インスリン治療で低血糖のリスクが高い高齢者では，毎食前や就寝前の**血糖値が100 mg/dL未満が同じ時間に2回以上連続する場合には，その前の時間の責任インスリンを翌日から1〜2単位減量する**ことを指導してみる．

◆ 参考文献

1) Bremer JP, et al：Hypoglycemia unawareness in older compared with middle-aged patients with type 2 diabetes. Diabetes Care, 32：1513-1517, 2009
2) Jaap AJ, et al：Perceived symptoms of hypoglycaemia in elderly type 2 diabetic patients treated with insulin. Diabet Med, 15：398-401, 1998
3) Warren RE & Frier BM：Hypoglycaemia and cognitive function. Diabetes Obes Metab, 7：493-503, 2005
4) Whitmer RA, et al：Hypoglycemic episodes and risk of dementia in older patients with type 2 diabetes mellitus. JAMA, 301：1565-1572, 2009
5) Yaffe K, et al：Association between hypoglycemia and dementia in a biracial cohort of older adults with diabetes mellitus. JAMA Intern Med, 173：1300-1306, 2013
6) 荒木 厚，千葉優子：糖尿病患者における転倒—糖尿病合併症，身体能力低下，血糖コントロールとの関連．医学のあゆみ，239：457-461, 2011
7) Araki A & Ito H：Development of elderly diabetes burden scale for elderly patients with diabetes mellitus. Geriatr Gerontol Int, 3：212-224, 2003
8) Goto A, et al：Severe hypoglycaemia and cardiovascular disease: systematic review and meta-analysis with bias analysis. BMJ, 347：f4533, 2013
9) Miller ME, et al：The effects of baseline characteristics, glycaemia treatment approach, and glycated haemoglobin concentration on the risk of severe hypoglycaemia: post hoc epidemiological analysis of the ACCORD study. BMJ, 340：b5444, 2010
10) Yun JS, et al：Presence of macroalbuminuria predicts severe hypoglycemia in patients with type 2 diabetes: a 10-year follow-up study. Diabetes Care, 36：1283-1289, 2013
11) Feil DG, et al：Risk of hypoglycemia in older veterans with dementia and cognitive impairment: implications for practice and policy. J Am Geriatr Soc, 59：2263-2272, 2011
12) Katon WJ, et al：Association of depression with increased risk of severe hypoglycemic episodes in patients with diabetes. Ann Fam Med, 11：245-250, 2013
13) Arinzon Z, et al：Infection-related hypoglycemia in institutionalized demented patients: a comparative study of diabetic and nondiabetic patients. Arch Gerontol Geriatr, 45：191-200, 2007
14) Schelleman H, et al：Anti-infectives and the risk of severe hypoglycemia in users of glipizide or glyburide. Clin Pharmacol Ther, 88：214-222, 2010

7. 高齢者総合機能評価とは

櫻井　孝

point

- 高齢者糖尿病は多様であり，認知症や転倒などの高齢者に特有の合併症も重要である
- 総合機能評価は，身体的，精神的，社会的問題点を包括的に評価する
- 総合機能評価はチーム医療のための共通情報として利用される

1 はじめに

　高齢者糖尿病は多様である．日常生活動作（ADL）の自立した元気な高齢者から，寝たきり，余命いくばくもない高齢者まで幅が広い．発症時期が重要で，若・壮年期に発症した糖尿病が高齢となった患者と，高齢期に初めて発症した糖尿病が混在する．高齢期に発症した糖尿病は，一般に軽症糖尿病が多い．一方，長期の糖尿病歴を有する患者が高齢化した場合は，高血糖の程度はより高度で，糖尿病性細小血管症を合併していることが多い．

　高齢者糖尿病では高血糖・低血糖などの急性代謝失調に加え，糖尿病の血管合併症や併発疾患のため，生命予後のみならず生活機能も低下する．またADLやQOLが低下することが，新たな血管障害のリスクともなる[1]．このため高齢者においては，糖尿病の一般的なマネジメントのみならず，高齢者特有の合併症を早期に発見し治療することが重要である．本項では，高齢者の身体的，精神的，社会的問題を包括的に評価する**総合機能評価**（comprehensive geriatric assessment：**CGA**）について解説する．

2 高齢者糖尿病の治療で考慮すること

　糖尿病患者の死因は日本人一般と比較して，血管障害が多く，男性・女性とも約10年短命である．高齢者の糖尿病治療を考えるうえで重要な要因は平均余命である．Huangらは，通常コントロール群（HbA1c＜7.9％）と厳格治療群（HbA1c＜7.0％）で予想される平均余命の差を数学的に推計した．平均余命に影響を与える因子からmortality indexを算出したところ，**後期高齢者では，厳格な血糖管理による余命延長効果が短縮**していた．併発疾患や生活機能障害（3章2参照）が高度であると，HbA1cの改善による余命延長効果はさらに短縮するという[2]．つまり年齢，合併疾患のほか，**生活自立**を評価して糖尿病管理の目標を考える必要がある．

　表1に高齢者糖尿病において評価すべきことをまとめた．高齢者でも糖尿病の病型，内因性インスリン分泌能，インスリン感受性，血管合併症などを評価することは，成人と同様である．さらに年齢，骨・関節疾患や悪性新生物などの併存疾患，生活機能（ADL），認知機能，社会的環境などを考慮して，個々の病態に応じた糖尿病の管理目標を設定する．

　最近，**フレイル**[※1]という概念が注目を集めている．高齢者糖尿病では認知機能低下・認知症の合併が多いこと，また身体機能や運動機能が低下し，転倒リスクが高いことが知られている[3)4)]．つまり高齢者糖尿病では，脳から，足から加齢による衰弱が忍び寄ってくる．糖尿病は要介護状態のリスクであり，フレイルも多いとされる．今後の高齢者糖尿病の治療では，身体フレイル，認知障害を早期に発見し，適切な治療を行うことで健康寿命を延長させることが望まれる．CGAを実践するにあたり，表1に示したような多角的な視点から，アセスメントを行うことが必要である．

> **ココに注意！**
>
> 高齢者糖尿病の老年症候群として，特に認知症と転倒が重要である．また，健常な生活を営んでいる高齢者でも，次第に食が細くなり，体重が減り，筋力や体力が低下する．筋肉減少症（サルコペニア）やフレイルは，ADLやQOLを左右する要因として重要である．

※1　**フレイル（frailty）**
高齢者はさまざまな疾病で，身体機能や認知機能が低下し，やがて要介護状態に至る．フレイルとは，健常ではないが要介護でもない中間的な段階をいう．適切な介入を行うことで，可逆性であることが重要である．フレイルには，体重減少，歩行速度の低下，筋力低下，疲労感，身体活動の低下から定義される身体フレイルのほか，認知機能障害やうつなどの精神・心理的フレイル，独居や経済的困窮などの社会的問題を含む概念である．

表1 ● 高齢者糖尿病において評価すべきこと

	評価項目	方法	考慮すること
糖尿病の状態	病型，罹病期間，内因性インスリン分泌・感受性，血糖，肥満/やせ，血圧，脂質のコントロール，血管合併症など		身体機能評価と糖尿病治療 平均余命
併存疾患	心疾患，骨・関節疾患，悪性新生物など		
栄養状態		mini-nutritional assessment（MNA）	身体フレイル/サルコペニア（体重減少，歩行速度の低下，握力低下，疲労感，身体活動の低下） 筋肉量減少 転倒予防
日常生活動作	基本的ADL 手段的ADL	Barthel index Lawton index, Katz index	
	転倒リスク	fall risk index（FRI）	
精神・神経機能	認知機能	改訂長谷川式簡易知能検査 mini mental state examination（MMSE）	精神心理的フレイル（認知障害/認知症，うつ）
	うつ状態	geriatric depression scale（GDS-15）	
社会・経済的状況	社会活動性 家族構成とキーパーソン，住居，経済状況，介護保険の利用	JST版新活動能力指標	社会的フレイル 療養の支援
QOL		モラールスケール visual analogue scale（VAS）	満足度

3 高齢者総合機能評価（CGA）の実際

　　CGAでは，身体機能，生活機能（基本的ADL,手段的ADL），QOL，精神機能（認知機能，うつ傾向，意欲），社会的・経済的状況を評価するが，具体的にはそれぞれのアセスメントツールを組み合わせる．どの評価スケールを用いるかは，目的に応じて柔軟に決めるとよい[1]．

　　われわれは，基本的ADL（移動，整容，更衣，入浴，食事，排泄など）をBarthel index（1章8参照）で，手段的ADL（買い物，家事，調理，電話，薬の管理，交通手段など）はLawton indexを用いている．高齢者糖尿病では，転倒リスク[5]（3章3参照），栄養状態の評価（文献6のURLの表

参照）も行いたい．認知機能はmini mental state examination（MMSE：1章8参照），改訂長谷川式簡易知能検査（HDS-R）にて，うつ状態はgeriatric depression scale-15（GDS-15：1章8参照）を用いている．患者の社会・経済的環境の評価では，家族構成，キーパーソンの有無，住居形態，経済的状態，地域との連携（介護保険の利用状況）などの情報が必要となる．社会活動については，JST版新活動能力指標（文献7のURLの表参照）を利用している．QOLの評価には，フィラデルフィア老年医学センターモラールスケール（1章8参照），VASなどの指標が使われることが多い．

CGAをはじめて導入する場合は，基本チェックリストを参考にするとよい（**表2**）[8]．市区町村が実施している「地域支援事業（介護予防事業）」では，要介護になる可能性を「基本チェックリスト」で評価している．CGAの包括的評価の考え方が根底にあり，25項目からなる質問表である．ADL，運動機能，栄養，食事，活動性，認知機能，うつのスクリーニングが可能である．

高齢者糖尿病におけるCGAの有用性を調べた先行研究では，①内服薬の自己管理が可能かを判断できる，②CGAの結果に基づいて多職種によるチームケアを行う，③糖尿病に合併しやすいうつの早期発見が可能である，④認知機能の低下を早期に検出できる，との報告がある．また高齢者一般では，CGAは生命予後の延長，日常生活活動度の維持，主観的幸福度の維持，入院/入所日数の減少，医療費の削減，薬物有害作用の減少に有用であるとされる[9]．

4 高齢者総合機能評価の問題点と対策

高齢者総合機能評価は内容が詳細であるほど得られる情報も多い．しかし一方で，CGA検査にかかわる患者負担や医療側のマンパワーも増大する．このためCGAを煩雑としない工夫がいつも課題となる．

療養に多くの問題点を抱える高齢者糖尿病は，医師だけでは十分に達成できるものではなく，看護師，薬剤師，心理士，社会福祉士との**チーム医療，介護との連携**が必要である．すなわちメディカルスタッフとの協働がキーであり，これはCGAでの評価の段階から実践されるべきである．医師は主要疾患，併存疾患の評価に責任をもち，認知機能，身体機能・栄養状態，社会的環境の評価は，メディカルスタッフが中心に役割分担を担う．表

表2 ● CGAの基本チェックリスト (文献8より引用)

項目	番号	質問事項	回答(いずれかに○)	
生活	1	バスや電車で1人で外出していますか	0. はい	1. いいえ
	2	日用品の買物をしていますか	0. はい	1. いいえ
	3	預貯金の出し入れをしていますか	0. はい	1. いいえ
	4	友人の家を訪ねていますか	0. はい	1. いいえ
	5	家族や友人の相談にのっていますか	0. はい	1. いいえ
運動	6	階段を手すりや壁をつたわらずに昇っていますか	0. はい	1. いいえ
	7	椅子に座った状態から何もつかまらずに立ち上がっていますか	0. はい	1. いいえ
	8	15分位続けて歩いていますか	0. はい	1. いいえ
	9	この1年間に転んだことがありますか	0. はい	1. いいえ
	10	転倒に対する不安は大きいですか	0. はい	1. いいえ
栄養	11	6カ月間で2〜3kg以上の体重減少がありましたか	0. はい	1. いいえ
	12	身長　　cm, 体重　　kg (BMI＝　　)	0. はい	1. いいえ
口腔	13	半年前に比べて固い物が食べにくくなりましたか	0. はい	1. いいえ
	14	お茶や汁物などでむせることがありますか	0. はい	1. いいえ
	15	口の渇きが気になりますか	0. はい	1. いいえ
外出	16	週に1回以上は外出していますか	0. はい	1. いいえ
	17	昨年と比べて外出の回数が減っていますか	0. はい	1. いいえ
認知	18	周りの人から「いつも同じことを聞く」などの物忘れがあると言われますか	0. はい	1. いいえ
	19	自分で電話番号を調べて, 電話をかけることをしていますか	0. はい	1. いいえ
	20	今日が何月何日かわからない時がありますか	0. はい	1. いいえ
こころ	21	(ここ2週間) 毎日の生活に充実感がない	0. はい	1. いいえ
	22	(ここ2週間) これまで楽しんでやれていたことが楽しめなくなった	0. はい	1. いいえ
	23	(ここ2週間) 以前は楽にできていたことが今ではおっくうに感じられる	0. はい	1. いいえ
	24	(ここ2週間) 自分が役に立つ人間だと思えない	0. はい	1. いいえ
	25	(ここ2週間) わけもなく疲れたような感じがする	0. はい	1. いいえ

　1のような多くのアセスメントを一度に行う必要はない．一定の期間中に，多職種により評価が行われ，これを統合する診療システムを作る．多職種が，得られた情報にスムースにアクセスでき，かつ個人情報が保全できるシステムが必要となる．われわれの国立長寿医療研究センターでは，電子カルテにCGAの様式を組み入れて，多職種が分担して情報収集している．

CGA検査の負担軽減，利便性，情報管理の安全性が確保されないと汎用性に欠ける[10]．

5 まとめ

高齢者糖尿病は多臓器疾患であり，また個々のバリエーションも大きい．CGAという一定のメジャーで評価することで，患者の多様性も整理される．また予後の推計にも有用であろう．今日，入院患者ではCGAに保険点数の算定が認められている．CGAが広く普及し，高齢者糖尿病の質の高い療養が行われることを期待したい．

Column: 高齢者総合機能評価（CGA）の起源

1935年，英国の女医Warrenが，患者の医学的状態のほか，ADLや抑うつ状態などを含めた評価を行い，療養計画を作ったことがはじまりとされる．1984年，Rubenstien（米国）は，CGAが高齢者の生命予後や機能予後を改善することを初めて報告した．わが国には1990年に導入され，今日では保険診療加算が認められ，その考え方は医療や介護の現場に浸透しつつある．ヨーロッパから地球を半周以上回って，さらに急速に高齢化するアジアの国々でも普及していくであろう．

◆ 参考文献

1) Araki A & Ito H：Diabetes mellitus and geriatric syndromes. Geriatr Gerontol Int, 9：105-114, 2009
2) Huang ES, et al：The effect of comorbid illness and functional status on the expected benefits of intensive glucose control in older patients with type 2 diabetes: a decision analysis. Ann Intern Med, 149：11-19, 2008
3) Biessels GJ, et al：Risk of dementia in diabetes mellitus: a systematic review. Lancet Neurol, 5：64-74, 2006
4) Schwartz AV, et al：Diabetes-related complications, glycemic control, and falls in older adults. Diabetes Care, 31：391-396, 2008
5) Okochi J, et al：Simple screening test for risk of falls in the elderly. Geriatr Gerontol Int, 6：223-227, 2006
6) 簡易栄養状態評価表：Mini Nutritional Assessment（MNA®）
http://www.mna-elderly.com/forms/MNA_japanese.pdf
7) 現代の高齢者の活動能力を測定するための新しい指標を開発：社会技術研究開発センター
http://www.ristex.jp/public/focus/focus_no14.html
8) 高齢者の総合機能評価と多職種連携，「健康長寿診療ハンドブック」（日本老年医学会／編），メジカルビュー社，pp5-11, 2011
9) 松沢俊興，櫻井 孝：糖尿病に対するCGA（高齢者総合機能評価），「老年医学update2008-09」（日本老年医学会雑誌編集委員会／編），メディカルレビュー社，pp18-25, 2008
10) 櫻井 孝：CGA活用の具体例：認知症高齢者への活用．Aging & Health, 59：22-24, 2011

第1章 高齢者糖尿病の診かたの基本

8. 高齢者総合機能評価の実際

荒木　厚

point

- 患者の生活上の問題を評価し，対策を立てるために行う
- 多職種で身体機能，認知機能，心理状態，社会的状況などを評価する
- 予後の推定，インスリン自己注射の適応，治療効果の判定に用いることができる

1 高齢者総合機能評価（CGA）を行うために

　高齢者におけるCGAは，糖尿病という病気のみならず，患者の生活における心身の機能や環境の問題を評価し，その対策を立てるための手段の1つである．したがって，検査を行うという意識ではなく，「**糖尿病の療養を行う際のさまざまな生活の問題についてお聞かせ下さい**」といった形で始めるのがよい．CGAのなかで出てきた生活上の問題に共感しながら，傾聴する姿勢が大切である．

　CGAは心身の機能を種々のスケールで評価することになるが，本来は点数化することが目的ではなく，患者から受けた印象をより客観化し，どの領域にリハビリ，援助，および医療が必要かをみるために行うものである．したがって，自記式のアンケートではなく，**プライバシーが守られた部屋で患者と面談し聞きとる**ことが望ましい．

　CGAの実行度を上げる1つの方法は，**多くの職種で分担して行う**ことである．例えば，MMSE（mini-mental state examination：簡易精神機能検査）は医師，BADL（basic activities of daily living：基本的ADL）とIADL（instrumental activities of daily living：手段的ADL）は看護師，心理は臨床心理士，身体能力は理学療法士で分担して行い，多職種のカンファレンスでその介入方法を計画することが望ましい．

表1 ● 糖尿病における高齢者総合機能評価（CGA）

1．身体機能	基本的ADL（Barthel index）：食事，排泄，移動，更衣，整容，入浴
	手段的ADL（Lawton, 老研式活動能力指標）：交通機関を利用した外出，買い物，調理，家事，金銭管理，服薬管理，社会活動
	視力，聴力，握力，バランス能力（片足立ち時間），身体能力（TUGテスト，short performance physical battery），歩行能力
2．認知機能	MMSEや改訂長谷川式知能検査，時計描画テスト，符号（WAIS-R），Stroopテストなど
3．心理機能	高齢者うつスケール（GDS-15, GDS-5），QOL（PGCモラールスケール），糖尿病負担感（elderly diabetes burden scale）などで評価
4．社会的状況	キーパーソン，家族構成，家族や友人からのサポート状況，社会サービス状況，家族の介護負担，居住環境，施設入所の有無，経済的状態
5．治療に対する患者の希望，治療の意欲	
6．その他の老年症候群の評価	排尿問題，低栄養，疼痛，多剤薬物併用など
7．併発疾患の状態	他疾患の有無，重症度，生命予後
8．糖尿病の状態	病型，病態，血糖コントロール（高血糖，低血糖），動脈硬化の危険因子，合併症の状態など

表2 ● 外来でできるCGAの簡単な質問

1．基本的ADL	自分1人でトイレに行けますか？
2．手段的ADL	1人で買い物に行けますか？ 1人で外出していますか？
3．認知機能	昨日の夜，何を食べましたか？ 薬を飲むことやインスリン注射を忘れることがありますか？
4．心理状態	これまでやってきたことや興味があったことを最近やめてしまいましたか？ 外に出て新しい物事をするより，家のなかにいる方が好きですか？ 心配だったり，気になったりして眠れないことがありますか？
5．社会サポート	心配事や愚痴を聞いてくれる人はいますか？ 病気で数日間寝込んだ時に，看病や世話をしてくれる人はいますか？ あなたをいらいらさせる人はいますか？

　高齢糖尿病患者におけるCGAの評価の基本の項目は**表1**に示すように，身体機能，心理状態，認知機能，社会的状況，患者の希望などである[1]．
　外来でCGAを施行するためには，**表2**のようにそれぞれのCGAの領域で1〜2問の簡単な質問でスクリーニングし，当てはまる場合に，メディカ

ルスタッフと協力してスケールを使ったCGAを行うと便利である．

2 身体機能の評価

身体機能は**基本的ADL（BADL）**[※1]，**手段的ADL（IADL）**[※1]，視力，聴力，移動能力などである．IADLの低下，特に買い物，料理，服薬管理の能力低下は**認知症の早期診断の手がかり**となることが多い[2]．

高齢糖尿病患者は糖尿病でない人と比べて，100 m以上の歩行，階段昇降，家の仕事などのIADLの障害が2～3倍多い．本邦の高齢糖尿病患者1,135人を対象とした調査では，老研式活動能力指標の13項目のいずれか1項目でも障害がある頻度は45％にも達する[2]．80歳以上の高齢糖尿病患者は，特にIADLの障害が多くなり，交通機関を使っての外出は29％，買い物は16％，料理は24％で障害されている．

筋力（握力），バランス能力（片足立ち時間など），身体能力，移動能力は転倒の評価としても重要である．

身体能力はtimed up & go test（TUG）やshort performance physical battery（SPPB）などで評価できる．**TUG**は椅子から立ち上がり，3 m先のコーンを回って，椅子にもどって座るまでの時間を測定する検査である．歩行能力，動的バランス，敏捷性などを総合した**移動能力**を測定し，**易転倒性を評価**できる[3]．SPPBはバランス試験，椅子からの立ち上がり，4 m歩行速度の3項目を評価するもので，筋肉量と組合わせて，**サルコペニアや転倒の評価**にも用いられる[4]．**開眼片足起立時間**もバランス障害をみる簡易な検査であり，5秒以内の場合転倒しやすい．

視力，**握力**の評価もインスリン注射が可能かどうかやインスリン補助具が必要かどうかを判断する際に大切である．また，**聴力低下**も最近，糖尿病患者で起こりやすく，高血糖や神経障害と関連するので注意を要する[5]．

[※1] **BADL，IADL**
BADLは日常生活で自立して生活するうえで基本となる機能で移動，更衣，椅子への移乗，食事，トイレの使用，整容，入浴などが自立しているかどうかの能力を示す．BADLはBathel indexで評価できる（表3）．
IADLはBADLよりももっと複雑でより多くの労作が求められる活動で買い物，料理，家事一般，金銭の管理，薬の管理，電話の使用，外出または交通手段の利用などができるかどうかの能力を示す．IADLはLawtonの指標や老研式活動能力指標の一部が用いられる（表4）．

表3 ● BADLの評価：バーテルインデックス（Barthel index） （文献6より引用）

項目	内容	点数
1. 整容 （　）点	自立（用具準備してあげれば自分一人でできる程度以上）	1点
	介助を要する（洗顔，整髪，歯磨き，髭剃りに介助が必要）	0点
2. 食事 （　）点	自立（食事の用意をしてあげれば一人で食べられる）	2点
	部分介助（切ったり，バターを塗ったりなどで介助を要する）	1点
	全介助（口の中まで運ぶ必要あり．なかなか飲みこめない．経管栄養）	0点
3. 排便 （　）点	自立	2点
	時々失敗（1週間に1度程度）	1点
	失禁・オムツ	0点
4. 排尿 （　）点	自立（自己導尿を含む）	2点
	時々失敗（1日に1回以内）	1点
	失禁またはカテーテル留置や自分では管理できない	0点
4. トイレの使用 （　）点	自立（下着の上げ下げ，着脱が自分でできる．自分でぬぐえる）	2点
	多少の介助を要するが，おおよそ自分一人でできる	1点
	全介助を要する	0点
6. 起居移乗（ベッドと椅子の間で） （　）点	自立（監視・指示なしに自分でベッドから椅子に移れる，その逆も可）	3点
	軽度の介助で可能（口頭または一人で容易に介助できる，または監視・指示が必要）	2点
	高度の介助を必要とする（熟練した1人か2人の人力で）が座っていられる	1点
	起居不能（座位バランスがとれず手を離せば倒れる）	0点
7. 移動 （　）点	独歩可能（監視・指示は必要なし，杖などの補助具は使用してもよい）	3点
	一人介助で歩く（つかまり，体を支えてもらう，指示・監視が必要）	2点
	車椅子にて自立（曲がり角もうまく曲がれる）	1点
	全介助・移動不可能（車椅子も押してもらわなければ動けない）	0点
8. 更衣 （　）点	自立（ボタンかけ，チャックかけ，紐結びも可能）	2点
	部分介助（介助が必要だが，ボタン・チャックかけなどは自分でできる）	1点
	全介助を必要とする	0点
9. 階段 （　）点	昇降自立（監視・指示なしで，一人で昇降できる，ただし歩行のための補助具を使用するも含む）	2点
	介助を必要とする（口頭，身体的助け，補助具を使用して）	1点
	不可能	0点
10. 入浴 （　）点	自立（浴槽の出入り，体を洗う，シャワーの使用が監視なしでできる）	1点
	全介助を必要とする	0点

合計 [　　] 点（参考値：0〜20点）

表4 ● IADLを含む高次のADLの評価：老研式活動能力指標

あなたの毎日の生活についてお伺いします．次の質問に「はい」「いいえ」でお答え下さい．(わからない場合は，強いて言えばどちらですか)	
1．バスや電車を使って外出できる．	［ 1．はい　2．いいえ ］
2．日用品の買い物ができる．	［ 1．はい　2．いいえ ］
3．自分で食事の用意ができる．	［ 1．はい　2．いいえ ］
4．請求書の支払いができる．	［ 1．はい　2．いいえ ］
5．銀行預金・郵便預金の出し入れが自分でできる．	［ 1．はい　2．いいえ ］
6．年金などの書類が書ける．	［ 1．はい　2．いいえ ］
7．新聞を読んでいる．	［ 1．はい　2．いいえ ］
8．本や雑誌を読んでいる．	［ 1．はい　2．いいえ ］
9．健康についての記事や番組に関心がある．	［ 1．はい　2．いいえ ］
10．友達の家を訪ねることがある．	［ 1．はい　2．いいえ ］
11．家族や友人の相談にのることがある．	［ 1．はい　2．いいえ ］
12．病人を見舞うことができる．	［ 1．はい　2．いいえ ］
13．若い人に自分から話しかけることがある．	［ 1．はい　2．いいえ ］

合計　［　　　］点（参考値：10～13点）
1～5はIADL，6～9は知的活動，10～13は社会的役割を示す．
文献7より引用

3 認知機能の評価

　高齢糖尿病患者の認知機能は，糖尿病でない人と比較して低下しており，アルツハイマー病，血管性認知症のリスクはそれぞれ約1.5倍，2.5倍である[8]．また，外来通院中の高齢糖尿病患者1,044例の約25％はMMSE 23点以下の認知機能障害がある[2]．

　認知機能の検査は，「お薬の飲み忘れがあると糖尿病が悪くなることがありますから，念のために物忘れの検査をします」といった説明をして始める．

　認知機能はFolsteinの簡易精神機能検査（MMSE）（表5）や改訂長谷川式知能検査（長谷川式）などで評価する．MMSEは簡易に，広範な領域の認知機能をスクリーニングすることができる．MMSEでは23点以下，長谷川式では20点以下が認知症の疑いがあり，内服薬の管理やインスリン注射でも何らかのサポートを要することが多い．MMSEの24～26点は境界領域であり，内服薬服用やインスリン注射が忘れずにできているかを確認してみる必要がある．

表5 ● 認知機能の評価：Folsteinの簡易精神機能検査（mini-mental state examination：MMSE）

	質問内容			
1	今年は平成何年ですか． ＊各1点 合計5点	年	0	1
	今の季節は何ですか．		0	1
	今は何月ですか．	月	0	1
	今日は何日ですか．	日	0	1
	今日は何曜日ですか．	曜日	0	1
2	ここは何県ですか．	県	0	1
	ここは何市ですか．	市	0	1
	ここは何病院ですか．	病院	0	1
	ここは何階ですか．	階	0	1
	ここは何地方ですか．	地方	0	1
3	これから言う3つの言葉をいってみて下さい．		0	1
	後でまた聞きますのでよく覚えてください．		0	1
	（以下のいずれか1つで，採用した系列に○印をつけておく） 1：a) 桜　b) 猫　c) 電車　　2：a) 梅　b) 犬　c) 自動車		0	1
4	100から7を引く（5回まで）93, 86, 79, 72, 65（正答1個に1点） 最初が誤りでも2度目が正解であれば1点．できなければ「フジノヤマ」を逆唱させる．（マヤノジフ-5　ヤマノジフ-1　マヤジフ-2）		0　1　2 3　4　5	
5	先ほど覚えてもらった言葉をもう一度いってみて下さい．		0	1
	（自発的に回答があれば1点，もし回答がない場合は以下のヒントを与え正解であれば1点）		0	1
	B) 植物　C) 動物　c) 乗り物		0	1
6	（時計を見せながら）これは何ですか．　＊各1点 合計2点		0	1
	（鉛筆を見せながら）これは何ですか．		0	1
7	文章反復「みんなで力をあわせて綱を引きます」（1回のみで評価）		0	1
8	（三段の命令）「手にこの紙を持って下さい」「紙を半分に折りたたんで下さい」「机の上において下さい」（段階ごとに1点）		0	1
			0	1
9	次の文章を読んでその指示に従ってください．「目を閉じなさい」		0	1
10	文章を書いて下さい．（文法や読点が不正確でも自発的で意味のあるもの）		0	1
11	次の図形を書いて下さい．		0	1
得点合計			/30点	

（参考値：24点以上）
文献9より引用

簡易に認知機能を評価するには3語を記憶してもらい，別のIADLの質問をはさんだ後に思い出してもらう**3語の遅延再生**が便利である．3点中0〜1点の場合にはアルツハイマー型認知症が疑わしい．

血管性認知症の場合は，記憶障害が目立たずに注意力障害，視空間認知の障害，遂行機能が主体となることが多く，MMSEや長谷川式が高得点の場合もある．血管性認知症の早期発見のためには，**IADLの低下，セルフケアの障害，心理状態の悪化（意欲低下，うつ）**などを手がかりにする．

4 心理状態の評価

心理状態の評価はうつ状態，Well-beingなどの一般的な評価と糖尿病特異的な心理の評価に分けられる．

高齢者のうつ状態の評価には，geriatric depression scaleの簡易版である**GDS-15**（表6）**またはGDS-5**（3章5参照）という高齢者うつスケールを用いる．GDS-15は10点以上がうつ状態，5〜9点をうつ傾向とする．高齢糖尿病患者のGDS-15の8点以上は**脳卒中発症や転倒などの危険因子**である．

QOL（well-being）を評価する1つの指標としては，PGCモラールスケール（表7）がある．17点満点中7点以下はモラール低下としている．GDS-15とモラールは同様な質問があるので，どちらかを評価すればいい．

糖尿病に特異的な負担感を評価するには糖尿病負担度スケール（elderly diabetes burden scale）がある[10]．

高齢糖尿病患者はうつや不安など心理状態の悪化をきたしやすい．高齢糖尿病患者985例の解析の結果，GDSスケールの得点が5〜9点のうつ傾向をもつ人は30.2％，GDS 10点以上のうつ状態の人は8.9％であり，**約39％が何らかのうつ症状をもっている**．うつ症状やQOLの低下は細小血管障害や脳梗塞などの大血管障害の危険因子でもある[11) 12)]．

5 社会・経済状況の評価

社会・経済状況の評価は，家族形態，社会サポート，居住環境，経済状況，仕事や余暇活動，社会参加などを評価する．特に，キーパーソンの把握は，重要である．料理，買い物，調理，内服薬管理，インスリン注射は

表6 ● うつ状態の評価：GDS-15

次にあげる15項目について，あなたに当てはまるものはどちらですか．当てはまるものには「はい」と，当てはまらないものには「いいえ」とお答え下さい．（わからない場合は，強いて言えばどちらですか）			
1.	自分の生活に満足していますか？	[1．はい	2．いいえ]
2.	これまでやってきたことや興味があったことの多くを最近やめてしまいましたか？	[1．はい	2．いいえ]
3.	自分の人生はむなしいと感じますか？	[1．はい	2．いいえ]
4.	退屈と感じることが，よくありますか？	[1．はい	2．いいえ]
5.	ふだんは，気分のよいほうですか？	[1．はい	2．いいえ]
6.	自分に何か悪いことが起こるかもしれないという不安がありますか？	[1．はい	2．いいえ]
7.	あなたはいつも幸せと感じていますか？	[1．はい	2．いいえ]
8.	自分が無力と感じることがよくありますか？	[1．はい	2．いいえ]
9.	外に出て新しい物事をするより，家の中にいる方が好きですか？	[1．はい	2．いいえ]
10.	ほかの人と比べ，記憶力が落ちたと感じますか？	[1．はい	2．いいえ]
11.	いま生きていることは，素晴らしいことだと感じますか？	[1．はい	2．いいえ]
12.	自分の現在の状態は全く価値のないものと感じますか？	[1．はい	2．いいえ]
13.	自分は，活力が満ちあふれていると感じますか？	[1．はい	2．いいえ]
14.	今の自分の状況は，希望のないものと感じていますか？	[1．はい	2．いいえ]
15.	ほかの人はあなたより，恵まれた生活をしていると思いますか？	[1．はい	2．いいえ]

質問1，5，7，11，13，15は，いいえと答えたときに1点，
質問2，3，4，6，8，9，10，12，14は，はいと答えたときに1点を配点する．
合計 [　　　] 点（参考値：0〜4点）
文献13より引用

誰が行うかを評価する．

　社会サポートは家族や友人から精神的な援助や具体的な実際の援助といったポジティブ社会サポートがあるか，逆に文句や小言などを言われるといったネガティブな社会サポートもあるかを評価する（4章12参照）．社会状況の評価は必ずしも点数化の必要はない．

6 その他の評価項目

　老年症候群では排尿問題，栄養状態，多剤薬物併用，疼痛も評価すべき

表7 ● Well-beingの評価：PGCモラールスケール

現在のあなたのお気持ちについてお伺いします．
（わからない場合は，強いて言えばどちらかですか）

1. 今の生活に満足していますか． ［ 1．はい　2．いいえ ］
2. 現在，去年と同じくらいに元気だと思っていますか． ［ 1．はい　2．いいえ ］
3. さびしいと感じることがありますか． ［ 1．はい　2．いいえ ］
4. この一年，小さなことを気にするようになったと思いますか． ［ 1．はい　2．いいえ ］
5. 家族，親戚，友人との行き来に満足していますか． ［ 1．はい　2．いいえ ］
6. 年をとって前より人の役に立たなくなったと思いますか． ［ 1．はい　2．いいえ ］
7. 心配だったり，気になったりして眠れないことがありますか． ［ 1．はい　2．いいえ ］
8. 年をとることは若い時に考えていたよりよいと思いますか． ［ 1．はい　2．いいえ ］
9. 生きていてもしかたがないと思うことがありますか． ［ 1．はい　2．いいえ ］
10. 若い時と比べて今の方が幸せだと思いますか． ［ 1．はい　2．いいえ ］
11. 悲しいことがたくさんあると感じますか． ［ 1．はい　2．いいえ ］
12. 不安に思うことがたくさんありますか． ［ 1．はい　2．いいえ ］
13. 前より腹をたてる回数が多くなったと思いますか． ［ 1．はい　2．いいえ ］
14. 今生きていることは，大変きびしいことだと思いますか． ［ 1．はい　2．いいえ ］
15. 自分の人生は年をとるに従ってだんだん悪くなってゆくと感じますか． ［ 1．はい　2．いいえ ］
16. 物事をいつも深刻に受けとめる方ですか． ［ 1．はい　2．いいえ ］
17. 心配事があると，すぐおろおろする方ですか． ［ 1．はい　2．いいえ ］

いいえと答えたときに1点（質問3, 4, 6, 7, 9, 11, 12, 13, 14, 15, 16, 17），
はいと答えたときに1点（質問1, 2, 5, 8, 10）を配点する．
合計［　　　］点（参考値：8〜17点）
文献14より引用

である．治療に対する希望や治療の意欲などもCGAで評価すべき重要な項目である．

高齢糖尿病患者は，認知機能低下（認知症），うつ，転倒，サルコペニア，尿失禁，低栄養，難聴などの老年症候群の頻度が糖尿病でない患者と比べて，2〜3倍多い[15]．CGAの基本項目である認知機能，うつ症状，身体機能の評価は一部の老年症候群の評価と共通する．この老年症候群のほとんどは高血糖があると悪化しやすく，老年症候群の認知機能低下，転倒，うつは低血糖があると起こりやすい．また，老年症候群は，糖尿病の合併症，社会サポート不足，居住環境でも悪化しやすい．こうした意味から，CGAにおいて老年症候群を評価することは重要である．

7 CGAの使い方

第一にCGAによって,高齢者の死亡や施設入所などの予後を推定することができる.CGAのなかの,well-beingの低下やうつ症状は高齢糖尿病患者の脳卒中の独立した危険因子である[12].

第二に,CGAはインスリンなどの治療の適応を判断するために利用できる.高齢者においてインスリンの自己注射が可能かどうかを判断する条件としては,視力,握力,巧緻運動能力,認知機能,意欲,安定した心理状態,低血糖やシックデイに対する対処能力,家族サポート状況を評価する必要がある.

最後に,高齢者の心身の機能は,糖尿病治療の重要なアウトカムの1つである.運動療法は,血糖コントロールの改善だけでなく,ADLや移動能力などの身体機能,認知機能,心理機能の維持・向上を目的に行う.例えば筋力トレーニングの効果は,CGAで心身の機能が維持されるかどうかをみることが大切である.実際,高齢者の筋力トレーニング(レジスタンス運動)は血糖を改善し,除脂肪量を増加させ,うつ症状を減らし,QOLを向上させる[15) 16)].

◆ 参考文献

1) 荒木 厚:高齢者の糖尿病診療における高齢者総合機能評価.高齢者の糖尿病—病態・管理法の最新知見.日本臨床,71:1907-1912, 2013
2) Araki A, et al:Low well-being, cognitive impairment and visual impairment associated with functional disabilities in elderly Japanese patients with diabetes mellitus. Geriatr Gerontol Int, 4:15-24, 2004
3) Podsiadlo D & Richardson S:The timed "Up & Go":a test of basic functional mobility for frail elderly persons. J Am Geriatr Soc, 39:142-148, 1991
4) Guralnik JM, et al:A short physical performance battery assessing lower extremity function: association with self-reported disability and prediction of mortality and nursing home admission. J Gerontol, 49:M85-M94, 1994
5) Bainbridge KE, et al:Diabetes and hearing impairment in the United States: audiometric evidence from the National Health and Nutrition Examination Survey, 1999 to 2004. Ann Intern Med, 149:1-10, 2008
6) Mahoney FI & Barthel DW:Functional evaluation: the barthel index. Md State Med J, 14:61-65, 1965
7) 古谷野 亘,他:地域老人における活動能力の測定-老研式活動能力指標の開発.日本公衆衛生雑誌,34:109-114, 1987
8) Cukierman T, et al:Cognitive decline and dementia in diabetes—systematic overview of prospective observational studies. Diabetologia, 48:2460-2469, 2005
9) Folstein MF, et al:" Mini-mental state". A practical method for grading the cognitive state of patients for the clinician. J Psychiatr Res, 12:189-198, 1975

10) Araki A & Ito H：Development of elderly diabetes burden scale for elderly patients with diabetes mellitus. Geriatr Gerontol Int, 3：212-224, 2003
11) Black SA, et al：Depression predicts increased incidence of adverse health outcomes in older Mexican Americans with type 2 diabetes. Diabetes Care, 26：2822-2828, 2003
12) Araki A, et al：Low well-being is an independent predictor for stroke in elderly patients with diabetes mellitus. J Am Geriatr Soc, 52：205-210, 2004
13) Jerome A, et al：9/Geriatric Depression Scale (GDS) -Recent Evidence and Development of a Shorter Violence. Clinical Gerontologist, 5：165-173, 1986
14) Lawton MP：The Philadelphia Geriatric Center Morale Scale: a revision. J Gerontol, 30：85-89, 1975
15) Castaneda C, et al：A randomized controlled trial of resistance exercise training to improve glycemic control in older adults with type 2 diabetes. Diabetes Care, 25：2335-2341, 2002
16) Lincoln AK, et al：The impact of resistance exercise training on the mental health of older Puerto Rican adults with type 2 diabetes. J Gerontol B Psychol Sci Soc Sci, 66：567-570, 2011

第1章 高齢者糖尿病の診かたの基本

9. 血糖コントロール目標

荒木 厚

point

- 認知機能低下がある患者は低血糖を起こしやすい
- 血糖変動が大きいと低血糖を起こしやすい
- 認知症,多くの併発疾患や機能障害,社会サポート,低血糖のリスクなどを参考にHbA1cの目標値を2段階に設定する

1 認知機能低下をもつ患者の血糖コントロール

　　　施設に入所の患者や認知機能低下の患者では,HbA1c 8.0％前後でコントロールすべき根拠がいくつかある[1)〜3)]．根拠の1つは認知機能低下をもつ高齢患者は特に低血糖を起こしやすいことである．米国の退役軍人の497,000人のデータベースでは,認知症と認知機能低下の患者の低血糖のリスクはそれぞれ2.4倍,1.4倍と多い(図1)[1)]．特に認知症を合併しているインスリン治療患者における1年間の低血糖の頻度は27％にも達したが,平均HbA1cは6.9％であった．すなわち,認知症患者ではHbA1cが7.0％前後であっても,低血糖のリスクが高いことを意味する．また,ナーシングホームに入所すべき高齢患者367名(平均年齢80歳)の2年間の追跡調査ではHbA1c 7.0〜7.9％の群と比べて,HbA1c 8.0〜8.9％の群の方が死亡または機能低下が少なかった[2)]．さらに,ナーシングホーム入所の高齢糖尿病患者に対してHbA1c 8.0％未満を目標に血糖コントロールすると,インスリン使用者が34％と増え,平均HbA1cは7.1％となったが,一時的に重症低血糖は増えている[3)]．

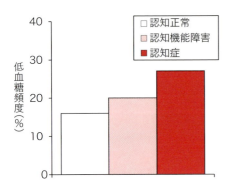

図1 ● 認知症を伴った患者は低血糖のリスクが大きい

75歳以上の退役軍人のデータベース（2002〜2003年）
認知症患者の約30％がインスリン治療を行っている．
認知症患者のHbA1c：6.9±1.3％．
認知症患者の低血糖のリスク：2.4倍．
文献1より引用

2 血糖変動の重要性

　上記のナーシングホームの調査で血糖コントロール目標をHbA1c 8.0％未満と甘めに設定しても，どうして低血糖が増えたのであろうか？[3]．1つは，シックデイ時のSU薬やインスリンの調節がうまくいかなかったことが考えられる．もう1つの原因は，もともと血糖変動が大きい患者が混じっていた可能性がある．すなわち，血糖変動が大きいために，少しインスリンの単位数を増やすだけで低血糖を起こしやすい患者がいるのである．こうした低血糖のリスクが高い患者では血糖自己測定で少なくとも，**毎食前の血糖と眠前の1日4回血糖を月2〜4回行い**，血糖の日内または日差間の変動をみながら，慎重にインスリンの単位を調節することが大切である．

3 海外の血糖コントロール目標のガイドライン

　表1に示すように海外のガイドラインでは，高齢者の血糖コントロールの目標値は健康な高齢者と虚弱な高齢者に分けて設定されている[4)5)]．

　米国糖尿病学会（ADA）のコンセンサス報告では，①身体機能や認知機能が正常な高齢者，②複数の併発疾患または軽度から中程度の認知機能低下または2個以上のIADL（手段的ADL）低下がある患者，③長期療養の介護施設の入所者，末期動脈疾患，中等度から重症の認知症，2個以上のADL低下の患者の3段階に血糖コントロール目標をそれぞれHbA1c 7.5％未満，HbA1c 8.0％未満，HbA1c 8.5％未満に設定している[4)]．すなわち，認知機能，IADL，複数の併発疾患を参考にして血糖コントロール目標を決めるものである．

表1 ● 欧米の高齢者糖尿病の治療のガイドライン

血糖コントロール目標を決めるための共通の条件は認知症，多くの併発疾患，機能障害（ADLやIADL低下），施設入所

European Diabetes Working Party for Older People[5]	目標範囲
高齢2型糖尿病患者（単一システム障害でほかの大きな併発疾患がない患者）	HbA1c範囲：7～7.5% （推奨Grade：A）
虚弱な患者（要介護，多くの併発症，認知症で施設入所の患者）：低血糖のリスクが大きく，高血糖の症状や高浸透圧症候群を避けるべき患者	HbA1c範囲：7.6～8.5% （推奨Grade：A）
ADA コンセンサスレポート[4]	目標範囲
認知機能や身体機能が正常で健康な高齢者	HbA1c：7.5%未満
複数の併発疾患または軽度から中程度の認知機能低下または2個以上のIADL低下がある患者	HbA1c：8.0%未満
長期療養の介護施設の入所者，末期慢性疾患，中等度から重症の認知症，2個以上のADL低下の患者	HbA1c：8.5%未満

European Diabetes Working Party for Older Peopleでは，①併発疾患がない高齢患者と②虚弱な患者（認知症患者をはじめ，併発疾患が多く，施設に入所している要介護の患者）に分けて，コントロール目標はそれぞれHbA1c 7～7.5%とHbA1c 7.6～8.5%に設定している[5]．

この場合も認知機能，複数の併発疾患，施設入所を参考としている．

われわれは，血糖コントロール目標を①認知機能や身体機能が保たれた**健康な患者では合併症の予防を目的にHbA1c 7.0±0.5%**に，②認知症患者，多くの併発疾患や機能障害がある患者，インスリン治療で低血糖のリスクが高い患者，社会サポートが乏しい患者は，重症低血糖のリスクを考え，**目標HbA1c 8.0±0.5%として，下限を7.5%**とすることが望ましいと考える（図2）．②の患者では，心身機能やQOLの維持が治療目的となる．

ただし低血糖を起こしにくい薬剤や食事・運動療法のみで治療している場合は下限を設けずに，可能な限り良好なコントロールをめざす．血糖変動を見ながら目標値を設定することも大切である．

4 patient-centered approachを取り入れた血糖コントロール目標

2012年に米国と欧州の糖尿病学会が共同でステートメントを発表し，糖尿病の治療はpatient-centered approach，すなわち**患者中心の治療**を行

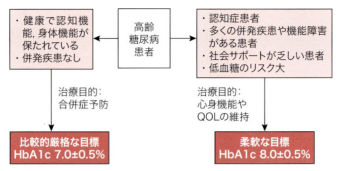

図2● 高齢糖尿病患者の血糖コントロール目標
※1　低血糖を起こしにくい薬剤や食事・運動療法のみで治療している場合には下限を設けずに，可能な限り良好なコントロールをめざす
※2　血糖変動を見ながら目標を設定

うべきであると提言している⁶⁾．これは患者のさまざまな状況や希望を取り入れて，血糖コントロール目標を個別に設定することと血糖，血圧，脂質のコントロールを包括的に行うことを意味する．患者のさまざまな状況とは，身体機能，認知機能，心理状態，家族サポート，社会サポート，経済状態，罹病期間，糖尿病合併症，低血糖の起こりやすさ，複数の併発疾患，患者および家族の希望などであり，これらを評価することがCGA（1章7〜8参照）である．CGAを用いて治療することが，まさしく高齢糖尿病患者のpatient-centered approachなのである．

◆ 参考文献

1) Feil DG, et al：Risk of hypoglycemia in older veterans with dementia and cognitive impairment: implications for practice and policy. J Am Geriatr Soc, 59：2263-2272, 2011
2) Yau CK, et al：Glycosylated hemoglobin and functional decline in community-dwelling nursing home-eligible elderly adults with diabetes mellitus. J Am Geriatr Soc, 60：1215-1221, 2012
3) Lee SJ, et al：The risks and benefits of implementing glycemic control guidelines in frail older adults with diabetes mellitus. J Am Geriatr Soc, 59：666-672, 2011
4) Kirkman MS, et al：Diabetes in older adults. Diabetes Care, 35：2650-2664, 2012
5) Sinclair AJ, et al：European Diabetes Working Party for Older People 2011 clinical guidelines for type 2 diabetes mellitus. Executive summary. Diabetes Metab, 37 Suppl 3：S27-S38, 2011
6) Inzucchi SE, et al：Management of hyperglycemia in type 2 diabetes: a patient-centered approach: position statement of the American Diabetes Association (ADA) and the European Association for the Study of Diabetes (EASD). Diabetes Care, 35：1364-1379, 2012

第2章 ココに注意！高齢者糖尿病の合併症

1. 細小血管症（網膜症，腎症，神経障害）

千葉優子

point

- 網膜症の評価は症状がなくても定期的に行うことが重要である
- 腎症の予防は血圧や脂質のコントロールが必要である
- 神経障害はQOLの低下をきたすため，悪化に注意が必要である

　糖尿病細小血管症は主に，三大合併症である網膜症，腎症，神経障害を指す．

1 糖尿病網膜症

　糖尿病網膜症とは，糖尿病から網膜の血管障害が進行し，虚血・出血が生じる病態である．糖尿病の罹病期間が長くなるほど発症しやすく，罹病期間が15年以上になると，半数の人が発症する．しかし軽症の期間は自覚症状に乏しいため，実際に治療を受けているのは半数以下とも言われている．

　糖尿病網膜症は，眼底所見にて①単純網膜症，②前増殖網膜症，③増殖網膜症の3段階に分類される（表1）．

　高齢糖尿病患者では，血管障害の影響による黄斑浮腫もよくみられる．黄斑は網膜の中央に位置しており，網膜症の進行に関係なく起こる．ダメージを受けると視力が著明に低下し，QOLの低下をもたらすため，早期の診断・加療が必要である．最近は，OCT（optical coherence tomography：光干渉断層計）といって近赤外線を利用した眼底検査も施行され網膜の断面観察が可能となった．黄斑部病変の精密な診断を早期かつ正確に行えるため，有用性が期待されている（図1）．

表1 ● 糖尿病網膜症の分類 (表の下の画像は巻頭カラー写真紹介　● 1を参照)

分類	眼底所見	自覚症状
単純網膜症	網膜小出血，毛細血管瘤，硬性白斑（蛋白質・脂肪の沈着）	全くない
前増殖網膜症	網膜細小血管の拡張・閉鎖・走行異常，軟性（綿花様）白斑	ほとんどない
増殖網膜症	新生血管の発生，硝子体出血，牽引性網膜剝離	軽度から高度の視力低下，ときに失明

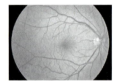
正常

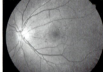
単純網膜症

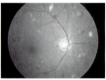
前増殖網膜症

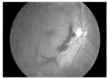
増殖網膜症

1）内科的治療

　高齢者においても，HbA1c高値，蛋白尿，長期の罹病期間が網膜症発症の危険因子である[1]．HbA1c 7.5％以下を目標にすることで，合併症の進展が抑制される．網膜症は，空腹時血糖200 mg/dL以上の場合には，140 mg/dL以下の場合と比較して6倍の確率で進展するとも言われており，血糖値の是正が必要である．しかし急峻な血糖のコントロールは網膜症を悪化させることがあるので，2～3カ月でHbA1cが2～3％減少する程度を目標とする．また，高血圧症は網膜症の独立した危険因子であるとも言われており[2)3)]，血圧のコントロールが網膜症の進展を抑制しうるため，積極的な降圧治療を行う．

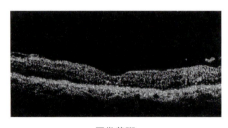
正常黄斑

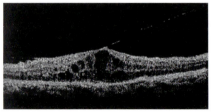
黄斑浮腫

図1 ● OCT（光干渉断層計）による黄斑部の所見 (巻頭カラー写真紹介　● 2を参照)

2）眼科的治療

- **レーザー治療**：単純網膜症および前増殖網膜症に対して行われる．
- **硝子体手術**：増殖網膜症に対して行われる．
- **抗VEGF抗体，ステロイドの眼局所的投与**：糖尿病黄斑浮腫に対して行われる．

治療のタイミングを逃さないために，定期的な眼底検査の施行が重要である．網膜症がなくても1年に一度は眼底検査を受けるよう指導する．単純網膜症では3～4カ月に一度，前増殖網膜症では1～2カ月に一度，増殖網膜症では1カ月に一度程度受診することとし，通院を中断しないことが重要である．

> **ココに注意！**
> 糖尿病性白内障は糖尿病性眼合併症の2/3以上を占め最も多い．高齢糖尿病患者では，非糖尿病者と比較して白内障発症のリスクが2倍である．白内障があると，眼底が透見できず，網膜症の評価が困難になる．また，白内障手術後は，バリアー機構の破綻や，眼内に入る光エネルギーの増加により，網膜症も悪化しやすいため，注意深い経過観察が必要である．

2 糖尿病神経障害

糖尿病神経障害は最も頻度の高い慢性合併症であり，糖尿病患者の30～50％に認める．若年者と比較して，高齢糖尿病患者は末梢神経障害をより合併しやすい．大神経線維の障害を起こしやすいため，筋力が低下し，バランス能力が低下して転倒や骨折もきたしやすくなる．神経障害に伴う疼痛はうつ，情緒反応，活力の低下，生活満足度の低下，身体移動度の低下，ADLの障害，転倒，睡眠の障害，社会活動（余暇活動）の制限，仕事遂行能力の低下，およびQOLを低下させ，生命予後にも関与する．

糖尿病神経障害は両足に起こりやすい．頻度の多い症状を示す（図2）．日本人の不愉快な「しびれ」は欧米の痛みに相当するので，有痛性神経障害として治療する．稀ではあるが，高齢者糖尿病では，単神経麻痺として顔面神経麻痺や外眼筋麻痺もきたしやすい．発症は急激であり，疼痛を伴

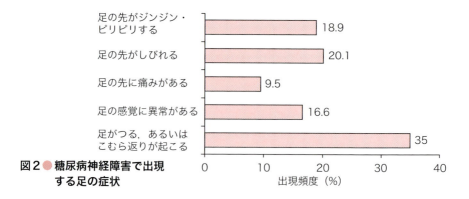

図2● 糖尿病神経障害で出現する足の症状

う．これらの神経麻痺は血管の閉塞によるものと考えられており，6～8週間で徐々に改善する．

自律神経障害が進行すると，神経因性膀胱に伴う排尿障害（3章6参照），起立性低血圧もみられる．さらに糖尿病性壊疽，無自覚性低血糖，無痛性心筋梗塞などもきたす．

> **ココに注意！**
>
> 無自覚性低血糖とは，通常血糖値が60 mg/dL以下でも発汗，動悸，ふるえなどの低血糖の自律神経症状が出現しない低血糖である．突然昏睡や痙攣などの重症低血糖を生じる危険が大きい．高齢者の場合，意識障害で脳梗塞などが疑われて救急搬送されてくることも多い．高齢者では神経障害がなくても，低血糖の自律神経症状が消失する．

無痛性心筋梗塞も同様に，狭心症や心筋梗塞発症時にも胸痛を自覚できないため，ある日突然に大きな発作をきたし，突然死してしまうこともあるため，注意が必要である．

1）神経障害の検査

- **知覚検査（タッチテスト）**：足をモノフィラメントなどで触り，感覚がわかるか調べる（1章1参照）．
- **振動覚検査**：振動している音叉を足のくるぶしに当て，振動が感じられる時間を測定する（1章1参照）．

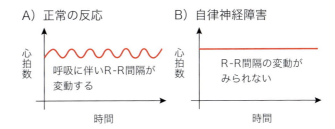

図3 心電図R-R間隔変動係数（CVR-R）

- **深部覚検査**：アキレス腱反射の減弱や消失を認める場合，糖尿病神経障害が疑われる．
- **自律神経検査**〔心電図R-R感覚変動係数（CVR-R：coefficient of variation of the RR）〕：安静仰臥位にて連続100心拍の心電図のR波の頂点の間隔を計測し，変動係数（CVR-R：%）を求める．通常，心拍数は呼吸による影響を受けて変動を認めるが，神経障害があると心拍数が変化しなくなり，変動係数が小さくなる（図3）．高齢者では変動係数が2%以下の場合，自律神経障害ありと判断する．ただし，心房細動などの不整脈を認める場合では評価が困難となる．
- **head-up tilt検査**：臥床から90度まで起立させ，血圧の変動を測定する．収縮期血圧の20 mmHg以上の変動を認める場合には，起立性低血圧ありと判断する．急激な姿勢の変更を避け，めまいによる転倒を防止する必要がある．

2）神経障害の治療

　海外のガイドラインでは，神経障害の疼痛または不快なしびれに対する薬物療法としてはSNRI（セロトニン・ノルアドレナリン再取り込み阻害薬）のデュロキセチン（サインバルタ®），カルシウムチャネルα2δリガンドのプレガバリン（リリカ®），三環系抗うつ薬が第一選択である．高齢者ではデュロキセチンまたはプレガバリンが使用されることが多い．サインバルタ®は使用初期の嘔気，傾眠，リリカ®はふらつき，めまい，転倒に注意し，いずれも少量から開始する（表2）．三環系抗うつ薬は起立性低血圧，不整脈などの副作用もあり，高齢者では使用しにくい．

　軽度なしびれ感に対しては，本邦ではメキシレチン（メキシチール®），牛車腎気丸，ビタミンB_{12}が使用される．足のつりに対してはアルドース還元酵素阻害薬のエパルレスタット（キネダック®）や芍薬甘草湯が使用される．

表2 ● 有痛性神経障害の治療薬

	デュロキセチン（サインバルタ®）	プレガバリン（リリカ®）
使用量	20～60 mg/日	25～600 mg/日
副作用	悪心，傾眠，口渇，めまい	ふらつき，めまい，傾眠，転倒
注意点	肝代謝 悪心に対して一時的に制吐剤を使用することあり	腎機能に応じて用量を調節 高齢者は少量から

> **ココに注意！**
> 初期の段階では血糖コントロールにより症状の改善が期待できる場合があるが，進行すると効果はみられない．また，急激な血糖コントロールにより，疼痛やしびれが増強することがあり，治療後神経障害（posttreatment neuropathy）と呼ばれる．

3 糖尿病腎症

　日本透析医学会の調査によると，透析導入の原疾患の第一位は糖尿病腎症（1万5,837人，43.8％）であるが，最近数年は増加が鈍ってきている．ただし導入時の平均年齢は，糖尿病腎症で66.84歳と前年より0.14歳増加しており，高齢化の傾向が明らかになっている[4]．

　糖尿病腎症が発症・進行すると，多量の尿蛋白が排泄される．ただし，尿蛋白は，ある程度腎症が進行しないと出現してこないので，初期の糖尿病腎症を発見するには，尿中微量アルブミン検査を行う（1章4参照）．糖尿病腎症は，この尿中微量アルブミン尿，尿蛋白の排泄量と腎機能の結果に応じて病期分類し，病期に応じた治療方針を立てる（表3）．

　腎症2期以降ではACE阻害薬またはARBを含む降圧療法が大切である．腎症2期の段階から厳格な血圧のコントロールを行うことにより，腎症の進行を防ぐだけでなく，一部の症例では腎症の退縮・改善が期待できる．高齢糖尿病患者284名の6年間の追跡調査では，ACE阻害薬またはARBの投与による高齢糖尿病患者の腎症の改善の頻度は約4倍となった．糖尿病合併の高血圧の降圧の目標血圧は130/80 mmHg未満であり，家庭血圧や24時間血圧では125/75 mmHg未満が目標である．ただし高血圧治療ガイドライン（JSH2014）では，降圧目標を前期高齢者では140/90 mmHg未満，後期高齢者では150/90 mmHg未満とし，忍容性があれば慎重に130/80

表3● 糖尿病性腎症病期分類（改訂）と推奨治療

病期	尿アルブミン値（mg/g・Cr）あるいは尿蛋白値（g/g・Cr）	GFR（eGFR）（mL/分/1.73㎡）	勧められる治療
第1期（腎症前期）	正常アルブミン尿（30未満）	30以上	血糖コントロール
第2期（早期腎症期）	微量アルブミン尿（30〜299）	30以上	血糖コントロール 高血圧の治療
第3期（顕性腎症期）	顕性アルブミン尿（300以上）あるいは持続性蛋白尿（0.5以上）	30以上	血糖コントロール 高血圧の治療 （蛋白制限食）
第4期（腎不全期）	問わない	30未満	高血圧の治療 低蛋白食
第5期（透析療法期）	透析療法中		透析治療 腎移植

糖尿病性腎症合同委員会の病期分類表（2013年12月）を参考に作成

mmHgをめざすとしている．

　高齢者の腎機能悪化には脂質代謝も関連し，動脈硬化の影響が強い．上記の対象の追跡調査で，ロジスティック回帰分析で腎機能悪化（Crの2倍以上の増加）と関連する独立した因子を検討すると，脈圧，総コレステロール高値やHDL低値が危険因子であった．J-EDIT研究でも，HDL低値が腎症の悪化の危険因子であった[5]．

　腎症3期以降の食事療法としては，蛋白制限食が推奨されるが，高齢糖尿病患者の場合，実施が困難なことがある．低蛋白の栄養補助食品を利用するとよい．高齢者の極端な蛋白制限は低栄養を悪化させることがあるので注意を要する．栄養師と協力しながら塩分制限は高齢者の嗜好を考慮しながら適切な指導を行うと，降圧効果やアルブミン尿の減少が期待できる．

◆ 参考文献

1) Araki A, et al：Risk factors for development of retinopathy in elderly Japanese patients with diabetes mellitus. Diabetes Care, 16：1184-1186, 1993
2) Hornick T & Aron DC：Preventing and managing diabetic complications in elderly patients. Cleve Clin J Med, 75：153-158, 2008
3) Yamamoto T, et al. Long-term risk factors for diabetic retinopathy and diabetic maculopathy in elderly Japanese patients with type 2 diabetes mellitus. Geriatr Gerontol Int, 12:141-144, 2012
4) 日本透析医学会統計調査委員会：図説「わが国の慢性透析療法の現況（2013年12月31日現在）」
5) Araki S, et al：Factors associated with progression of diabetic nephropathy in Japanese elderly patients with type 2 diabetes: sub-analysis of the Japanese Elderly Diabetes Intervention Trial. Geriatr Gerontol Int, 12 Suppl 1：127-133, 2012

第2章 ココに注意！高齢者糖尿病の合併症

2. 大血管障害（動脈硬化性疾患）

田村嘉章

point

- 高齢者糖尿病患者の大血管障害の頻度は非常に多い
- 予防や治療のエビデンスに乏しく，目標や治療方針は個々に柔軟に設定する必要がある
- 最近，侵襲の少ない検査や治療法が開発されている

1 はじめに

高齢者糖尿病患者における大血管障害〔冠動脈疾患，脳血管疾患，末梢動脈疾患（peripheral arterial disease：PAD）〕の有病率は非常に高い．高齢者では，症状が乏しく，典型的な症状を伴わないことが多いほか，複数の血管疾患を併発しているものが多い．またADLが低下しているものが多い．したがって予防・治療の目標をどこにおくかは，個々の症例にあわせて柔軟に設定する．

2 診察

医療面接，身体診察はていねいに行う．胸痛や一過性脳虚血発作（transient ischemic attacks：TIA），間欠性跛行の症状はなかったか，血管雑音の有無や足の温度，足背動脈の触知などである．また，適宜下記の検査を行う．

3 検査

1）動脈硬化を評価する検査

スクリーニング検査としては頸動脈IMT，ABI（後述），PWVの測定が

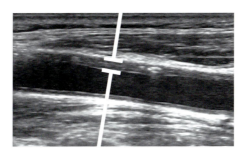

図 1 ● 頸動脈 IMT の肥厚

簡単に行うことができ，年ごとに動脈硬化の進行の有無を評価できる．

①**頸動脈内膜中膜複合体厚（intima media thickness：IMT）**

　総頸動脈から内頸動脈にエコーをあて，内膜中膜複合体の厚さをはかる．正常の IMT は 1.0 mm 以下であり，1.1 mm 以上は肥厚と判断する（図 1）．IMT の肥厚と冠動脈疾患の関連を示す数多くの報告がある．またプラークの数，厚み，性状を評価する．低輝度のプラークは破綻するリスクが大きい．

②**脈波伝播速度（pulse wave velocity：PWV）**

　両腕両足の 4 カ所にカフを巻いて脈波を感知し，距離と到達時間から脈波の速度を計算する．PWV の高値は動脈硬化の進行を示唆する．PWV は加齢によって上昇し，また高血圧患者では異常高値が出ることがあるので注意が必要である．

2) **冠動脈疾患に関する検査**

①**安静時心電図**

　ST 変化や Q 波がみられることがあるが，すべての虚血をとらえられるわけでない．

②**ホルター心電図**

　心電図を持続的に装着するため，ST 変化をとらえやすい．

③**心エコー**

　陳旧性心筋梗塞に伴う無収縮（akinesis）のほか，左室壁運動異常（asynergy）が虚血を示唆するが，軽症の場合は異常が出ないこともある．

④**負荷心電図**

　　安価であるが，負荷による虚血の誘発が起こりうる．トレッドミル負荷は高齢者では転倒リスクが高いので，エルゴメーター負荷を考慮する．

⑤**シンチグラム**

　　タリウムシンチは，安静時と運動負荷時の血流を比較して，虚血部位を同定する．負荷が困難なものには，血管拡張薬（ジピリダモールやアデノシン）による負荷もできる．トレッドミル検査に比べ高額である．

⑥**冠動脈CT**

　　近年，マルチスライスCT（multi-detector row CT：MDCT）の進歩により，より短時間で正確な冠動脈の評価が可能になった．ただし，石灰化が強い病変の判定が困難である．

⑦**心臓MRI**

　　最近進歩が著しく，β遮断薬で脈を抑えることで，冠動脈狭窄が描出できる．またガドリニウム造影を行うことで，虚血巣の診断が可能である．

⑧**冠動脈造影**

　　冠動脈検査のGolden Standard．最近は橈骨動脈アプローチが標準となり，患者の負担が軽減している．血管内超音波（intravascular ultrasound：IVUS）を併用すると，プラークの性状，ステント拡張の確認などをより正確に行うことができる．

3）脳血管障害に関する検査

①**脳CT，MRI**

　　脳梗塞巣はCTでは低吸収，MRI T2画像で高信号となる．MRI拡散強調画像では，急性期の梗塞巣を描出できる．MRアンギオグラフィ（MR angiography：MRA）では頭蓋内血管が3Dで描出できる．MRIは放射線被爆はないが，高額．ペースメーカー例では禁忌である．

②**頸動脈エコー**

　　IMT，プラークと同時に狭窄率を評価する．面積法，ECST法，NASCET法がある[※1]（図2）．

※1　**NASCET法，ECST法，面積法**
　　NASCET（North America symptomatic carotid endarterectomy trial）法は狭窄部位径と遠位の血管径の比，ECST（European carotid surgery trial）法は狭窄部位径と同部位での血管径の比，面積法は狭窄部位面積と同部位での血管面積の比である．面積法は患者が理解しやすいが，内頸動脈狭窄はNASCET法での計測が推奨される．

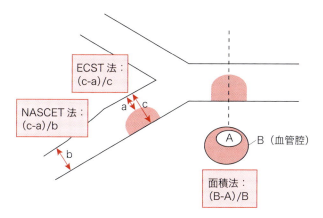

図2● 頸動脈狭窄率の評価法

4）末梢動脈疾患（PAD）に関する検査

①足関節上腕血圧比（ankle brachial pressure index：ABI）

ABIはPWVと同時に測定される．上腕と足首の収縮期血圧比で算出され，下肢血管の狭窄・閉塞のスクリーニングに有用である．ABIの正常値は0.9以上であり，0.9未満では狭窄や閉塞が疑われ，下に示す精査をすべきである．1.3以上の場合，動脈の石灰化が疑われる．

②造影CT

MDCTにより，広範囲の狭窄・閉塞病変の描出が可能となった．冠動脈CT同様，石灰化病変の判定が困難である．

③下肢血管エコー

全長の診断には向かないが，腎不全のため造影剤が使えない患者やCTで評価困難な病変の補助診断などに用いられる．

4 予防

1）生活習慣の改善

高齢者糖尿病に対する前向き大規模臨床介入試験（J-EDIT）では，身体活動が低下しているほど心血管イベント，特に脳卒中のリスクが高かった[1]．高齢者においても適度な運動は大血管症予防に有用と考えられる．また高齢者でも心血管リスクの減少のため禁煙指導は重要である[2]．

2) 危険因子の管理（他章も参照のこと）

①血糖コントロール

HbA1c上昇と心血管疾患の発症，死亡の増加が関連することは以前から知られているが，厳格な血糖コントロールは予後を改善しない．J-EDITでは脳卒中リスクはHbA1c 7.3〜7.9％の群で最低だった[3]．＜8％を目標とするが，下げすぎに注意すべきであろう．

②血圧

高血圧治療ガイドライン2014[4]では，前期高齢者では140/90 mmHg未満，後期高齢者では150/90 mmHgをめざすが，糖尿病患者では忍容性があれば慎重に130/80 mmHg未満を目標とするとされている．J-EDITでは，収縮期圧127〜136 mmHgで脳卒中および糖尿病関連イベントが最少だった．したがって130 mmHg前後をめざすが，下げすぎないことも必要であろう．

③脂質異常症

動脈硬化性疾患予防ガイドライン（2012年版）[5]では，少なくとも前期高齢者ではスタチンによる高LDL-C血症の改善で，冠動脈疾患，脳梗塞の一次予防効果が期待できるとされている．J-EDITでは，LDL-Cは＜115 mg/dLで有意に冠動脈疾患が少なく，non HDL-Cは＜140 mg/dLで脳卒中が少なかった．LDL-C, non HDL-Cは高齢者でも適正に管理すべきと考えられる．二次予防においては年齢にかかわらずLDL-C＜100 mg/dL, non HDL-C＜130 mg/dLを目標とする．

5 治療

高齢者糖尿病患者における最近のトピックスを中心に触れる．

1）冠動脈疾患

①薬物療法

抗血小板薬のほか，β拮抗薬，硝酸薬，カルシウム拮抗薬を用いる．PADの患者へのβ拮抗薬の投与は十分注意する．冠攣縮性狭心症には，カルシウム拮抗薬を用いる．

②冠動脈インターベンション（percutaneous coronary intervention：PCI）

負荷検査で冠動脈狭窄が疑われるものや不安定狭心症に対しては冠動脈

造影を行い，有意狭窄に対してPCIを行う．バルーン拡張やステント留置が行われる．近年登場した薬剤溶出型ステント（drug eluting stents：DES）は再狭窄率を低下させるが，長期予後についてのデータは乏しい．

③冠動脈バイパス術（coronary artery bypass graft：CABG）

主幹部病変，多枝病変の患者については，CABGが考慮される．多枝病変の患者については，高齢者では糖尿病の有無にかかわらず，CABGの方がPCIより死亡・心筋梗塞の発症リスクが有意に低かったという報告がある[6]．

2）脳血管障害

脳卒中治療ガイドライン（日本脳卒中学会）[7]に沿って治療を行う．

①薬物療法（再発予防）

脳梗塞慢性期の再発予防には，非心原性梗塞には抗血小板薬を投与し，心原性塞栓には抗凝固薬を投与する．

②頸動脈内膜剥離術（carotid endarterectomy：CEA），頸動脈ステント留置術（carotid artery stenting：CAS）

症候性の頸動脈狭窄症や無症候性でも高度狭窄の場合は考慮される．最近，70歳以上の高齢者における症候性頸動脈狭窄症においてCASよりCEAの方が脳梗塞予防効果が高いという報告があるが[8]，80歳以上，重篤な心疾患，両側狭窄，CEA後再狭窄後などではCASの適応となる．

③急性期脳梗塞の治療（t-PA療法など）

血栓溶解薬である組織プラスミノゲンアクチベーター（t-PA）を静脈内投与し，血栓を溶解する．

> **ココに注意！**
>
> t-PAは脳梗塞発症時点から4.5時間以内に投与する必要があり，これを越えると有効性が低下し出血リスクが高くなる．80歳以上の患者でも機能予後を改善したとの報告があり，2012年10月には慎重投与の年齢が75歳以上から81歳以上に引き上げられた．
>
> t-PAの適応とならなかった場合には，脳保護薬エダラボンや，病態や出血リスクに応じてアルガトロバンやヘパリンなどの使用を考慮する．

3) PAD

欧米諸国を中心としたガイドライン（Trans Atlantic Inter-Society Consensus：TASC）- Ⅱ[9]を受けて，わが国でも末梢閉塞性動脈疾患の治療ガイドライン（2009）が発表されている[10]．

①薬物療法

間欠性跛行にシロスタゾールは有効な薬剤であり，推奨される．疼痛，潰瘍の治療にPGE1の注射製剤（アルプロスタジル）が奏功することがある．

②経皮的血管形成術（percutaneous transluminal angioplasty：PTA）/ステント術

日常生活を障害するレベルの間欠性跛行があり，薬物治療への反応が乏しい場合には血行再建術が考慮される．CTにて腸骨～膝窩動脈の短い狭窄がある場合は，PTA/ステント術の良い適応である．

③バイパス術

長い病変，びまん性病変，膝下膝窩動脈以遠の病変にはバイパス術が考慮される．重症下肢病変の場合には血行再建術を行っても，切断に至る症例も多い．

④血管再生療法

骨髄や末梢血から血管に分化しうる単核球を採取し，虚血肢に移植する方法である（図3）．末梢血単核球細胞移植は侵襲が小さく高齢者にも適しており，くり返し行うことも可能である．行える施設は限られているが，有効率は高く，先進医療として期待されている．がん患者（可能性を含む）および過去5年以内にがんの既往のある患者には適応外であり，未治療の糖尿病網膜症の患者にも行うことはできない．

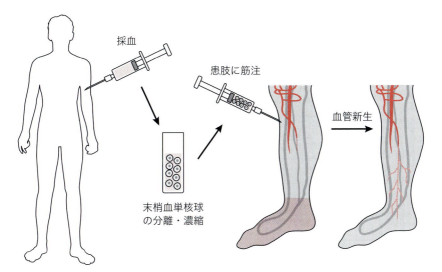

図3● 血管再生療法(末梢血単核球移植)

◆ 参考文献

1) Iijima K, et al：Geriatr Gerontol Int, 12 Suppl 1：77-87, 2012
2) Luo J, et al：JAMA, 310：94-96, 2013
3) Araki A, et al：Geriatr Gerontol Int, 12 Suppl 1：18-28, 2012
4) 「高血圧治療ガイドライン2014」(日本高血圧学会高血圧治療ガイドライン作成委員会/編), ライフサイエンス出版, 2014
5) 「動脈硬化性疾患予防ガイドライン2012年版」(日本動脈硬化学会/編), 杏林舎, 2012
6) Flather M, et al：J Am Coll Cardiol, 60：2150-2157, 2012
7) 「脳卒中治療ガイドライン2009」(篠原幸人, 他/編), 協和企画, 2010
8) Bonati LH, et al：Lancet, 376：1062-1073, 2010
9) Norgren L, et al：J Vasc Surg, 45 Suppl S：S5-67, 2007
10) 末梢閉塞性動脈疾患の治療ガイドライン. Circulation Journal, 73 Suppl. III：1507-1569, 2009

第2章 ココに注意！高齢者糖尿病の合併症

3. 感染症

金原嘉之，荒木　厚

point

- 高齢糖尿病患者では，加齢が感染にもたらす影響と，高血糖が感染にもたらす影響の双方を考慮に入れる必要がある
- さまざまな感染症が高齢糖尿病患者で生じると考えられている
- 感染をはじめとするcritically-illな患者では，インスリンを経静脈的に投与して高血糖を是正する

1 糖尿病と感染症

　糖尿病患者は感染症の頻度が高い．その感染症は，a) 非糖尿病患者でもしばしば見かけるが，その臨床経過に糖尿病であることが影響する感染症と，b) 糖尿病患者が多数（糖尿病患者が半数以上）を占め，非糖尿病患者の頻度が低い感染症，の2つに分類できる．高齢糖尿病患者に感染症の頻度が高い原因には，定期受診で感染症が発見されやすいことと，加齢や高血糖に伴う易感染性がある．こうした感染症は，合併症や併存疾患の影響も加わって，予後が不良となる場合が多い[1)～4)]．

Column 加齢に伴う免疫能の変化

加齢は免疫系に影響を及ぼす．リンパ球に関しては，T細胞においてIL-2の産生低下が起こり，ナイーブT細胞の比率が減少する．このためヘルパーT細胞と協調しているB細胞の機能にも影響が出る．免疫グロブリンはIgGやIgMの比率が増加するとされる[1)～3)]．これらの免疫系の変化が，加齢に伴う易感染性を説明するのかもしれない．

オーストラリア住民（平均年齢64.1歳）の約12年間の追跡調査では，2型糖尿病患者は，糖尿病でない人と比べ約2倍，細菌感染症で入院する頻度が高かった[5]．細菌感染症の内訳は，肺炎が約半数で，蜂窩織炎が約30％，敗血症・菌血症が約10％であった．この感染症と関連する因子は，加齢，男性，最近の感染症入院歴，肥満，アルブミン尿，網膜症などであったが，HbA1cとは有意な関連を示さなかった．

　しかし，デンマークの高齢者を含む住民の7年間の追跡調査では，糖尿病患者の肺炎，尿路感染症，皮膚感染症での入院のハザード比はそれぞれ1.75，3.03，3.43であった．また，ベースラインの血糖値が18 mg/dL上昇するごとに，これらの感染症での入院のリスクが6〜10％ずつ高まることが示された[6]．糖尿病があると尿路感染症後の28日以内の死亡のリスクが3.9倍であった．

　80歳以上の住民を対象にした下気道感染症（急性気管支炎＋COPD急性増悪＋肺炎と定義）後の予後を検討した研究では，糖尿病は入院または30日以内の死亡の独立した危険因子でそのオッズ比は2.2であった[4]．特にインスリン依存性糖尿病の方がそのリスクが高かった．超高齢の1型糖尿病患者では気道感染症に，特に要注意なのかもしれない．

高血糖状態における易感染性の機序

　高血糖または糖尿病状態が易感染性に関与する機序は，糖代謝が免疫系の複数のプロセスに影響を及ぼすことによる．高血糖状態では，単球からのIL-1やIL-6の分泌が低下し，T細胞からのIFN-γやTNF-αの分泌も低下する．MHCクラスI分子の発現も減少する．また，高血糖状態では，多核白血球の運動能は低下し，走化性や貪食能，殺菌能の低下，アポトーシスの増加が生じる．単球やマクロファージでも走化性や貪食能の低下を認め，リンパ球の増殖能も減少する．こうした変化は，高血糖以外に高インスリン血症，レジスチン，レプチンなどの血中濃度の変化も関与している可能性がある．

2　感染症の診察

　高齢者においては，①症状が非典型的であること，②認知症などにより症状を訴えることが困難であること，③感染症の種類が若年者と異なるこ

と（褥瘡感染症や誤嚥性肺炎など）に注意して診察する[1]．

3 糖尿病と呼吸器感染症，尿路感染症，菌血症，皮膚感染症

　高齢糖尿病患者では肺炎に罹患しやすく，加齢とともにそのリスクが上昇する．肺炎を合併した糖尿病患者の77.8％は入院となり，4週間後の死亡率は32.1％と高くなる[7]．糖尿病患者では，救急外来受診から8時間以内に十分量の抗菌薬を開始した方が予後は良く，すみやかに診断し，早期に十分な投与量の抗菌薬を投与した方がよい[8]．

　糖尿病患者では非糖尿病患者に比べ，4.4倍菌血症が生じやすく，播種性血管内凝固症候群につながりやすく，在院日数も長く，死亡率も高い[9]．その起炎菌として最も頻度が高いのは大腸菌であり（約28％），侵入門戸の約31％は尿路であった．

　急性腎盂腎炎にも糖尿病患者では4～5倍罹患しやすくなる．特に，重症または治療抵抗性の急性腎盂腎炎が多く，死亡率も約5倍高い[10]．

　蜂窩織炎についても，糖尿病は入院や菌血症の独立した危険因子であり，発症のみならず重篤化にも関与している[11]．

4 糖尿病と結核，インフルエンザ

　結核は，感染症を伴った糖尿病患者では常にその可能性を念頭におく必要がある．2007年から2010年のわが国の糖尿病合併の結核患者の66.9％が高齢者であった．逆に糖尿病合併例は高齢結核患者の15.3％を占めていた[12]．

　糖尿病患者は活動性結核や難治性の結核になりやすく，死亡しやすい[13]．糖尿病患者の活動性の結核の発症のハザード比は2.52であり，HbA1c 1％の上昇によりそのハザード比は39％増加する．糖尿病を合併した結核患者の死亡率は糖尿病非合併例と比べ6倍以上であり，治療の失敗のリスクが7.65倍で，多剤耐性の結核の頻度が約2～9倍高い．

症例提示

結核を合併した糖尿病患者の症例

66歳男性．若年時より尿糖陽性を指摘されるも放置．65歳頃より体重減少，口渇，多飲・多尿出現．X年4月に当院当科を受診．HbA1c 12.6％で，初発の2型糖尿病と考えられ入院し，グリメピリド1 mg/日，メトホルミン500 mg/日，ピオグリタゾン15 mg/日で治療し退院となった．入院後，通院を自己中断した．

X＋1年1月，体重減少が再度出現したために受診し，HbA1c 12.3％と血糖コントロール悪化のために再入院となった．ここ数カ月ほどやや咳嗽が増加したが，体重減少以外の症状もなく，身体所見も特に異常はなかった．胸部X線写真で両側上肺野に浸潤影を認め，白血球 10,230/μL，CRP 8.47 mg/dLと炎症所見があった．痰はGaffky 2号，胃液もGaffky 7号で抗酸菌の排菌を認めた．肺結核と考えられ，結核の届出を行い，結核専門の病院に転院となった．後日胃液PCR法で結核菌であることが判明した．

インフルエンザについては，インフルエンザAの約9％，インフルエンザBの約5％で糖尿病を合併し，糖尿病が入院の独立した危険因子であることが示されている[14]．

5 糖尿病と頭頸部領域や骨・関節領域の感染症

頭頸部領域では口腔・食道カンジダ症や歯周炎があげられる．歯周炎は特に血糖コントロールとの双方向的な関係が知られており，血糖コントロールを改善すると口腔内の状態も改善し，口腔内の炎症が改善すると血糖コントロールも改善するとされる．こうした観点から口腔内の視診を行い，衛生状況不良であった場合には歯牙の動揺や歯肉の易出血性の有無などを尋ねる．

骨・関節領域では化膿性脊椎炎や化膿性関節炎，皮膚・軟部組織では手術創感染症や帯状疱疹，中枢神経系では細菌性髄膜炎や脳膿瘍，消化器領域では急性胆囊炎や急性虫垂炎などが，糖尿病状態との何らかの関連を指摘されている．

わが国から糖尿病患者では帯状疱疹の発症はハザード比が2.44で多いという報告がある[15]．糖尿病と*Clostridium difficile*関連腸炎の関連については，報告が一致しないが，発症や重症化に関連しているという報告もある[16]．

6 その他の頻度が低い感染症

前述の **1** の b) に該当するような頻度は低いが，糖尿病患者に特有といえるような感染症があり，予後不良なものが多く，注意が必要である[1]〜[3]．

頭頸部領域では鼻脳ムコール症と悪性外耳道炎があげられる．皮膚・軟部組織領域では糖尿病性足病変がある．壊死性筋膜炎についても，糖尿病患者が占める割合が半数を超えるという報告がある．また，外陰部の皮下組織の重症な壊死性筋膜炎にフルニエ壊疽（Fournier's gangrene）がある．消化器内科領域では気腫性胆嚢炎があり，糖尿病患者の占める割合が45〜50％程度と報告されている．肝膿瘍は報告によりばらつきがあるが，糖尿病の患者の占める割合が60％程度という報告もある[17]．泌尿生殖器領域では気腫性腎盂腎炎，気腫性膀胱炎，腎周囲膿瘍/腎膿瘍があげられる．

7 感染症と血糖コントロール

高齢糖尿病患者が感染症に罹ると，一般には高血糖となり，脱水を伴うと著しい高血糖となり，高血糖高浸透圧症候群となることがある．一方，重症の敗血症では低血糖になることがある．

さらに高齢者では急に食欲不振を伴いやすく，血糖コントロールは不安定となりがちである．しかも，critically-illな患者では高血糖も低血糖も予後不良である．さらに血糖値の変動性が大きいことが敗血症患者の死亡率を高めるという報告もある．

こうした急性期の患者に対しては，簡易血糖測定を3〜4検/日程度行い，随時血糖値120〜250 mg/dL程度をターゲットとし，インスリンの輸液内への混注やシリンジポンプからの持続静脈内投与などを行っている（**表1**，**表2**）．ブドウ糖5 gにつきおよそ1単位のインスリンを同時に投与することで，一定のブドウ糖濃度の輸液内容で血糖コントロールを行うことができる．また食事摂取がある程度安定している患者では皮下注での超速効型インスリン投与も併用する．食事量が不安定な場合には，超速効型インス

表1 ●インスリンを混注して血糖コントロールしつつ1,500 mL/日で輸液を行う場合の指示例

Rp1.	ラクテックD®（500 mL） ＋ヒューマリン®R x単位 ＋アルタット®（75 mg/A）1A ＋シーパラ®（2 mL/A）1A　　8時間で
Rp2.	ソリタ®T3（500 mL） ＋ヒューマリン®R y単位　　8時間で
Rp3.	ソリタ®T3（500 mL） ＋ヒューマリン®R z単位　　8時間で

x，y，zは，4単位で開始し，ボトル交換時に血糖チェック．血糖値に応じて下記のスケールに沿ってスライディング．
スケール：血糖値350 mg/dL以上　　　＋4単位
　　　　　血糖値250〜349 mg/dL　　＋2単位
　　　　　血糖値120〜249 mg/dL　　±0単位
　　　　　血糖値80〜119 mg/dL　　　－2単位
　　　　　血糖値79 mg/dL以下　　　　－4単位
　　　　　血糖値70 mg/dL以下　　　　－4単位として50％ブドウ糖液20 mL静注

表2 ●2,000 mL/日で高カロリー輸液（ブドウ糖240 g/日）を行いながら，インスリンをシリンジポンプで持続静注して血糖コントロールを行う指示例

メインから	
Rp1.	ピーエヌツイン®1号（1,000 mL） ＋アルタット®（75 mg/A）1 A ＋ネオラミンマルチV®1 V　　12時間で
Rp2.	ピーエヌツイン®1号（1,000 mL） ＋エレメンミック®注（2 mL/キット）1キット　　12時間で
側管から	
Rp1.	ヒューマリンR®50単位＋生食49.5 mL

1.8 mL/時（＝1.8単位/時）で開始し，6時間ごとに血糖チェック．血糖値に応じ，前回までの流量に基づいて，スケールに沿ってスライディング．
スケール：血糖値350 mg/dL以上　　　＋0.4 mL/時
　　　　　血糖値250〜349 mg/dL　　＋0.2 mL/時
　　　　　血糖値120〜249 mg/dL　　±0 mL/時（流量を変えない）
　　　　　血糖値80〜119 mg/dL　　　－0.2 mL/時
　　　　　血糖値79 mg/dL以下　　　　－0.4 mL/時
　　　　　血糖値70 mg/dL以下　　　　－0.4 mL/時として50％ブドウ糖液20 mL静注

リンを食直後投与とし，食事量に応じて単位数をスライディングさせる．他方，**血糖値のみに応じた前向きの単純なスライディングスケールは，血糖コントロールをかえって不安定にするので，極力その使用を避ける．**

8 糖尿病患者のワクチン

　糖尿病患者ではインフルエンザワクチンの接種が奨められる．台湾の調査ではインフルエンザワクチンをした高齢糖尿病患者の入院のハザード比は0.88，死亡のハザード比は0.44であり，有意にその頻度を低下させた[18]．また，ワクチンはインフルエンザ，肺炎，呼吸不全の発症，およびICUへの収容率を有意に減少させた．

　肺炎球菌ワクチンについては，高齢者，糖尿病患者いずれもハイリスク症例で接種が奨められており，高齢糖尿病患者でも接種するべきである．オーストリアの長期療養型病院入院中の高齢者の追跡調査では肺炎球菌ワクチンの接種が死亡率を減少させた[19]．

◆ 参考文献

1) Rajagopalan S：Serious infections in elderly patients with diabetes mellitus. Clin Infect Dis, 40：990-996, 2005
2) Casqueiro J, et al：Infections in patients with diabetes mellitus: A review of pathogenesis. Indian J Endocrinol Metab, 16 Suppl 1：S27-S36, 2012
3) Knapp S：Diabetes and infection: is there a link?--A mini-review. Gerontology, 59：99-104, 2013
4) van de Nadort C, et al：Prognosis of primary care patients aged 80 years and older with lower respiratory tract infection. Br J Gen Pract, 59：e110-115, 2009
5) Hamilton EJ, et al：Incidence and predictors of hospitalization for bacterial infection in community-based patients with type 2 diabetes: the fremantle diabetes study. PLoS One, 8：e60502, 2013
6) Benfield T, et al：Influence of diabetes and hyperglycaemia on infectious disease hospitalisation and outcome. Diabetologia, 50：549-554, 2007
7) McDonald HI, et al：New estimates of the burden of acute community-acquired infections among older people with diabetes mellitus: a retrospective cohort study using linked electronic health records. Diabet Med, 31：606-614, 2014
8) Bader MS, et al：Antibiotic administration longer than eight hours after triage and mortality of community-acquired pneumonia in patients with diabetes mellitus. Eur J Clin Microbiol Infect Dis, 30：881-886, 2011
9) Stoeckle M, et al：The role of diabetes mellitus in patients with bloodstream infections. Swiss Med Wkly, 138：512-519, 2008
10) Lim SK & Ng FC：Acute pyelonephritis and renal abscesses in adults--correlating clinical parameters with radiological (computer tomography) severity. Ann Acad Med Singapore, 40：407-413, 2011

11) Lasa JS, et al：[Bacteremia in patients hospitalized with cellulitis]. Medicina (B Aires), 72：298-304, 2012
12) Uchimura K, et al：Characteristics and treatment outcomes of tuberculosis cases by risk groups, Japan, 2007-2010. Western Pac Surveill Response J, 4：11-18, 2013
13) Baghaei P, et al：Diabetes mellitus and tuberculosis facts and controversies. J Diabetes Metab Disord, 12：58, 2013
14) Wie SH, et al：A comparison of the clinical and epidemiological characteristics of adult patients with laboratory-confirmed influenza A or B during the 2011-2012 influenza season in Korea: a multi-center study. PLoS One, 8：e62685, 2013
15) Hata A, et al：Risk of Herpes zoster in patients with underlying diseases: a retrospective hospital-based cohort study. Infection, 39：537-544, 2011
16) Lin HJ, et al：Risk factors for Clostridium difficile-associated diarrhea among hospitalized adults with fecal toxigenic C. difficile colonization. J Microbiol Immunol Infect, 2013 Sep 21. pii: S1684-1182(13)00148-5. [Epub ahead of print]
17) Chan KS, et al：Pyogenic liver abscess: a retrospective analysis of 107 patients during a 3-year period. Jpn J Infect Dis, 58：366-368, 2005
18) Wang IK, et al：Effectiveness of influenza vaccination in elderly diabetic patients: a retrospective cohort study. Vaccine, 31：718-724, 2013
19) Wagner C, et al：Impact of pneumococcal vaccination on morbidity and mortality of geriatric patients: a case-controlled study. Gerontology, 49：246-250, 2003

第2章　ココに注意！高齢者糖尿病の合併症

4. 歯周病

山口雅庸

point

- 糖尿病患者においては歯周病発症率が高い
- 糖尿病と歯周炎は互いに悪循環の原因となる可能性がある
- 歯周病治療は糖尿病治療に効果がある可能性がある

1 糖尿病合併症としての歯周病

　糖尿病患者においては歯周病発症率が高く[1]，歯周病は糖尿病の第6番目の合併症とされる[2]．

2 歯周病とは

　歯周病は歯周組織（歯肉，歯牙セメント質，歯根膜および歯槽骨）に起こる炎症性疾患であり，歯肉に限局する歯肉炎と歯周炎に大別される非プラーク性歯肉病変，歯肉増殖，壊死性歯周疾患，歯周組織の膿瘍，歯周―歯内病変，歯肉退縮および強い咬合力や異常な力によって引き起こされる咬合性外傷が含まれる．ただし，齲蝕（うしょく）の結果である根尖性歯周炎を含まない[3]．

3 歯周病発症機序

　歯周病はプラーク[※1]中の細菌，lipopolysaccharide（LPS），代謝産物と生体細胞との相互作用の結果，炎症反応や免疫反応を経て，歯肉炎症や歯槽骨吸収などの臨床症状を呈する．
　細菌感染によりLPS–LBP（lipopolysaccharide binding protein）複合体と結合した活性化マクロファージがプロスタグランジン，サイトカイン

(IL-4, IL-6, TNF-αなど), matrix metalloproteinases (MMPs) が放出される. TNF-α, IL-4は線維芽細胞と結合し, MMPとPGE$_2$ (prostaglandin E$_2$) を放出させる. MMPは歯肉, 歯根膜を破壊し, PGE$_2$は骨吸収を促進する. 一連の過程に環境因子や遺伝因子が影響し, 多様な病態を示しながら重症化する[4].

4 歯周病を発症させる菌

歯周病の一因は歯垢内の細菌である. 歯垢は細菌と代謝産物から形成される. 歯周ポケット[※3]が深くなると歯周病原細菌が増殖し, 多量の細菌代謝産物が歯周ポケット上皮を通過して歯肉内へ入り込む. 歯周病原細菌[※4]が口腔に常在すると完全に除去することはきわめて困難である. 歯周ポケットが深くなったり, 歯周病原細菌を増殖させる生体側の要因の変化などがあると菌は容易に増殖する[5]. 以上のことから菌を減らすこと, すなわち適切な歯垢清掃が重要となる.

5 糖尿病と歯周病との関連

歯周病と5年間のHbA1cの経過は関連する[6]. 糖尿病患者のHbA1cは歯周ポケットの平均深さと相関し, 残存歯数と逆に相関する[7]. さらに肥満は歯周病の有意な予測因子であり, インスリン抵抗性はこの相関を介在する. NHANES III (The Third National Health and Nutrition Examination Survey, 1988-1994) の研究結果において歯周アタッチメント喪失[※5]重症

※1 **プラーク**
歯垢 (dental plaque). 歯牙表面に付着した黄白色を帯びた粘着性の物体. バイオフィルム (※2) として認識される. 大半は細菌とその代謝物であり, 石灰化したものが歯石である.

※2 **バイオフィルム**
菌膜 (biofilm). 微生物により形成される構造体.

※3 **歯周ポケット**
歯牙と歯肉の境界に存在する溝.

※4 **歯周病原細菌**
歯垢内細菌の中で特に歯周病変に強く関与していると考えられる細菌であり, 多くはグラム陰性嫌気性菌である.

※5 **歯周アタッチメント喪失**
歯牙エナメル質とセメント質との境界の歯周組織の喪失.

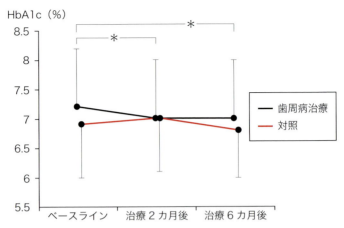

図1 ● 歯周病治療は糖尿病患者のHbA1cを低下させる
＊：ベースラインで比較された統計的に有意な減少（p＜0.05）
文献10より引用

度はBMI，インスリン抵抗性と相関する．また，過体重群において，インスリン抵抗性が高いほど歯周病の重症度が高い．喪失歯数もインスリン抵抗性と相関する[8]．

一方，歯周病治療はやや血糖コントロール不良の糖尿病患者における血糖管理，脂質状態，およびインスリン抵抗性を改善させ，炎症性サイトカインを低下させ，アディポネクチンを増加させることが可能である[9]．血糖コントロール不良な糖尿病は歯周病の重症度を増加させる危険因子と考えられ，血糖コントロールに関する大規模な無作為化対照臨床試験において歯周病治療は効果がある[1]．歯周病治療はHbA1c（図1）[10]，BMI，hs-CRPを低下させる．

6 糖尿病において歯周病が悪化する機序

糖尿病において歯周病が悪化する機序は以下のとおりである[4]．①高血糖による脱水と口腔乾燥から歯肉に炎症が発症しやすくなる．②高血糖時，歯肉浸出液の糖分が高くなり，細菌が繁殖しやすくなる．③高血糖により白血球の遊走能，貪食能，殺菌能が低下しやすくなる．④過剰な糖がタンパク質と結合するAGEs（advanced glycation endproducts）が歯周組織におけるコラーゲンやラミニンなどの基質分子の機能を変化させる．⑤マ

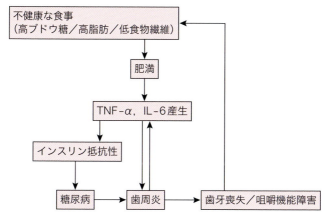

図2● 糖尿病と歯周炎と肥満の悪循環
文献10より引用

クロファージの反応，⑥グラム陰性菌のLPSに対する反応が過剰になる．⑦高血糖が細小血管の細胞を障害する[11]．肥満，糖尿病，歯周炎が互いに関連し，悪循環となる可能性がある（図2）[10]．

> **ココに注意！**
>
> 糖尿病では食事療法が重要であり，食物繊維の摂取を増やすことが推奨される．
>
> 70歳以上の食物繊維の食事摂取基準は男で19 g/日以上，女で17 g/日であるが，実態は基準より少ない．咬合や咀嚼に障害があれば，食材の選択が粥食などの咬めるものに偏り，食物繊維の多い食事を摂りにくくなる．糖尿病による歯周病の悪化が糖尿病を助長する食生活を招く可能性がる．
>
> 歯周炎や歯牙欠損があれば歯科受診が必要である．

◆ 引用文献

1) Salvi GE, et al：Effects of diabetes mellitus on periodontal and peri-implant conditions：update on associations and risks. J Clin Periodontol, 35：398–409, 2008
2) Löe H：Periodontal disease. The sixth complication of diabetes mellitus. Diabetes Care, 16：329–334, 1993
3) 「歯周病の診断と治療の指針」（特定非営利活動法人日本歯周病学会/編），医歯薬出版，2007

4) 片桐さやか, 和泉雄一：糖尿病と口腔疾患. Clinical Calcium, 22：49-55, 2012

5) 「歯周病の診断と治療のガイドライン」歯周病の診断と治療のガイドライン改定検討部会, pp9-13, 2007

6) Ryan T, et al：Periodontal Status and A1C Change. Diabetes Care, 33：1037-1043, 2010

7) Furukawa T, et al：Associations of periodontal damage and tooth loss with atherogenic factors among patients with type 2 diabetes mellitus. Intern Med, 46：1359-1364, 2007

8) Genco RJ, et al：A proposed model linking inflammation to obesity, diabetes, and periodontal infections. J Periodontol, 76：2075-2084, 2005

9) Sun WL, et al：Inflammatory cytokines, adiponectin, insulin resistance and metabolic control after periodontal intervention in patients with type 2 diabetes and chronic periodontitis. Intern Med, 50：1569-1574, 2011

10) Nagasawa T, et al：Relationship between periodontitis and diabetes – importance of a clinical study to prove the vicious cycle. Intern Med, 49：881-885, 2010

11) Roy S, et al：New insights into hyperglycemia-induced molecular changes in microvascular cells. J Dent Res, 89：116-127, 2010

◆ 参考文献

1) 高松秀行, 他：2型糖尿病患者における抗菌薬の局所投与を併用した歯周治療による血清アディポネクチンの上昇を伴う血糖コントロールの改善. 日本歯科保存学雑誌, 56：31-39, 2013

2) Plan and operation of the Third National Health and Nutrition Examination Survey, 1988-94. Series 1: programs and collection procedures. Vital Health Stat, 32：1-407, 1994

第2章 ココに注意！高齢者糖尿病の合併症

5. 高血圧

鶴谷悠也，水野有三

point

- 前期高齢者は140/90 mmHg未満，後期高齢者では150/90 mmHg未満を第一目標とする
- 忍容性があれば，糖尿病患者の降圧目標である130/80 mmHg未満をめざし，緩徐に降圧を行う
- 治療薬はACE阻害薬・ARBを第一選択とする

1 はじめに

　糖尿病および高血圧は加齢とともに有病率が増加する．そして両者は高率に合併して大血管障害のリスクを相加的に増大させることが知られている．したがって，高齢糖尿病患者を診療する際，高血圧合併の有無について注意を払い，診断，降圧目標値，治療薬選択についての知識を身につける必要がある．日本高血圧学会から発表されている「高血圧治療ガイドライン」は2014年の4月に5年ぶりに改定され，JSH2014として発表されており，以下はそれを参考にして述べてみる．

2 高齢者高血圧の特徴，診断

　高齢者高血圧の特徴として，**表1**にあげられるような事項に注意する必要がある．それを踏まえて診断時の注意点を下記に示す．

　まず，血圧測定には診察室血圧と家庭血圧があるが，診察室血圧と家庭血圧による診断が異なる場合は，家庭血圧による診断を優先する．高齢者では**白衣高血圧**の頻度が高いことも知られており，診察室で血圧が高値であった場合は，家庭血圧の測定を勧める．ただし，仮面高血圧（逆白衣高血圧）の場合もあるため，診察室血圧が正常でも注意が必要である．家庭

表1 ● 高齢者高血圧の特徴

1) 血圧の動揺性の増大
2) 収縮期血圧の増加
3) 白衣高血圧の増加
4) 起立性低血圧や食後血圧低下の増加
5) 血圧日内変動で夜間非降圧型（non-dipper）の増加
6) 早朝の昇圧（morning surge）例の増加
7) 主要臓器血流量や予備能の低下
8) 標的臓器の血流自動調節能の障害

　血圧の測定は，1機会原則2回とし，その平均値を採用する．測定条件は，朝は起床後1時間以内，晩は就寝前とする．また高齢者では**血圧の動揺性**が著しいことも特徴であり，診断に際しては，日を替えてくり返し血圧を測定することが大切である．高齢者では**起立性低血圧**の頻度が増すが，特に糖尿病で自律神経障害を合併する場合は，よりそれが悪化する可能性があるため，立位血圧（起立直後3分以内）の測定を，治療前後で行うことが勧められる．また，夜間に血圧が低下しにくい**non-dipper**が増加する，早朝の昇圧（**morning surge**）例の増加も，高齢者高血圧の特徴であるため，疑われる症例に対しては，ABPM（24時間血圧計）による評価を検討する．
　また高血圧が存在すると診断された場合，二次性高血圧を鑑別することが必要であり，原発性アルドステロン症，クッシング病などの内分泌性高血圧，粥状硬化による腎血管性高血圧などの有無に注意する．

3 降圧目標値

　日本高血圧学会が2009年に発表した「高血圧治療ガイドライン2009（JSH2009）」では，高齢者は140/90 mmHg未満，糖尿病患者は130/80 mmHg未満としており，高齢糖尿病患者にいずれの基準を適用するかについては記載されていなかった．JSH2014では，まず高齢者の降圧目標は前期（65〜74歳）と後期（75歳以上）に分けて目標が設定され，**前期高齢者では140/90 mmHg未満，後期高齢者では150/90 mmHg未満**に緩和され，忍容性があれば140/90 mmHg未満をめざす，と改定された．これは，80歳以上の高齢者に対して，収縮期血圧を150 mmHg未満まで降圧することが有用であるエビデンス[1]は存在するものの，140 mmHg未満まで降

圧することが有用であるエビデンスはないことを反映している．

また糖尿病患者の目標値は130/80 mmHg未満，尿蛋白陽性の慢性腎臓病患者では130/80 mmHg未満，脳血管障害・冠動脈疾患患者では140/90 mmHg未満が目標値とされる．糖尿病などを合併する後期高齢者など，合併症と高齢者の降圧目標間に解離がある場合は，高齢者としての降圧目標（後期：150/90 mmHg未満）を第一目標として，忍容性があれば積極的に合併症の降圧目標（糖尿病：130/80 mmHg未満）をめざす，とされている．

高齢者高血圧では脈圧が開大しやすいことが特徴の1つであり，収縮期血圧の降圧目標達成のために，拡張期血圧が低下しすぎることも少なくない．特に冠動脈疾患合併例では拡張期血圧が70 mmHg未満で心イベントリスクが増大する可能性があるので，虚血症状や心電図所見に注意しながら降圧する必要がある．

4 生活習慣の改善

高齢者においても，減塩，運動，減量などの生活習慣の修正は有用であり，可能な限り積極的に行うべきであると考えられる．

食塩制限は6 g/日を目標にするが，過度の減塩は脱水の原因となり，特に夏季は熱中症を誘発する危険もあるので注意する．運動療法も降圧のみならず筋力低下の予防の観点からも勧められる．具体的には負荷がかかりすぎない速足歩行などを1回30～40分，週3回以上継続的に行うことが勧められる．ただし，虚血性心疾患，心不全，糖尿病網膜症などの合併症がある場合に運動療法が禁忌でないかは，個別の判断が必要である．嗜好品としては，飲酒量と血圧には正の相関があり，高齢者においても飲酒量はエタノール換算で男性20～30 mL/日以下，女性10～20 mL/日以下にすることが望ましい．喫煙は心血管病の強力な危険因子であるため，禁煙を原則とする．

5 降圧薬の選択

薬剤選択の流れを図1に示す．糖尿病を合併する高血圧患者には，高齢者であるなしにかかわらず，インスリン抵抗性改善効果を有し，心血管保護作用や，合併症進展抑制作用などに関して多数のエビデンスを有する，

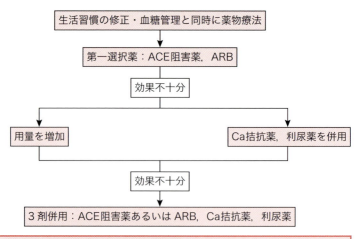

図1 ● 高齢糖尿病高血圧患者の治療計画

　ACE阻害薬あるいはARBが第一選択薬と推奨される．ACE阻害薬は，ARBに比べて咳の副作用が問題になることがあるが，逆に咳反射を増加させることにより，誤嚥性肺炎の発症率を低下させるエビデンス[2]があるため，危険度が高い高齢者では使用が推奨される．

　ACE阻害薬/ARBにて降圧不十分な場合には，持続型ジヒドロピリジン系Ca拮抗薬あるいはサイアザイド系利尿薬の追加が適用になる．Ca拮抗薬は一定した降圧効果が得られ，脳卒中抑制効果に優れるとされる．サイアザイド系利尿剤は，Ca排泄抑制効果があり，骨粗鬆症合併症例に対する使用が推奨されている[3]．ただし，インスリン抵抗性悪化を介して，糖・脂質代謝へ悪影響を及ぼす可能性があること，脱水や電解質異常を誘発する可能性があることに注意し，常用量の1/4〜1/2を用いることが勧められる．

　上記4種類の併用にて，十分な降圧が得られない場合には，ほかの薬剤を併用してゆくことが推奨される．β遮断薬は，心不全，心筋梗塞後などの心新患を合併した症例に対しては，心保護作用を有するエビデンス[4]があることから，第一選択薬として考慮されるが，糖代謝の異常をきたす可能性や，低血糖の症状を現れにくくさせる可能性があることに注意する．α1

遮断薬は，インスリン抵抗性や血清脂質濃度を改善するが，自律神経障害がある症例では起立性低血圧に注意する．

いずれの薬剤を使用するにしても，薬剤が効きすぎると起立性低血圧などをきたす可能性があるため，**降圧スピードは緩徐に行う必要がある**．

6 おわりに

高齢者，特に後期高齢者においては，糖尿病を合併した場合にどの程度まで血圧を管理するかについてのエビデンスはまだ十分ではない．また，生命予後，他疾患の有無，精神状態，社会・経済的状態などが個々の患者さんによって異なってくるため，ただ血圧の値だけをみるのではなく，その患者さんを総合的に診療することが重要である．

症例提示

食後低血圧を低血糖と誤認していた糖尿病患者の一例

77歳，男性．糖尿病歴約20年．混合型インスリン（ヒューマログ®ミックス50）を毎食前3単位ずつ使用していたが，食時30分～1時間後にふらつきなどの症状が頻繁に出現するようになった．低血糖と本人は考え，インスリンは増量できず，HbA1c 9.4％まで悪化した．食後の血糖値，血圧を測定したところ，低血糖は認めないものの，食事30分後に血圧が80/65 mmHgまで低下しており，自律神経障害による食後低血圧が症状の原因であると判明した．その後インスリンを増量して，血糖コントロールは改善を得た．糖尿病患者で神経障害が進展した症例では，食後低血圧をきたすことがあるが，本人も低血圧と認識していない場合があり，注意が必要である．

◆ 参考文献

1) Beckett NS, et al：Treatment of hypertension in patients 80 years of age or older. N Engl J Med, 358：1887-1898, 2008
2) Arai T, et al：ACE inhibitors and pneumonia in elderly people. Lancet, 352：1937-1938, 1998
3) Schoofs MW, et al：Thiazide diuretics and the risk for hip fracture. Ann Intern Med, 139：476-482, 2003
4) Jonas M, et al：Usefulness of beta-blocker therapy in patients with non-insulin-dependent diabetes mellitus and coronary artery disease. Bezafibrate Infarction Prevention (BIP) Study Group. Am J Cardiol, 77：1273-1277, 1996

第2章 ココに注意！高齢者糖尿病の合併症

6. 脂質異常症

宮尾益理子

point

- 薬物療法の基本はスタチン．前期高齢者の1次，前・後期高齢者の2次予防効果はほぼ確立．後期高齢者の1次予防効果は明らかでない
- 高リスク者である細小血管症合併，血糖コントロール不良（HbA1C≧8.4％）の持続，喫煙，非心原性脳梗塞・PAD，メタボリックシンドローム，主要危険因子の重複などでは厳格なコントロールも考慮するが，食事療法強化による低栄養，薬物による有害作用に，より注意を払うべきで，個々の状況から治療目標と方法を選択する

1 脂質異常症の診断基準

　2012年度に動脈硬化性疾患予防ガイドライン[1]が改訂，発表された．このガイドラインは65歳未満の成人を対象に作成されたものであるが，65〜74歳の前期高齢者にも適応できることが明記されている．後期高齢者についても，エビデンスの有無とともに言及されている．今回のガイドラインでは，脂質のみでなく，危険因子の包括的管理，生活習慣指導の重要性が示され，絶対的リスクに基づくリスク管理が導入された．考慮すべき危険因子として，脂質異常症，高血圧，糖尿病，喫煙，慢性腎臓病（CKD），冠動脈疾患の家族歴，動脈硬化性疾患の既往（冠動脈疾患，非心原性脳梗塞），末梢動脈疾患（PAD），加齢，性があげられ，これらを考慮しながら包括的に管理する方法が提示されている．特に糖尿病に関しては，①糖尿病患者では，発症早期から血糖値のみならず脂質値，血圧値の厳格な管理を包括的に行う必要があること，②糖尿病に，高血圧，喫煙，網膜症，腎症，非心原性脳梗塞・末梢動脈疾患を合併する場合には，LDL-C以外の危険因子の管理とともに，LDL-Cのより厳格な管理が推奨されることが述べられ，推奨レベルⅠとされている．

表1 ● 脂質異常症：スクリーニングのための診断基準（空腹時採血[※1]）

LDLコレステロール	140 mg/dL以上	高LDLコレステロール血症
	120〜139 mg/dL	境界域高LDLコレステロール血症[※2]
HDLコレステロール	40 mg/dL未満	低HDLコレステロール血症
トリグリセライド	150 mg/dL以上	高トリグリセライド血症

- LDLコレステロールはFriedewald（TC−HDL-C−TG/5）の式で計算する（TG値が400 mg/dL未満の場合）．
- TG値が400 mg/dL以上や食後採血の場合にはnon HDL-C（TC−HDL-C）を使用し，その基準はLDL-C＋30 mg/dLとする．
- [※1] 10〜12時間以上の絶食を「空腹時」とする．ただし，水やお茶などカロリーのない水分の摂取は可とする．
- [※2] スクリーニングで境界域高LDLコレステロール血症を示した場合は，高リスク病態がないか検討し，治療の必要性を考慮する．

文献1より引用

　診断基準としては，生活習慣の欧米化に伴う冠動脈疾患の増加に対し，予防重視の視点から，空腹時採血による「スクリーニングのための診断基準」が示されている．高LDLコレステロール血症は140 mg/dL以上，低HDLコレステロール血症は40 mg/dL未満，高トリグリセリド（TG）血症は150 mg/dL以上である（**表1**）．さらに，併存する危険因子により変化するLDLコレステロールの閾値に対応するため境界域高LDLコレステロール血症が導入され，高TG血症（空腹時400 mg/dL以上）や食後採血のためFriedwaldの式を用いることができない場合のためのnon HDL-Cが導入された．non HDL-Cは，TCおよびHDL-Cから簡便に計算でき（**non HDL-C＝TC − HDL-C**），食後採血でも使用できること，Friedewald式〔LDL-C＝TC − HDL-C − TG/5（TG値＜400 mg/dLの場合）〕が適用できない高TG血症にも使用できるといった利点があげられている．糖尿病患者では，高TG血症をきたしやすく，食後血糖値の重要性や低血糖回避の点から，食後採血が増加している状況において，脂質管理の指標としての有用性は高い．現時点では後期高齢者に関しても，このガイドラインを参考にし，個別に診断，治療の必要性，治療方法を決定していくこととなる．

　また，高齢者では，甲状腺機能低下症や，ネフローゼ症候群などの疾患，利尿薬やβ遮断薬などの薬剤による脂質値への影響についてもあわせて考慮する必要がある．

2 治療目標（管理目標）

　高齢者糖尿病患者においては，動脈硬化性疾患の発症頻度が高く，絶対的発症数が多く，生命予後のみならず，ADL，QOLへの影響は計り知れないものであり，脂質異常症の治療意義は大きい．今回のガイドラインでの管理区分と目標値は，図1，表2のように定められている．一次予防のための絶対リスクに基づく管理区分では，糖尿病患者は，それだけでカテゴリーⅢに分類されるので，LDL-Cは，120 mg/dL未満，HDL-Cは≧40 mg/dL，TG＜150 mg/dL，non HDL-C＜150 mg/dLとなる．二次予防では，糖尿病の有無にかかわらず，LDL-C＜100，non HDL-C＜130である．しかし，これらはあくまでも到達努力目標値であるので，特に内服薬も多くなりがちな高齢者糖尿病患者においては，目標数字の達成にとらわれすぎないことも重要である．

　一方で，糖尿病患者において，より冠動脈疾患のリスクの高い病態として，①細小血管症合併（網膜症・腎症など），②血糖コントロール不良状態の持続〔HbA1c（NGSP）≧8.4％〕，③喫煙，④非心原性脳梗塞・PAD，⑤メタボリックシンドローム，⑥主要危険因子の重複があげられ，これらを有するものは，120 mg/dL未満の達成をめざし，さらにこれらを複数有する場合は，二次予防と同等の管理目標も考慮する対象とされている．前期高齢者においても，特に社会的活動性に問題のない例では，同様に考える必要がある（図2）．後期高齢者においては，高LDL血症に対する脂質低下治療による冠動脈疾患の一次予防効果の意義は明らかではないが，上記の高リスク病態においてはある程度積極的に考慮し，二次予防においても，期待できるので，主治医が対象者の状況によって，判断することになる．

3 治療方法

1）生活習慣の改善

　高齢者においても，治療の基本に生活習慣への介入が重要視されるのは同様である．ガイドラインで推奨する生活習慣の改善としては，以下の7点があげられている．

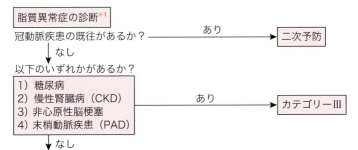

図1 ● LDL-C管理目標設定のためのフローチャート

※1 家族性高コレステロール血症（FH）については本フローチャートを適用しない
※2 第1度近親者かつ男性55歳未満，女性65歳未満
文献1より引用

表2 ● リスク区分別脂質管理目標値

治療方針の原則	管理区分	脂質管理目標値（mg/dL）			
		LDL-C	HDL-C	TG	non HDL-C
一次予防 まず生活習慣の改善を行った後，薬物療法の適用を考慮する	カテゴリーI	＜160	≧40	＜150	＜190
	カテゴリーII	＜140			＜170
	カテゴリーIII	＜120			＜150
二次予防 生活習慣の是正とともに，薬物治療を考慮する	冠動脈疾患の既往	＜100			＜130

- 家族性高コレステロール血症については文献1の9章を参照のこと．
- 高齢者（75歳以上）については文献1の15章を参照のこと．
- 若年者で絶対リスクが低い場合は相対リスクチャートを活用し，生活習慣の改善の動機付けを行うと同時に，絶対リスクの推移を注意深く観察する．
- これらの値はあくまでも到達努力目標値である．
- LDL-Cは20〜30％の低下を目標とすることも考慮する．
- non HDL-Cの管理目標は，高TG血症の場合にLDL-Cの管理目標を達成した後の二次目標である．TGが400 mg/dL以上および食後採血の場合は，non HDL-Cを用いる．
- いずれのカテゴリーにおいても管理目標達成の基本はあくまでも生活習慣の改善である．
- カテゴリーIにおける薬物療法の適用を考慮するLDL-Cの基準は180 mg/dL以上とする．

文献1より引用

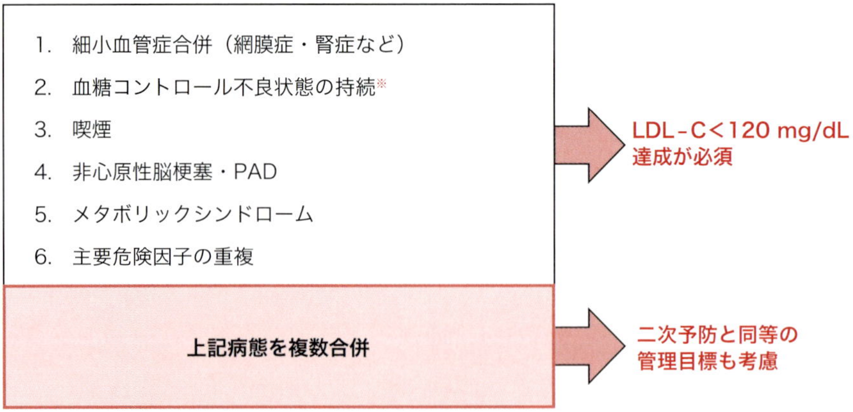

1. 細小血管症合併（網膜症・腎症など）
2. 血糖コントロール不良状態の持続※
3. 喫煙
4. 非心原性脳梗塞・PAD
5. メタボリックシンドローム
6. 主要危険因子の重複

→ LDL-C＜120 mg/dL 達成が必須

上記病態を複数合併

→ 二次予防と同等の管理目標も考慮

図2● より冠動脈疾患発症リスクの高い糖尿病患者
※HbA1c（NGSP）≧8.4％〔HbA1c（JDS）≧8.0％〕
文献1より引用

【ガイドラインで推奨する生活習慣の改善】
1. 禁煙し，受動喫煙を回避する
2. 過食を抑え，標準体重を維持する
3. 肉の脂身，乳製品，卵黄の摂取を抑え，魚類、大豆製品の摂取を増やす
4. 野菜，果物，未精製穀類，海藻の摂取を増やす
5. 食塩を多く含む食品の摂取を控える
6. アルコールの過剰摂取を控える
7. 有酸素運動を毎日30分以上行う

　一般に高齢者では，嗜好や生活習慣が固定化していること，ADL，認知機能などの低下を有する例も多く，食事や日常活動度に対する介入は困難であることも少なくない．また，コレステロールを多く含む食品を避けることで，タンパク質やカルシウムの摂取量低下，むしろ低栄養になることを避ける必要がある．運動療法を推奨する前にメディカルチェックが必要なこと，日常生活動作も含めて身体活動を上げるように努力することなどがあげられるが，他項に譲る（4章1～4参照）．

表3 ● 脂質異常症治療薬の薬効による分類

分類	LDL-C	TG	HDL-C	non HDL-C	主な一般名
スタチン	↓↓↓	↓	↑	↓↓↓	プラバスタチン，シンバスタチン，フルバスタチン，アトルバスタチン，ピタバスタチン，ロスバスタチン
陰イオン交換樹脂	↓↓	−	↑	↓↓	コレスチミド，コレスチラミン
小腸コレステロールトランスポーター阻害薬	↓↓	↓	↑	↓↓	エゼチミブ
フィブラート系	↓	↓↓↓	↑↑	↓	ベザフィブラート，フェノフィブラート，クリノフィブラート，クロフィブラート
ニコチン酸誘導体	↓	↓↓	↑	↓	ニコチン酸トコフェノール，ニコモール，ニセリトロール
プロブコール	↓	−	↓↓	↓	プロブコール
EPA	−	↓	−	−	イコサペント酸エチル

↓↓↓：≦−25％，↓↓：−20〜−25％，↓：−10〜−20％，↑：10〜20％，↑↑：20〜30％，↑↑↑：≧30％，−：−10〜10％
文献1より引用

2）薬物療法

　薬物療法では，スタチンの使用が第一選択になる．特に前期高齢者においてはエビデンスが蓄積され，非高齢者と同様の使用がすすめられている．後期高齢者に関しては，まだ十分なエビデンスが得られていないが，糖尿病患者は，そもそもハイリスクであり，冠動脈疾患の発症数が多いことを考慮すると，薬物治療をある程度積極的に考慮する必要がある．高齢者の糖尿病患者においても罹病期間，大血管障害，その時点での併存する細小血管障害，その他の臓器の合併症などを考慮し，脈波伝播速度（PWV），頸動脈エコーなどで動脈硬化の進行が確認された症例には，薬物療法を積極的に行う．一方，動脈硬化性疾患の他の危険因子を有さない，また病歴の短い症例など，個々の症例の生命予後，認知機能，生活活動度に応じて，個別に対応する必要がある．スタチンが使用できない場合，併用する場合のために，各薬剤の特徴を表3に示した．American diabetes association

表4 ● 高齢者糖尿病のための治療目標

患者の健康状態	治療根拠	A1C goal	空腹時,食前血糖/就寝前血糖	血圧 (mmHg)	脂質
健康(併存疾患が少なく,日常活動性,認知機能が保たれている)	長期の生命予後	<7.5%	90～130/90～150	<140/80	禁忌,忍容性がない場合以外は,スタチンを使用
健康状態がある程度障害されている(多くの併存疾患※1,2項目以上のIADLの障害,軽度～中等度の認知機能障害	ある程度限られた生命予後,高度の医療の負担,低血糖に対する脆弱性,転倒の危険	<8.0%	90～150/100～180	<140/80	禁忌,忍容性がない場合以外は,スタチンを使用
健康状態が非常に悪い(終末期の慢性疾患※2や,中等度～高度に認知機能障害がある,またはADLが2項目以上依存状態にある)	限られた生命予後における治療利益が不明	<8.5%	100～180/110～200	150/90	スタチン使用による有益性を考慮して決定(一次予防より,二次予防ではより優先される)

※1 併存疾患とは,医療や介護が必要とするほど重篤なもので,関節炎や,悪性腫瘍,慢性心不全,うつ病,肺気腫,転倒,高血圧,失禁,ステージ3以上の慢性腎臓病,心筋梗塞や脳梗塞であり,多くのとは3つ以上をさすが,多くの患者は5つ以上を有する.
※2 終末期の慢性疾患とは,ステージ3～4の慢性心不全,酸素吸入が必要な肺疾患,透析が必要な慢性腎臓病,制御できない癌の転移などであり,明らかな症状や,機能障害をきたし,明らかに生命予後が限定されるもの.
文献2より引用

(ADA)のClinical practice recommendations (2014)では,健常高齢者および,ある程度の生活機能障害がある症例でも,禁忌などがなければ,スタチンの使用を原則としている(表4)[2].年齢,性別,脂質の値にはよらず,現在の患者の状況により「スタチンの使用」を行うかどうかを考慮する,というものとなっている.

International Diabetes Federation (IDF)のManaging older people with type 2 diabetesでは,さらに詳しく,高齢者糖尿病患者の脂質管理につき述べられており,参考にしていただきたい(表5)[3].

高齢者糖尿病では,臨床的,機能的多様性が増すため画一的な治療目標を設定することは難しい.生命予後,併存する疾患,糖尿病合併症,現在のADL,手段的ADL,認知機能を考慮したうえで,主治医自身が患者や家族の状況を考慮して,話し合って決定していくことになる.

表5 ● 高齢者2型糖尿病患者の管理（文献3より引用）

> **一般事項（抜粋）**
> - 脂質は，動脈硬化性疾患のリスク管理の中で総合的に管理する．
> - 全高齢糖尿病患者は，心血管疾患（CVD）の高リスク群であり，禁忌や，不適切と思われる要因がなければ，スタチンによる治療を考慮されるべきである．
> - なるべく低用量のスタチンを用い，特に副作用として肝障害や，CK上昇などの筋症状には，注意し，他剤との相互作用にも注意を払う．
> - 目標値は，LDL-C＜80 mg/dL，TG＜200 mg/dL，HDL-C＞39 mg/dL，non HDL-C＜97 mg/dL，CVD既知の場合はLDL-C＜70 mg/dL
> - スタチンで目標値まで達成できない場合や何らかの理由でスタチンが使用できない場合は他剤の使用もすすめられるが，ナイアシンの使用はすすめない．

> - カテゴリー1：機能的に自立している場合
>   CVDリスクを積極的に管理するべきで，スタチンを第一選択として，一般的な治療のすべてが適用となる．
> - カテゴリー2：機能的依存状態
>   ◎サブカテゴリーA（虚弱：Frail）：既知のCVDがある場合は，スタチンを使用するが，筋症状を中心に副作用に注意する．スタチンとフィブラート製剤の併用は行わない．目標達成や採血間隔に厳格である必要はない．
>   ◎サブカテゴリーB（認知機能障害）：目標達成や採血間隔に厳格である必要はない．薬物療法は，認知症の進行例で介護体制が不十分な場合には，慎重に行われる必要がある．
> - カテゴリー3：終末期医療
>   ◎脂質低下療法は通常必須ではなく，退薬も適切かもしれない．

◆ 参考文献
1) 日本動脈硬化学会（編）：動脈硬化性疾患予防ガイドライン2012年版．日本動脈硬化学会，2012
2) Standards of Medical Care in Diabetes. Diabetes care, 37 sup.1：s5-13, 2014
3) International Diabetes Federation：Managing older people with type 2 diabetes, 2012

第2章 ココに注意！高齢者糖尿病の合併症

7. 肥満，メタボリックシンドローム

田村嘉章

point

- 高齢者のメタボリックシンドロームの頻度は高く，前期高齢者では動脈硬化と関連する
- メタボリックシンドロームは認知機能やADLの低下にも関連する
- 肥満の治療やメタボリックシンドロームの予防のため，運動が重要である

1 高齢者における肥満とメタボリックシンドローム（MetS）の頻度

近年，高齢者においても肥満が増加している．平成24年の国民健康・栄養調査では，男女とも70歳以上の約25％がBMI≧25であった（図1）[1]．

MetSは，内臓脂肪が蓄積することによるインスリン抵抗性を背景として，耐糖能異常，高血圧，高中性脂肪血症などの動脈硬化の危険因子が集積した状態である．MetSの診断には複数の基準があり，どの診断基準によって評価されたものか考慮する必要がある（表1）．

高齢者糖尿病患者ではMetSの頻度も高くなる．65歳以上の高齢糖尿病患者を対象にした高齢者糖尿病に対する前向き大規模臨床介入試験（J-EDIT）では男性50％，女性22％がMetS（日本基準）と診断され，少なくとも80歳までは加齢にともなってその頻度は増加していた（図2）[2]．

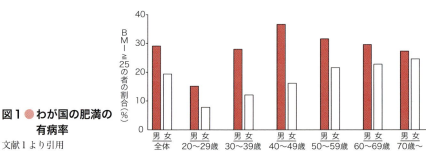

図1 ● わが国の肥満の有病率
文献1より引用

表1 ● メタボリックシンドロームの診断基準（文献3を参考に作成）

	日本8学会 (2005)	IDF (2006)	AHA/NHLBI (改訂NCEP) (2005)	共同声明* (2009)
必須項目	ウエスト周囲径 男性≧85 cm 女性≧90 cm	ウエスト周囲径 男性≧90 cm 女性≧80 cm （アジア人基準）	なし	なし
	下記3項目より 2項目以上	下記4項目より 2項目以上	下記5項目より 3項目以上	下記5項目より 3項目以上
ウエスト 周囲径			男性≧102 cm 女性≧88 cm	暫定的に集団・国 ごとの基準 （日本人は日本8学 会基準，IDF基準 を併記）
TG	≧150 mg/dL かつ／または <40 mg/dL（男女）	≧150 mg/dL	≧150 mg/dL	≧150 mg/dL
HDL-C		男性<40 mg/dL 女性<50 mg/dL	男性<40 mg/dL 女性<50 mg/dL	男性<40 mg/dL 女性<50 mg/dL
収縮期血圧	≧130 mmHg かつ／または	≧130 mmHg または	≧130 mmHg または	≧130 mmHg または
拡張期血圧	≧85 mmHg	≧85 mmHg	≧85 mmHg	≧85 mmHg
空腹時血糖	≧110 mg/dL	≧100 mg/dL または2型糖尿病 の既往	≧100 mg/dL	≧100 mg/dL

TG，HDL-C，血圧，糖尿病については，薬物治療中のものは項目に含める．
旧NCEP基準（2001）は空腹時血糖≧110 mg/dLのほかはAHA/NHLBI基準に同じ
IDF：International Diabetes Federation, AHA：American Heart Association, NHLBI：National Heart, Lung, and Blood Institute, NCEP：National Cholesterol Education Program
＊：IDF, AHA, NHLBIを含む6学会による共同声明

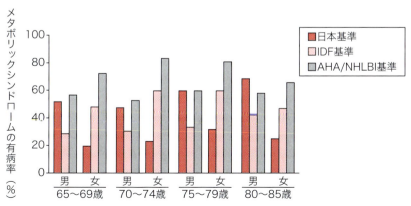

図2 ● わが国の高齢者におけるメタボリックシンドロームの有病率（文献2より引用）

2 診断と検査

1）腹囲の測定

腹囲は立位で息を吐いた状態で，臍の周囲を水平にはかる．臍の位置が下に移動しているときは，肋骨下縁と上前腸骨棘の中点ではかる．

2）内臓脂肪面積の測定

高齢者では明らかな腹囲増大を伴わない内臓脂肪の蓄積（**かくれ肥満**）を示すものが増加する．したがって，MetSの基準の腹囲を満たさなくても，腹部CT（臍高のスライス）で内臓脂肪の定量を行うことが望ましい．かくれ肥満の患者では，内臓脂肪の蓄積と同時に，筋肉量の減少（**サルコペニア**）が起きていることが多い（3章4参照）．

3 肥満，メタボリックシンドローム，内臓脂肪蓄積と動脈硬化の関連

1）肥満

青壮年と異なり，高齢者においてはBMIの増加と心血管死の増加との間には，あまり関連がみられない[4]．非肥満者のなかに，筋肉量が減少し内臓脂肪が増加したかくれ肥満が含まれるためと考えられる．

2）メタボリックシンドローム，内臓脂肪肥満

海外の報告において，糖尿病に限らない高齢者の集団においては，MetS（海外基準）があると心血管疾患の有病率や死亡率が1.2～1.5倍上昇すると報告されている．しかしJ-EDITの断面調査では，MetS（日本基準）は前期高齢者では虚血性心疾患の有意な危険因子となったものの，後期高齢者では関連を認めず，内臓脂肪と動脈硬化の危険因子や炎症反応との関連も前期高齢者のみで認められた[5]．後期高齢者では内臓脂肪蓄積の影響が前期よりも弱くなっている可能性があるが，相反する報告もあり[6]，さらなる検討が必要である．

4 メタボリックシンドローム，内臓脂肪蓄積と認知機能低下・ADL低下との関連

少なくとも80歳未満の高齢者においては，MetS（旧NCEP基準）と認知機能低下に関連がみられ，特に炎症が重なるとその関連は強くなるとさ

れている[7]．またJ-EDITでは，MetS（AHA/NHLBI基準）は高齢糖尿病患者の基本的ADL（BADL）低下の危険因子になると報告されている[8]．

5 予防と治療

肥満患者では食事・運動療法（4章1，4章3参照）による生活改善と減量が重要である．摂取カロリーを20〜25 kcal/kg 標準体重〔＝身長（m）^{2}×22〕程度に設定するが，年齢やADLなどにより個別に考慮する．J-EDITでは清涼飲料水の摂取が肥満と相関しており，摂取を控えさせる[9]．肥満高齢者における減量は心血管疾患の発症を予防すると報告されているが[10]，BMIだけでなく，ウエスト径や骨格筋量を評価しながら行っていく．

> **ココに注意！**
> 運動療法を伴わず，食事療法のみで行う減量は，除脂肪量（筋肉量）の減少を招くことがあるので注意を要する．減量には筋力トレーニングを含む運動療法を併用することが望ましい．

糖尿病薬としては，肥満を助長せず糖尿病関連イベントの抑制が期待できるメトホルミン（4章5参照）が第一選択となるが，腎機能低下（eGFR 30 mL/分/1.73 m^{2}以下）例では使用できない．エキセナチド（4章9参照）などのGLP-1アナログ製剤は食欲抑制作用があり，減量に有効である．

> **ココに注意！**
> 後期高齢者はサルコペニアをきたしやすい．後期高齢者における薬物（GLP-1アナログ製剤やSGLT2阻害薬）による減量はサルコペニアを助長し，ADL低下を起こすことがあるので注意する必要がある．

症例提示

急な減量に注意？

78歳の2型糖尿病女性．長年インスリンを使用するもHbA1c 11％，BMI 28と不良のため，GLP-1アナログ製剤に変更．4カ月で7 kg体重減少したが，この頃より尿路感染が頻発し，半年で6回も入院した．膀胱収縮筋の筋力低下が生じたのか真偽は不明だが，急な減量もよくないようである．

　高齢者のMetSの予防に関する介入試験は乏しいが，食事，運動療法による減量により耐糖能や高血圧の改善もみられることから[10]，生活指導による適切な減量が重要である．J-EDITの横断研究では，高齢者のMetS（日本，IDF，NCEP基準）はカロリー摂取量よりも運動量とよく相関すると報告されている[11]．

◆ 参考文献

1) 「平成24年国民健康・栄養調査結果の概要」，厚生労働省，2013
2) Sakurai T, et al：Age-associated increase in abdominal obesity and insulin resistance, and usefulness of AHA/NHLBI definition of metabolic syndrome for predicting cardiovascular disease in Japanese elderly with type 2 diabetes mellitus. Gerontology, 56：141-149, 2010
3) 「科学的根拠に基づく糖尿病診療ガイドライン2013」（日本糖尿病学会／編），南江堂，2013
4) Stevens J, et al：The effect of age on the association between body-mass index and mortality. N Engl J Med, 338：1-7, 1998
5) 荒木 厚，他：高齢者におけるメタボリックシンドロームの意義．日本病態栄養学雑誌，11：347-355, 2008
6) Nomura K, et al：Visceral fat accumulation and metabolic risk factor clustering in older adults. J Am Geriatr Soc, 58：1658-1663, 2010
7) Yaffe K, et al：The metabolic syndrome, inflammation, and risk of cognitive decline. JAMA, 292：2237-2242, 2004
8) Sakurai T, et al：Risk factors for a 6-year decline in physical disability and functional limitations among elderly people with type 2 diabetes in the Japanese Elderly Diabetes Intervention Trial. Geriatr Gerontol Int, 12 Suppl 1：117-126, 2012
9) Yoshimura Y, et al：Relations of nutritional intake to age, sex and body mass index in Japanese elderly patients with type 2 diabetes: the Japanese Elderly Diabetes Intervention Trial. Geriatr Gerontol Int, 12 Suppl 1：29-40, 2012
10) McTigue KM, et al：Obesity in older adults: a systematic review of the evidence for diagnosis and treatment. Obesity (Silver Spring), 14：1485-1497, 2006
11) Iijima K, et al：Lower physical activity, but not excessive calorie intake, is associated with metabolic syndrome in elderly with type 2 diabetes mellitus: the Japanese Elderly Diabetes Intervention Trial. Geriatr Gerontol Int, 12 Suppl 1：68-76, 2012

第3章 ココに注意！高齢者糖尿病と老年症候群

1. 糖尿病と認知機能低下，認知症

荒木　厚

point

- 糖尿病患者は認知機能低下や認知症を起こしやすい
- インスリン抵抗性，血糖コントロール不良（高血糖，低血糖，血糖変動），動脈硬化の危険因子が糖尿病における認知症の進行を加速させる
- 認知機能低下を合併した糖尿病患者では，運動療法，栄養サポート，心理サポート，治療の単純化などの包括的治療を行う

1 はじめに

糖尿病患者は中等度の認知機能低下を起こしやすく，特に注意・集中力，学習・記憶能力，情報処理，遂行機能，言語流暢性などの領域の認知機能

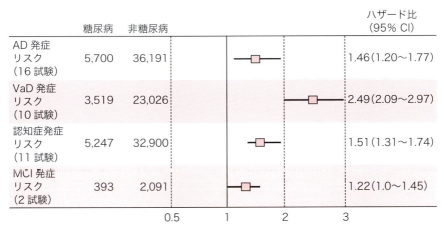

図1 ● 糖尿病と認知症，軽度認知機能障害（MCI）
文献1より引用

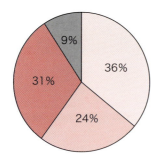

図2 ● 糖尿病患者の認知機能障害の原因

が低下する．最近のメタ解析では，糖尿病患者のアルツハイマー病（AD）のリスクは1.5倍，血管性認知症（vascular dementia：VaD）のリスクは2.5倍，認知症全体のリスクは1.5倍，軽度認知機能障害（mild cognitive impairment：MCI）のリスクも1.2倍と高い（図1）[1]．

糖尿病患者における認知機能低下の原因は血管性認知症とアルツハイマー病の要素が複雑にからみあっている．物忘れ精査希望で当センターに入院した高齢糖尿病患者42名（年齢79±7歳，MMSE：23.5±3.0点，CDR[※1]：0.5～1）を対象に，MMSE，脳MRI，脳血流シンチグラフィー（SPECT）を施行し，神経学的所見を参考に，認知機能低下の原因を調べた．その結果，アルツハイマー病は36％，血管性認知障害は24％，脳血管障害を伴ったアルツハイマー病は31％であった（図2）．脳血管障害を伴ったアルツハイマー病は，脳MRIで見出された脳梗塞では，認知機能低下が説明できないために，脳SPECTを行ってはじめて，アルツハイマー病と診断できた症例である．**脳梗塞があるからといって血管性認知症と決めつけない**ことが大切である．

これらに脳白質微細構造の変化，高血糖，重症低血糖などの要素が加わり，糖尿病患者の認知機能低下が起こると考えられる．

※1 **CDR（clinical dementia rating：臨床的認知症尺度）**
CDRは認知症の有無や重症度を評価する尺度で，国際的に広く用いられている．質問項目は記憶，見当識，判断力と問題解決，社会適応，家族状況および趣味，介護状況の6項目について，患者の診察や周囲の人からの情報で評価する．それらを総合して健康（CDR 0），認知症の疑い（CDR 0.5），軽度認知症（CDR 1），中等度認知症（CDR 2），高度認知症（CDR 3）のいずれかに評価する．

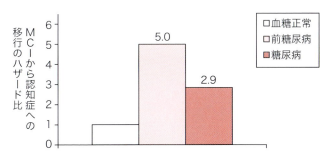

図3 ● 前糖尿病はMCIから認知症への移行を加速する
文献2より引用

2 インスリン抵抗性と認知症

　糖尿病の前段階の前糖尿病（随時血糖140〜198 mg/dL）があるとMCIから認知症移行のリスクは5.0倍とかなり認知症になりやすい[2]（図3）．特に高インスリン血症は認知症発症の危険因子である[3]．久山町研究では，追跡開始時のインスリン抵抗性の指標であるHOMA-IR（homeostasis model assessment of insulin resistance）が高値（1.77以上）であると，低値（0.97未満）群と比べて，剖検における老人斑が種々の因子を補正しても約6倍に増加している[4]．したがってインスリン抵抗性が高い病態である糖尿病，耐糖能異常（impaired glucose tolerance：IGT），メタボリックシンドロームは認知症，特にアルツハイマー病になりやすいと考えられる．

脳でのインスリン作用不足とアルツハイマー病

　アルツハイマー病は脳でのインスリン作用不足，インスリン情報伝達障害がみられる．IGT，メタボリックシンドロームなど末梢組織のインスリン抵抗性が高い状態があると，脳の中のインスリン作用不足につながり，それがβアミロイド（Aβ）の産生やリン酸化タウの産生増加をきたし，アルツハイマー病を起こすという仮説が提唱されている（図4）[5]．インスリンはAβの分解やクリアランスに関与しているので，インスリン作用が不足すると，Aβが蓄積することとなる．
　インスリンは海馬，皮質に受容体があり，学習・記憶に関与している．
　インスリン抵抗性改善薬のピオグリタゾンを認知症のモデル動物に投与すると，認知機能低下が抑制され，Aβやリン酸化タウの蓄積が減少する[6]．また，糖尿病患者にピオグリタゾンを投与すると認知機能が維持できたという報告がある[7]．

1. 糖尿病と認知機能低下，認知症

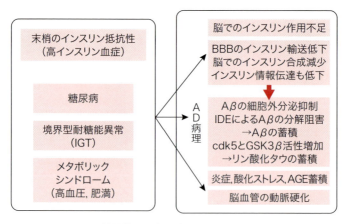

図4 ● インスリン抵抗性と認知機能低下
BBB：blood-brain barrier（血液脳関門）
IDE：insulin degrading enzyme（インスリン分解酵素）
AGE：advanced glycation end products（終末糖化産物）

3 認知症の早期発見

糖尿病患者における認知症を早期発見するためには，①**IADLの障害**，②**セルフケアの障害**，③**心理状態の変化**が手がかりとなる．

IADLの障害とは交通機関を使っての外出，買い物，調理，金銭管理などである（1章8参照）．

外来通院中の高齢糖尿病患者の1,135名（平均年齢73.3歳）の調査では約25％がMMSE 23点以下の認知症疑いであった．このMMSEが23点以下の患者はMMSEが27点以上の患者と比較してIADLの交通機関を使っての外出，買い物，調理の障害が約2.2〜4.3倍みられた[8]．

服薬管理，インスリン注射などのセルフケアの障害もIADLの障害の1つで認知症を疑う手がかりとなる．残薬が多くなることやインスリン治療の患者で何の誘因もなく高血糖になった場合も認知症を疑う．

無気力，無関心，うつなど心理状態の悪化も認知症の早期発見の手がかりとなる．認知症の診断は社会生活の障害があるどうかが重要なポイントになるので，本人だけでなく家族からの医療面接が大切である．こうした場合に，MMSEや長谷川式知能検査などの認知症のスクリーニング検査を行う（1章8参照）．

Column

血管性認知症と認知機能障害

血管性認知症では記銘力障害が目立たず，MMSEの低下の程度が軽く，注意力障害，視空間認知障害が起こりやすい．また，糖尿病患者の高血糖に伴う注意力障害と視空間認知障害を早期に発見するのに有用な認知機能検査はWAIS-Ⅲ（符号）（図5）とBenton視覚記銘検査である．これらの障害と相関を認めたのはIADLの障害と心理状態（well-being）の悪化であったので，実際にIADL障害と心理状態の変化を見ることが早期発見の手がかりとなる．

1	2	3	4	5	6	7	8	9
ー	＾	コ	L	Ō	○	Ù	×	＝

（記入例）

2	1	3	7	2	4	8	2	1	3
＾	ー	コ	Ù	＾					

※ 90秒間で，数字にあてはまる符号を空欄に記入する

図5● 符号テスト（WAIS-Ⅲ）：認知機能（注意力）を評価
・糖尿病患者は，糖尿病でない人と比べて低下
・高血糖の患者で低下し，血糖コントロールで一部改善
・低血糖時または低血糖のある患者でも低下
・無症候性を含めた脳梗塞合併例では，さらに低下
（文献8，9，15より）

4 血糖コントロールと認知機能低下

高血糖の患者では注意集中力や視覚記銘力などの認知機能が低下する[9]．一方，高血糖の糖尿病患者をインスリン治療などにより2〜3週間で血糖を良くすると，視覚記銘力や注意集中力を示す認知機能検査は一部改善する（図6）[10]．このことは，高血糖による認知機能低下は血糖コントロールにより，一部は可逆的であることを示す．

高齢糖尿病患者の長期追跡調査でも，HbA1cが8.0％以上の患者はHbA1c 7.0％未満の患者と比べて，認知機能が低下した[11]．未治療のHbA1cが7.0％以上の糖尿病患者や平均血糖値190 mg/dL以上（HbA1c 8.2％以上）の高齢糖尿病患者は認知症発症のリスクが高くなる（図7）[12,13]．高齢糖尿病患者のRCT研究ではtelemedicine治療[※2]によりHbA1cを

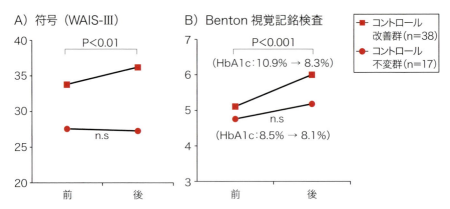

図6 ● 短期間（19±8日）の血糖コントロールにより，注意力や視覚記銘力は一部改善する
文献10より引用

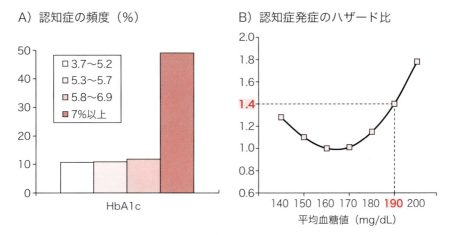

図7 ● HbA1c 7.0〜8.2％以上が認知症を起こしやすい
A）高齢糖尿病患者1,139例の5年間の追跡調査．未治療のHbA1cが7％以上の人は4.8倍認知症を起こしやすい．文献12より引用
B）糖尿病患者（平均年齢76歳）232例の約6.8年追跡調査．平均血糖値190 mg/dL（＝HbA1c 8.2％）以上だと認知症のリスクが1.4倍高まる．文献13より引用

※2　**telemedicine（テレメディスン）**
　　医療提供者が医療機器とそれに接続するコンピュータや携帯電話のネットワークを用いて，遠隔地にいる患者に対して，病状を診察して，データベースと照合しながら必要な医療措置を施していくプロセスである．自宅における血糖測定，血圧測定，心電図などの情報を容易に利用できることや従来の手段よりもずっと頻繁に患者と連絡を取り合えるという点が利点である．

7.0％以下の目標で，低血糖を少なく血糖コントロールすると5年間の認知機能低下の速度が緩徐になった[14]．

一方，血糖が54 mg/dL以下の軽症の低血糖でも，計算時間や反応時間が延長し，認知機能低下をきたす[15]（1章6図2参照）．高齢者の重症低血糖は1回でも認知症のリスクとなり，2回以上起こすと，そのリスクは約1.8〜2.8倍である[16]．

したがって，糖尿病患者における認知症を予防するためには，重症低血糖を防ぎつつ，血糖を良くすることが大切である．そのためには，①SU薬やインスリンで治療をしている場合は，HbA1c 6.5％未満に下げないこと，②SU薬をできるだけ少量で使用すること，③腎機能を評価しながらSU薬を使用することが大切である．

5 動脈硬化の危険因子と認知機能低下

高血糖だけでなく，高血圧，脂質異常症，メタボリックシンドローム，アルブミン尿などの動脈硬化の危険因子は，アルツハイマー病を含めた認知症の危険因子でもある（図8）．したがって，こうした動脈硬化の危険因子を包括的に治療することは，脳梗塞を予防することで認知症発症を予防することになると考えられる．J-EDIT研究では高齢糖尿病患者261例を6年間追跡し，MMSEの5点以上の低下を認知機能低下と定義すると，アルブミン尿（30 mg/g・Cr以上）は認知機能低下の独立した危険因子であった[17]．また，別の高齢糖尿病患者の追跡調査では，ACE阻害薬またはARB（angiotensin II receptor blocker：アンジオテンシンII受容体拮抗薬）の服用は認知機能低下の進行を約72％軽減したと報告されている[18]．

実際，動脈硬化の危険因子を包括的に治療すると認知症発症を防ぐことができる．MCIの患者831人の5年間の追跡調査では，糖尿病，高血圧，脂質異常症の危険因子の治療をすべて行った群は，全く行わなかった群と比べて，アルツハイマー病への移行を38.6％減少させた[19]．

以上より，糖尿病における認知症を防ぐためには，①インスリン抵抗性の改善，②低血糖なく血糖コントロールすること，③動脈硬化の危険因子を包括的に治療することが大切である．

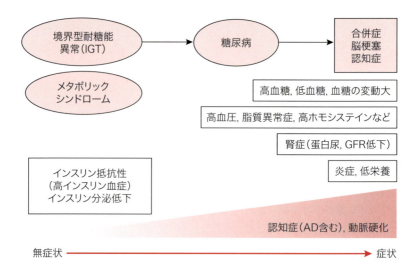

図8 ● 認知症と動脈硬化の危険因子は共通する

Column

インクレチン関連薬と認知症

インクレチン関連薬は，高血糖の是正，低血糖の防止，血糖変動の減少，インスリン抵抗性改善などの作用以外に，脳に対する直接作用により，認知機能低下を抑制する可能性がある．アルツハイマー病のモデル動物を用いた実験では，GLP-1受容体作動薬（4章9参照）のリラグルチド，DPP-4阻害薬（4章5参照）のシタグリプチンは認知機能低下を抑制し，βアミロイド，アミロイド前駆体蛋白の蓄積を減少させる[20)21)]．GLP-1は，脳での直接作用で海馬や皮質にある受容体に作用し，神経再生促進，炎症抑制，アポトーシス防止により，記憶や学習能力の維持に関与すると考えられているが，ヒトではまだ証明されていない．

6 認知機能低下を合併した糖尿病患者の治療

認知機能低下を合併した糖尿病患者でも，身体機能やQOLを保つような糖尿病の治療を継続すべきである（**表1**）．中年期の運動は認知症を予防するが，認知症合併例でも，運動は身体機能や認知機能の維持に効果がある[22)23)]．認知症またはMCIの患者を対象とした12の研究のメタ解析では，6〜12カ月の有酸素運動は，安静にした患者と比較して，認知機能を改善

表1 ● 認知症合併例の糖尿病治療

1. 運動	付き添いの散歩やデイサービスなどの利用 筋力トレーニングなどを併用する
2. 食事	体重減少に注意，バランスを重視した指導を家族に ビタミンB群とAの摂取，少なくとも100gの緑黄色野菜の摂取
3. 経口血糖降下薬	低血糖のリスクの少ない薬剤で 服薬数と服薬回数を減らす 服薬タイミングを統一する ピルケースの使用
4. インスリン治療	DPP-4阻害薬を併用して，インスリン治療を単純化（3〜4回注射→1回注射） インスリン治療の離脱を試みる（2型糖尿病の場合） 家族にインスリン注射の補助を依頼
5. シックデイや低血糖の対処	家族や介護者に依頼
6. 介護者を含めた心理サポート	介護保険などの社会サービスを利用し，家族の負担を軽減する BPSDにつながるネガティブな社会サポートを減らす（4章12参照） 介護する家族に完璧を求めない

した[22]．認知症患者が対象の16の研究では，有酸素運動，筋力トレーニング，バランストレーニングを組み合わせた運動がADLや歩行速度を改善させた[23]．

認知機能低下の患者では，カロリー制限よりもバランスを重視した食事を指導する．特に十分なビタミンB群（B_1，B_2，葉酸，B_{12}）や抗酸化ビタミン（ビタミンA，ビタミンEなど）をとることが，認知機能悪化の防止の観点から望ましい（3章7参照）．

経口薬を一包化し，服薬タイミングを統一することは，アドヒアランスの向上のために行うことがあるが，SU薬を含めた一包化は低血糖のリスクが大きくなるので注意を要する．

インスリンの自己注射が困難な2型糖尿病患者の場合，インスリンの離脱を試みたり，インスリン治療は頻回注射から1日1回持効型インスリンと経口薬との併用のBOTに変更したりする（4章8参照）[24]．残存機能を重視し，インスリン注射自体は自分で行い，単位確認などを家族に依頼する場合もある．

◆ 参考文献

1) Cheng G, et al : Diabetes as a risk factor for dementia and mild cognitive impairment: a

meta-analysis of longitudinal studies. Intern Med J, 42：484-491, 2012
2) Xu W, et al：The effect of borderline diabetes on the risk of dementia and Alzheimer's disease. Diabetes, 56：211-216, 2007
3) Peila R, et al：Fasting insulin and incident dementia in an elderly population of Japanese-American men. Neurology, 63：228-233, 2004
4) Matsuzaki T, et al：Insulin resistance is associated with the pathology of Alzheimer disease: the Hisayama study. Neurology, 75：764-770, 2010
5) Craft S：Insulin resistance and Alzheimer's disease pathogenesis: potential mechanisms and implications for treatment. Curr Alzheimer Res, 4：147-152, 2007
6) Searcy JL, et al：Long-term pioglitazone treatment improves learning and attenuates pathological markers in a mouse model of Alzheimer's disease. J Alzheimers Dis, 30：943-961, 2012
7) Hanyu H, et al：Pioglitazone improved cognition in a pilot study on patients with Alzheimer's disease and mild cognitive impairment with diabetes mellitus. J Am Geriatr Soc, 57：177-179, 2009
8) Araki A & Ito H：Asymptomatic cerebral infarction on brain MR images and cognitive function in elderly diabetic patients. Geriatr Gerontol Int, 2：206-214, 2002
9) Araki A & Ito H：Glucose metabolism, advanced glycation endproducts, and cognition. Geriatr Gerontol Int, 4：S108-S110, 2004
10) Yaffe K, et al：Diabetes, glucose control, and 9-year cognitive decline among older adults without dementia. Arch Neurol, 69：1170-1175, 2012
11) Christman AL, et al：Glycated haemoglobin and cognitive decline: the Atherosclerosis Risk in Communities (ARIC) study. Diabetologia, 54：1645-1652, 2011
12) Gao L, et al：An investigation of the population impact of variation in HbA1c levels in older people in England and Wales: from a population based multi-centre longitudinal study. BMC Public Health, 8：54, 2008
13) Crane PK, et al：Glucose levels and risk of dementia. N Engl J Med, 369：540-548, 2013
14) Luchsinger JA, et al：Improved diabetes control in the elderly delays global cognitive decline. J Nutr Health Aging, 15：445-449, 2011
15) Warren RE & Frier BM：Hypoglycaemia and cognitive function. Diabetes Obes Metab, 7：493-503, 2005
16) Whitmer RA, et al：Hypoglycemic episodes and risk of dementia in older patients with type 2 diabetes mellitus. JAMA, 301：1565-1572, 2009
17) Umegaki H, et al：Risk factors associated with cognitive decline in the elderly with type 2 diabetes: baseline data analysis of the Japanese Elderly Diabetes Intervention Trial. Geriatr Gerontol Int, 12 Suppl 1：103-109, 2012
18) Bruce DG, et al：Predictors of cognitive decline in older individuals with diabetes. Diabetes Care, 31：2103-2107, 2008
19) Li J, et al：Vascular risk factors promote conversion from mild cognitive impairment to Alzheimer disease. Neurology, 76：1485-1491, 2011
20) McClean PL, et al：The diabetes drug liraglutide prevents degenerative processes in a mouse model of Alzheimer's disease. J Neurosci, 31：6587-6594, 2011
21) D'Amico M, et al：Long-term inhibition of dipeptidyl peptidase-4 in Alzheimer's prone mice. Exp Gerontol, 45：202-207, 2010
22) Ahlskog JE, et al：Physical exercise as a preventive or disease-modifying treatment of dementia and brain aging. Mayo Clin Proc, 86：876-884, 2011
23) Blankevoort CG, et al：Review of effects of physical activity on strength, balance, mobility and ADL performance in elderly subjects with dementia. Dement Geriatr Cogn Disord, 30：392-402, 2010
24) 荒木 厚：高齢糖尿病患者のインスリン治療の離脱. Modern Physician, 33：915-916, 2013

第3章 ココに注意！高齢者糖尿病と老年症候群

2. ADL低下

櫻井 孝

point

- 糖尿病は生活機能障害の危険因子である
- 高齢者糖尿病のADL低下には，脳卒中，認知症のほか，糖尿病に関連する多様な因子がリスクとなる
- 高齢者の生活障害を予防する視点から，糖尿病の包括的な管理が求められる

1 はじめに

　高齢者糖尿病では，全身の血管障害や低血糖などの糖尿病の合併症，感染症や悪性疾患などの併発により，生命予後は低下する．一方，糖尿病は生活機能障害（functional disability）の危険因子でもある[1)2)]．糖尿病は脳卒中や認知症のリスクであり，これらの疾患は生活機能障害の主要な原因である．さらに高齢者糖尿病では，歩行機能が低下し転倒のリスクが増大する．余暇活動や社会活動にも低下がみられる．糖尿病ではADL低下のため健康寿命[※1]が低下する．本項では，「高齢者糖尿病に対する前向き大規模介入試験（J-EDIT）」（次ページコラム参照）の結果を紹介し，生活機能障害の要因について述べる[3)]．

※1　健康寿命
　わが国の平均寿命は世界の最高レベルにある．しかし健康寿命（日常的に介護を必要としないで，自立した生活ができる生存期間）となると，男性で70.4歳，女性で73.6歳に留まる．今日の医療の目標は健康寿命を延長することにある．

> **高齢者糖尿病に対する前向き大規模介入試験(J-EDIT)**
> J-EDITは,わが国で行われた高齢者糖尿病の大規模臨床試験である(主任:井藤英喜).高齢者糖尿病1,173名(HbA1c≧7.4%)が登録され,6年次まで調査が行われた.通常治療群と強化治療群によるRCT(ランダム化比較試験)が計画された.高齢者の血糖管理がイベント発症,糖尿病性血管合併症,認知障害,栄養,生活機能などに及ぼす影響など,世界に先駆けた知見を数多く発信した.

2 J-EDITで明らかになった高齢者糖尿病の生活機能障害

　J-EDITでは,初年度と6年次に基本的ADL(BADL)と手段的ADL(IADL)の評価が可能であった317例を対象とした.脳卒中や認知症などのため,通院継続できなかった患者は除外した[3].BADLをBarthel indexで,IADLを老研式活動能力指標(TMIG)で評価した.6年間で対象の13.6%でBADLが,38.3%でIADLが低下した.男性では前期高齢者からBADLが低下した.女性ではBADLの低下は後期高齢者でみられた.BADLの内容は,男女とも「入浴」で低下していた.IADLは,女性では前期高齢者から低下し,後期高齢者になると男女とも有意に低下した.IADLの下位項目では,女性では「買い物」,男性では「料理」,「支払い」,「財産管理」に障害がみられた.

　生活機能障害に及ぼす因子を調べると,BADL低下には,年齢,メタボリックシンドロームが,IADLの低下には,登録時の生活機能,認知機能,身体活動性,インスリン治療が独立した危険因子であった(**表1**).つまり**高齢者糖尿病では,メタボリックシンドローム,インスリン治療などの介入可能な因子を含み,多様な要因により生活機能が障害されていた**.高齢者の健康寿命の延長をめざした治療を行うには,包括的な高齢者糖尿病の管理が重要である.しかしJ-EDITでは,転倒・骨折などの運動器疾患や社会・経済的環境などのADLに及ぼす作用が十分に評価されていない.高齢者糖尿病の生活機能障害について以下に考察する.

表1 ● 生活機能低下の予測因子（多変量）

基本的ADL低下	OR	Lower CI	Upper CI	P value
年齢	1.087	1.002	1.179	0.046
男性	1.323	0.612	2.862	0.477
脳血管障害	2.121	0.759	5.933	0.152
メタボリックシンドローム	3.382	1.416	8.074	0.006
認知機能	0.892	0.766	1.039	0.142
手段的ADL低下				
年齢	1.007	0.934	1.086	0.855
男性	1.121	0.582	2.157	0.733
白内障	1.887	0.911	3.909	0.088
TMIG スコア（登録時）	1.390	1.113	1.735	0.004
認知機能	0.824	0.685	0.990	0.039
身体活動性	0.862	0.745	0.999	0.049
インスリン療法	4.575	1.328	15.762	0.016
経口糖尿病薬	2.149	0.666	6.938	0.201

3 生活障害の性差

男性ではBADLが，女性ではIADLが前期高齢者から低下した．地域住民における研究では，性別のADLに及ぼす影響については一定の結論に至っていないが，**男性は併発疾患による身体疾患への作用が強く，女性では機能的能力に対する影響が大きい**という[4]．糖尿病でも男性は，さまざまなストレスで身体機能の低下をきたしやすいのかもしれない．

4 BADLの低下

BADLでは入浴が低下していた．入浴は心疾患，大腿骨骨折，認知症や脳卒中でも低下する生活機能である[5]．「症例」では，下肢機能の低下，視力障害，転倒恐怖，抑うつ，インスリン治療をもつ高齢者が，入浴で低下していた．これらは糖尿病に関連する症候であり，リハビリや薬物介入により改善がみられた．つまり脳卒中や認知症が合併していなくても，糖尿病の複合的な因子が重複して可逆性に生活障害をきたす．

BADL低下の予測因子として，メタボリックシンドローム（AHA/NHLBI基準）が示された．一方，メタボリックシンドロームの個別のリスク（高

血圧，肥満，脂質異常）は，ADL 低下の危険因子とならなかった．日本人の ADL 低下の要因を調べた NIPPON-DATA は，脳卒中が最も強い因子であることを示している[6]．Framingham Disability Study では，脳卒中の最大のリスクである高血圧が，ADL 低下をきたすことが示されている[7]．糖尿病患者で動脈硬化リスクの集積が ADL 低下と関連することは，生活機能障害の予防に生活習慣病の管理が重要であることを示している．

> **ココに注意！**
> わが国で寝たきりとなる主要な疾患は，脳卒中，認知症，運動器疾患，加齢性衰弱である．これらの原病をたどると生活習慣病に行きつく．なかでも糖尿病のインパクトは大きい．糖尿病に固有な症状・症候が複数重なり，ADL 低下をきたすこともある．

高齢者では糖尿病により，転倒リスクが約 1.6～2.5 倍高まる．転倒による外傷のため，また骨折はなくても転倒恐怖が ADL を低下させることが知られている．転倒リスクの詳細は他項（3 章 3 参照）に委ねるが，糖尿病の視野障害，末梢神経障害，腎機能障害，低血糖，起立時の血圧変動，インスリン使用などの多くの因子が転倒リスクとなると想定される．特に HbA1c≦6～7％ であると転倒のリスクが高いとする報告が注目される[8]．また糖尿病患者では筋強剛や歩行障害も進行している．

5 IADL の低下

糖尿病では認知症はなくても，脳機能は少し低下している．記憶や注意力―集中力の低下が多い．J-EDIT では，「買い物」，「料理」，「支払い」，「財産管理」が低下していた．これらの生活能力には，視覚・聴覚や運動能力などのほか，健常な前頭葉機能が必要である．つまり糖尿病の認知障害は，IADL 低下のリスクとなる．

身体活動度が生活機能の維持に働く．J-EDIT ではベッケの指標（Baecke index：仕事，スポーツ，余暇活動の活動性を評価）を用いて身体活動度を評価した．身体活動の向上により，インスリン感受性が高まり，循環動態や血圧，さらに筋力にも改善が期待される[9]．また運動により認知機能が維持されることも報告されている[10]．先行研究では，高齢（75 歳以上），女

性，肥満，生活障害，冠動脈疾患が活動性を低下させ，糖尿病では，教育レベルも関連するという[2) 10)]．

6 まとめ

　　高齢者糖尿病の生活機能をより長期に維持し，質の高い療養生活を達成するためには，動脈硬化リスクの管理のみならず，身体活動性，歩行機能，認知機能などを含めた包括的な管理が重要である．

症例提示

ADL低下により入院した高齢糖尿病患者の一例

　71歳女性．主訴は全身倦怠感．既往歴に高血圧，転倒・骨折あり．

　52歳時に糖尿病と診断され，翌年にはインスリン療法が導入された．数年前から低血糖，高度の高血糖がつづき，入退院をくり返している．全身倦怠感を強く訴え，再度入院した．

　BMI 20.0，血圧170/80 mmHg，眼底所見：前増殖性網膜症，視力：両眼0.6（眼鏡）．下肢筋力の低下，両側深部腱反射および振動覚の低下を認めた．

　空腹時血糖344 mg/dL，HbA1c 11.8％，Alb 3.6 g/dL，尿中Alb 12 mg/g・Cr，Barthel index 17/20点，MMSE 18/30点，GDS-15 9/15点．下肢の筋力低下のため歩行が不安定．入浴介助が必要．転倒の既往，視力障害があり，転倒恐怖を強く訴えた．

【治療および経過】

　血糖は変動が大きく，食事摂取の安定化，インスリン量の調整により，一日血糖は100～300 mg/dLの範囲で安定した．下肢の廃用性筋力低下があり，リハビリ室にて監視の下に歩行，立ち上がりの練習，および転倒予防教育を行った．杖歩行が可能となり，Barthel indexの成績も改善した．うつ傾向，認知障害が疑われ，抗うつ薬の投与を行ったところ，うつ状態，認知機能，QOLにも改善が認められた（表2）．

表2 ● 症例患者の高齢者総合機能評価の変化

	入院時	退院時	（参考値）
治療	インスリン自己注射 （4回打ち）	インスリン自己注射 （2回打ち）	
食事療法	自己管理困難	十分な栄養指導は不可	
運動療法	転倒恐怖のため制限	杖歩行は可能	
基本的ADL（BI）	17/20点	20/20点	（18.5±6.2）
手段的ADL（TMIG）	－	13/13点	（7.8±4.5）
認知機能（MMSE）	18/30点	24/30点	（22.9±3.5）
うつ（GDS-15）	9/15点	2/15点	（4.2±2.2）
QOL（/17点）	7/17点	13/17点	（12.3±3.0）
社会的サポート	－	12/36点	（16.3±5.8）
経済的側面	－	5/5点	（3.4±0.9）

◆ 参考文献

1) Sinclair AJ, et al：Impact of diabetes on physical function in older people. Diabetes Care, 31：233-235, 2008
2) Kalyani RR, et al：Association of diabetes, comorbidities, and A1C with functional disability in older adults: results from the National Health and Nutrition Examination Survey (NHANES), 1999-2006. Diabetes Care, 33：1055-1060, 2010
3) Sakurai T, et al：Risk factors for a 6-year decline in physical disability and functional limitations among elderly people with type 2 diabetes in the Japanese Elderly Diabetes Intervention Trial. Geriatr Gerontol Int, 12 Suppl 1：117-126, 2012
4) Tas U, et al：Prognostic factors of disability in older people: a systematic review. Br J Gen Pract, 57：319-323, 2007
5) Zhu L, et al：Association of stroke with dementia, cognitive impairment, and functional disability in the very old: A population-based study. Stroke, 29：2094-2099, 1998
6) Hayakawa T, et al：Relationship between 5-year decline in instrumental activity of daily living and accumulation of cardiovascular risk factors: NIPPON DATA90. J Atheroscler Thromb, 17：64-72, 2010
7) Pinsky JL, et al：Framingham Disability Study: relationship of disability to cardiovascular risk factors among persons free of diagnosed cardiovascular disease. Am J Epidemiol, 122：644-656, 1985
8) Nelson JM, et al：The relationship between glycemic control and falls in older adults. J Am Geriatr Soc, 55：2041-2044, 2007
9) Handschin C & Spiegelman BM：The role of exercise and PGC1alpha in inflammation and chronic disease. Nature, 454：463-469, 2008
10) Heyn P, et al：The effects of exercise training on elderly persons with cognitive impairment and dementia: a meta-analysis. Arch Phys Med Rehabil, 85：1694-1704, 2004

第3章 ココに注意！高齢者糖尿病と老年症候群

3. 転倒, 骨折

千葉優子

point

- 低血糖は転倒・骨折をきたしやすいため, 適切な血糖コントロールが重要である
- 高齢糖尿病患者では, 骨粗鬆症の合併に留意する
- 転倒防止には, 薬剤の調整や環境の整備, 筋力トレーニングなどが有効である

1 はじめに

高齢糖尿病患者は非糖尿病者と比較すると, 転倒, および転倒骨折を約2倍起こしやすい. 高血糖, 低血糖, 筋力低下, 神経障害によるバランス障害, 視力低下などが転倒を起こしやすい原因とされており, 高血糖, 低血糖, インスリン分泌低下, 骨質の低下が骨折の危険因子となる. 非糖尿病患者と比較して, 1型糖尿病では6～7倍, 2型糖尿病では1.5～2倍骨折リスクが高い.

2 血糖コントロールと転倒との関連

高齢糖尿病患者77人の1年間の調査では, HbA1c 7.0％以上の患者は転倒が非糖尿病高齢者の7.8倍多いという報告がある[1]. また, 糖尿病患者の中でもHbA1c 8.0％以上あると傷害を伴う骨折が多い[2].

逆に, 高齢糖尿病患者では低血糖が多いと転倒, 転倒骨折をきたしやすい[3) 4)]. また, 高齢糖尿病患者の追跡調査では, インスリン使用者でHbA1cが6.0％未満の患者は8.0％以上の患者と比べて4.4倍転倒しやすい[5].

> **ココに注意！**
>
> 低血糖と転倒の関連を調査したところ，低血糖が年3回以上ある糖尿病患者は，低血糖がない糖尿病患者と比べても1.7倍転倒しやすかった（図1）[3]．HbA1c低値が転倒と関連する機序の詳細は不明であるが，低血糖または血糖が下がることによる自律神経機能の障害が考えられる．
>
>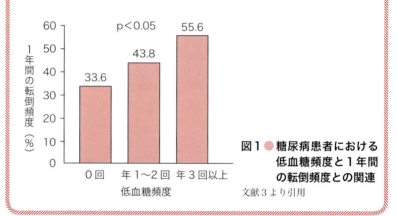
>
> 図1 ● 糖尿病患者における低血糖頻度と1年間の転倒頻度との関連
> 文献3より引用

骨折に関しては，65歳以上の361,210人の調査では低血糖を起こした患者は約1.7倍転倒関連の骨折が多かった[4]．また，大腿骨頸部骨折を起こした高齢糖尿病患者（平均年齢77歳）の患者・対照研究では，骨折前3カ月以内のHbA1cが7.0％以下の人の方が8.0％以上の人と比べて約2.3〜3.0倍骨折を起こしやすかった[6]．

3 骨粗鬆症（インスリン分泌低下，骨質低下）

1）糖尿病と骨粗鬆症との関連

糖尿病患者は骨粗鬆症になりやすいので，65歳以上の糖尿病患者には骨密度検査が推奨されている．インスリンの骨芽細胞への骨形成作用の低下が原因の1つと考えられており，1型糖尿病ではインスリン分泌不全のため骨形成が低下し，骨粗鬆症に至りやすくなる．また，腎症の進行によりビタミンDの作用が低下し，カルシウム吸収が抑制され，骨量の減少にもつながる．

一方，2型糖尿病患者では骨質が低下し，骨密度が良好であるにもかかわらず，骨折リスクが高い．その機序としては高血糖により骨の1型コラーゲンなどの糖化蛋白（AGE）が蓄積し，その結果，骨代謝障害により力学的強度を減少させる．また，AGEはTNF（腫瘍壊死性因子）などの炎症性サイトカインを介して骨芽細胞の機能を低下させ，破骨細胞の数の増加や機能亢進をもたらすことも原因の一つと考えられている．

> **ココに注意！**
>
> 現在臨床で使用されている骨密度測定装置は，単位面積あるいは単位体積当たりの骨ミネラル成分量を判断するため，骨の微細構造の劣化，いわゆる骨質の低下を評価することはできない．そのため，2型糖尿病患者においては，骨密度が保持されていても骨折に留意する必要がある．

2）骨粗鬆症の治療

　5年以上の糖尿病歴がある場合や，網膜症や神経障害の進行を認め転倒のリスクが高い患者では，早期からの薬物療法の開始が望まれる．糖尿病患者における骨粗鬆症の標準的治療は確立されていないが，骨代謝を活性化するような薬剤が望ましい．

　高齢糖尿病患者では浸透圧利尿によってカルシウムの尿中への喪失を生じやすいこと，小腸からのカルシウム吸収が低下していることなどから，骨芽細胞の骨基質蛋白を増大させる活性型ビタミンD製剤やカルシウム製剤の使用が推奨されている．これらの薬剤は，非糖尿病者と同様に効果があると考えられている．

　また，ビスホスホネート系薬剤の使用も骨折予防に有効である．しかし，糖尿病そのものがビスホスホネート系薬剤関連顎骨壊死（bisphosphonate-related osteonecrosis of the jaw：BRONJ）[※1]発症の危険因子とも報告されており[6]，使用時には注意深い経過観察が必要となる．

※1　ビスホスホネート系薬剤関連顎骨壊死（bisphosphonate-related osteonecrosis of the jaw：BRONJ）
　ビスホスホネート系薬剤を内服している患者に発生する特徴的な顎骨壊死症状であり，同薬剤長期投与による骨代謝異常に起因する医原性疾患と考えられている．抜歯などの口腔外科手術や歯周治療後に発生・重篤化する．

表1● 転倒リスクスコア

1)	つまずくことがある
2)	手すりにつかまらず,階段の上り下りができない
3)	歩く速度が遅くなってきた
4)	横断歩道を青のうちに渡りきれない
5)	1キロメートルくらい続けて歩けない
6)	片足で5秒くらい立っていることができない
7)	杖を使っている
8)	タオルを固くしぼれない
9)	めまい,ふらつきがある
10)	背中が丸くなってきた
11)	ひざが痛む
12)	目が見えにくい
13)	耳が聞こえにくい
14)	ものわすれが気になる
15)	転ばないかと不安になる
16)	毎日おくすりを5種類以上のんでいる
17)	家の中で歩くとき暗く感じる
18)	廊下,居間,玄関によけて通るものがおいてある
19)	家の中に段差がある
20)	家で階段を使う
21)	生活上,家の近くの急な坂道を歩く

「はい」か「いいえ」で返答し,「はい」の数を数える.
10項目以上「はい」であれば,転倒の危険が高い.

文献8を参考に作成

4 転倒の予防

　　高齢糖尿病患者では,転倒リスクを評価し,予防の対策を立てることも大事である.鳥羽らが開発した転倒リスクスコアは転倒の原因となりうるバランス障害や筋力低下,視力障害,環境要因を総合的に評価できる(**表1**)[7].転倒を防ぐためには,筋力トレーニングやバランストレーニングなどを含めた運動療法や家の中の段差をなくすなどの環境の整備も必要である.

症例提示

転倒をくり返した高齢糖尿病患者の一例

　20年前からインスリン治療を行っている78歳の2型糖尿病女性．BMI 20.1 kg/m^2，血圧96/50 mmHg，HbA1c 5.8％，末梢神経障害と起立性低血圧あり．心筋梗塞と心不全の既往があり，利尿薬を服用していたが，心不全の悪化でフロセミド40 mg/日に増量されてからふわふわするようになり，転倒の頻度が増え，週に1回転倒するようになった．

　転倒のリスクは末梢神経障害，血圧低下，起立性低血圧，インスリン治療でHbA1c低値，利尿薬および睡眠薬服用，薬剤数10個，片足立ち時間2秒，Up & Goテスト時間15秒であり，転倒リスクスコア12点であった．

　対策として利尿薬以外の降圧薬の減量，インスリン減量による低血糖防止，睡眠薬の減量，筋力トレーニングとバランストレーニング指導，家の段差の解消，手すりの設置を行った結果，転倒は起こらなくなった．

◆ 参考文献

1) Tilling LM, et al：Falls as a complication of diabetes mellitus in older people. J Diabetes Complications, 20：158-162, 2006
2) Yau RK, et al：Diabetes and risk of hospitalized fall injury among older adults. Diabetes Care, 36：3985-3991, 2013
3) 荒木 厚，千葉優子：糖尿病患者における転倒―糖尿病合併症，身体能力低下，血糖コントロールとの関連．医学のあゆみ，239：457-461, 2011
4) Johnston SS, et al：Association between hypoglycaemic events and fall-related fractures in Medicare-covered patients with type 2 diabetes. Diabetes Obes Metab, 14：634-643, 2012
5) Schwartz AV, et al：Diabetes-related complications, glycemic control, and falls in older adults. Diabetes Care, 31：391-396, 2008
6) Puar TH, et al：Association between glycemic control and hip fracture. J Am Geriatr Soc, 60：1493-1497, 2012
7) Khamaisi M, et al：Possible association between diabetes and bisphosphonate-related jaw osteonecrosis. J Clin Endocrinol Metab, 92：1172-1175, 2007
8) 鳥羽研二 他，：転倒リスク予測のための「転倒スコア」の開発と妥当性の検証．日本老年医学会雑誌, 42：346-352, 2005

第3章 ココに注意！高齢者糖尿病と老年症候群

4. サルコペニア

梅垣宏行

point

- サルコペニアとは，加齢にともなって，筋肉量が減少し筋力が低下することをいう
- 高齢の糖尿病患者では，サルコペニアを合併しやすく，その進行も早い可能性がある
- サルコペニアを合併した高齢糖尿病患者においては，ADLや認知機能が低下しやすく注意が必要である

1 サルコペニアとは

　骨格筋は体重の20％以上を占め，インスリンの最大の標的臓器であり，糖代謝において重要な役割を果たしている．

　加齢によって，骨格筋が萎縮し，筋力が低下することをサルコペニアとよぶ．サルコペニアでは，身体機能が低下しやすくなり，Quality of lifeも低下し，死亡率も上昇することが知られている．

　従来，サルコペニアは筋肉量の減少のみで定義され，四肢の筋肉量の合計（appendicular skeletal mass：ASM）を身長（m）の2乗で除した骨格筋指数（skeletal mass index：SMI）を指標として，成人（18歳〜40歳）の平均値の2標準偏差以下への低下をサルコペニアとするNew Mexico Health Surveyによる診断基準[1]が広く用いられてきた．しかし，近年，筋量のみでなく，筋力や身体機能の低下も考慮したほうが，より予後の予測に優れていることが明らかとなり，筋力や歩行速度も診断基準にとりいれられるようになってきた（**表1**）[2]．

表1 ● サルコペニアの診断基準
the European Working Group
on Sarcopenia in Older People (EWGSOP)

1. 筋肉量の減少
2. 筋力低下
3. 身体機能の低下

1 + 2 or 3

文献2より引用

2 サルコペニアの発生機序

図1に示すように，サルコペニアの発生にはさまざまな機序が複雑に関与している．加齢にともなう性ホルモンの減少や筋肉のアポトーシス，ミトコンドリアの機能低下のみでなく，growth hormone (GH), insulin like growth hormone-1 (IGF-1) の低下などの内分泌学的な機能低下，運動ニューロンの減少などの神経的な機序に加え，栄養の不足や不活動などによる廃用などの要素が複雑に関与する．骨格筋は，代謝の活発な臓器であり，好気性代謝により活性酸素が発生し，酸化ストレスによる細胞障害を

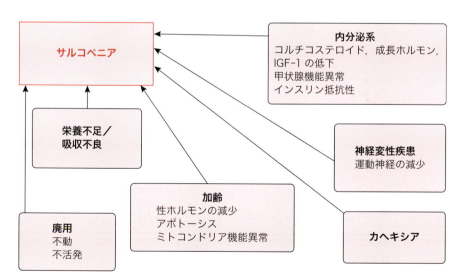

図1 ● サルコペニアの機序
文献2より引用

惹起しやすい．また，加齢とともに炎症反応が持続しやすくなり，骨格筋細胞を障害する．また，インスリンは蛋白同化ホルモン（anabolic hormone）であり，蛋白合成の制御にも関与しているが，炎症などによって惹起されるインスリン抵抗性により蛋白合成が阻害されやすくなる．また，加齢とともに，副腎ステロイドの分泌が刺激されやすくなり，骨格筋の合成を抑制する．GH，IGF-1も加齢とともにその血中濃度は低下し，蛋白合成が低下する．さらに，性ホルモンの低下も骨格筋の蛋白合成の低下に関与している．運動神経の変性・減少も関連している可能性が指摘されている．こうした加齢にともなう生体の内部環境の因子だけでなく，蛋白質やビタミンDなどの栄養の摂取不足や身体活動の低下による廃用性の筋肉の委縮も関与すると考えられる．

3 糖尿病とサルコペニア

最近のLeedersらの報告によると，年齢とBMIのマッチした糖尿病群と非糖尿病群を比較すると（糖尿病群：71±1歳，BMI 27.3±0.4 kg/m^2），ASMは糖尿病群で有意に低く，筋力も低下していた[3]．

また，韓国における3年間の観察的な研究では，高齢糖尿病患者は年齢のマッチした健常群にくらべ下肢筋肉量の減少が30％増しであった[4]．同じ韓国での研究では，60歳以上の高齢糖尿病患者では，男性では19.0％，女性では27％がサルコペニアであったと報告されており，非糖尿病者の5.1％，14.0％と比較すると有意にサルコペニアが多かったことが報告されている[5]．

高齢の糖尿病患者では，サルコペニアを合併しやすく，その進行も早い可能性が示唆される．図2に示すように[6]，インスリン抵抗性，炎症性サイトカイン，ミトコンドリア機能低下などを介して，サルコペニアと糖尿病は相互に関連している可能性が指摘されている．インスリンは，蛋白合成を刺激する作用もあり，インスリンの分泌不全やインスリン抵抗性のある糖尿病では，骨格筋の合成も低下しやすい．

また，糖尿病患者には肥満者が多いが，肥満とサルコペニアの合併したsarcopenic obesityという病態も注目されている．肥満による活動性の低下はサルコペニアを進行させ，それによってさらに活動性が低下するといった悪循環が起きうると考えられ，また肥満者では筋肉内にも脂肪が蓄積す

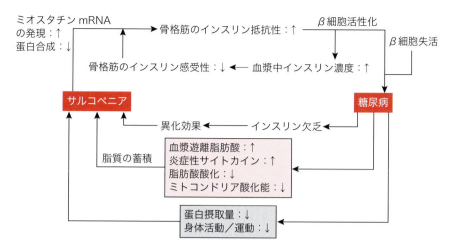

図2● サルコペニアと糖尿病の相互関係 (文献6より引用)

ることによってインスリン抵抗性がもたらされ、それによって筋力低下が起こってくる。sarcopenic obesityはactivities of daily life (ADL) が低下しやすく、歩行障害や転倒を起こしやすいことが報告されている[7)8)]。National Health and Nutrition Examination Survey IIIでは、60歳以上の高齢者でもsarcopenic obesityはインスリン抵抗性や血糖上昇と関連することが報告されている[9)]。

さらに、近年糖尿病が脳血管性認知症のみでなく、アルツハイマー型認知症の発症危険因子であることが明らかになり注目されているが（3章8参照）、早期のアルツハイマー型認知症患者でも、筋量が減少しており、筋量と脳容積や認知機能に相関があることが報告されている[10)]。

4 サルコペニアを合併した高齢糖尿病患者の治療

サルコペニアの予防・治療には、**蛋白質摂取やアミノ酸投与の有効性**が示唆されており、サルコペニアを合併した高齢糖尿病患者においては、食事全体のカロリーや腎機能などを考慮したうえで蛋白質などの摂取が不足しないような食事療法の指導が望まれる。また、レジスタンストレーニングを含む**運動療法**の有用性も報告されており、適切な運動療法を併せて行うことが重要となろう[11)]。特に、肥満を合併したsarcopenic obesityでは、減量と併せて適切な運動療法の指導を考慮する必要がある[12)]。

また，高齢者の血中ビタミンD濃度とサルコペニアに関連があることが示されており[13]，ビタミンDは筋肉への作用も有する可能性が示唆されている．ビタミンDの投与なども，今後その効果がさらに明らかにされることが期待される．

　サルコペニアを合併した糖尿病患者はいわゆる「フレイル（frailty）[※1]」な状態であることが多く，転倒・骨折や認知機能低下などの老年症候群の合併が多く，また，低血糖などのリスクも高いものが多く含まれ，治療にはきめ細かい配慮が必要である．

◆ 参考文献

1) Baumgartner RN, et al：Epidemiology of sarcopenia among the elderly in New Mexico. Am J Epidemiol, 147：755-763, 1998
2) Cruz-Jentoft AJ, et al：Sarcopenia: European consensus on definition and diagnosis: Report of the European Working Group on Sarcopenia in Older People. Age Ageing, 39：412-423, 2010
3) Leenders M, et al：Patients with type 2 diabetes show a greater decline in muscle mass, muscle strength, and functional capacity with aging. J Am Med Dir Assoc, 14：585-592, 2013
4) Park SW, et al：Excessive loss of skeletal muscle mass in older adults with type 2 diabetes. Diabetes Care, 32：1993-1997, 2009
5) Kim TN, et al：Prevalence and determinant factors of sarcopenia in patients with type 2 diabetes: the Korean Sarcopenic Obesity Study (KSOS). Diabetes Care, 33：1497-1499, 2010
6) Landi F, et al：Sarcopenia and diabetes: two sides of the same coin. J Am Med Dir Assoc, 14：540-541, 2013
7) Baumgartner RN, et al：Sarcopenic obesity predicts instrumental activities of daily living disability in the elderly. Obes Res, 12：1995-2004, 2004
8) Rolland Y, et al：Difficulties with physical function associated with obesity, sarcopenia, and sarcopenic-obesity in community-dwelling elderly women: the EPIDOS (EPIDemiologie de l'OSteoporose) Study. Am J Clin Nutr, 89：1895-1900, 2009
9) Srikanthan P, et al：Sarcopenia exacerbates obesity-associated insulin resistance and dysglycemia: findings from the National Health and Nutrition Examination Survey III. PLoS One, 5：e10805, 2010
10) Burns JM, et al：Reduced lean mass in early Alzheimer disease and its association with brain atrophy. Arch Neurol, 67：428-433, 2010
11) Fiatarone MA, et al：Exercise training and nutritional supplementation for physical frailty in very elderly people. N Engl J Med, 330：1769-1775, 1994
12) Chomentowski P, et al：Moderate exercise attenuates the loss of skeletal muscle mass that occurs with intentional caloric restriction-induced weight loss in older, overweight to obese adults. J Gerontol A Biol Sci Med Sci, 64：575-580, 2009
13) Wilhelm-Leen ER, et al：Vitamin D deficiency and frailty in older Americans. J Intern Med, 268：171-180, 2010

※1　フレイル（frailty）
「種々の機能低下によって，さまざまなストレッサー・健康障害に対する予備力や耐性が低下し，脆弱になっている状態」と定義され，Friedらによれば，①体重減少，②主観的活力低下，③握力の低下，④歩行速度の低下，⑤活動度の低下，の5項目のうち3項目以上あてはまる場合とされる．転倒，ADLの低下（disability），入院，死亡などと有意な関連があり，認知症やうつとも関連する．

第3章 ココに注意！高齢者糖尿病と老年症候群

5. うつ

荒木　厚

point

- 糖尿病患者はうつ病やうつ傾向の頻度が多い
- 高血糖や低血糖，糖尿病合併症などがうつの要因となる
- うつ傾向は，脳卒中，要介護，死亡の危険因子である

1 糖尿病とうつ傾向，うつ病

　高齢糖尿病患者を治療する際には，心理状態を評価する．心理状態は，うつ病やうつ傾向（両者を合わせてうつとする），不安，QOL，糖尿病に特異的な負担感を評価する．このなかでうつの評価は特に重要である．

　抑うつ気分，興味または喜びの喪失，著しい体重減少（増加）または食欲低下，不眠，易疲労感，自殺企図などの9項目中で5個以上満たすものを大うつ病と診断している．うつ傾向は大うつ病とは異なり，一定期間持続する抑うつ症状を示し，GDS-15（高齢者うつスケール：1章8参照）などの質問票で評価する．外来でうつ傾向をスクリーニングするには**表1**に示すGDS-5が簡易で，施行しやすい．うつ症状で評価したうつ傾向は必ずしもうつ病と一致しない．

　糖尿病患者は糖尿病でない人と比べてうつが多く，約31％はうつ傾向があり，糖尿病がない人の18％と比べて多い[1]．42の研究のメタ解析では，糖尿病患者は，1型，2型を問わず，糖尿病がない人と比べてうつ病の頻度が約2倍多い（OR＝2.0, 95％ CI：1.8～2.2）[1]．

　高齢糖尿病患者のうつ症状をGDS-15で評価すると，約39％が5つ以上のうつ症状をもっており，高齢者ではうつが増える．高齢者では気分障害が目立たず，体重減少などの身体症状が前面に出るために，うつ傾向が見逃されやすい．

表1 ● 高齢者うつスケール（GDS-5）

1．毎日の生活に満足していますか？	[1．はい　2．いいえ]
2．毎日が退屈だと思うことが多くありますか？	[1．はい　2．いいえ]
3．外出したり何か新しいことをするより，家の中にいる方が好きですか？	[1．はい　2．いいえ]
4．生きていてもしかたがないと思う気持ちになることがありますか？	[1．はい　2．いいえ]
5．自分が無力だと思うことがよくありますか？	[1．はい　2．いいえ]

質問1は「いいえ」，質問2～5は「はい」と答えたとき

2 うつの要因

　糖尿病患者のうつの要因は糖尿病合併症，高血糖，低血糖，糖尿病治療，ADL低下，視力障害，尿失禁，ライフイベントや入院数の増加などがある．糖尿病合併症のなかでは神経障害がうつを起こしやすい．神経障害は疼痛と身体の不安定さがうつ症状を引き起こす[2]．脳卒中，視力障害，ADL低下の合併もうつを起こしやすくする．

　糖尿病患者におけるうつ症状は血糖コントロール状態と関連する．高血糖，例えばHbA1cが7.0％以上の糖尿病患者は，CES-D[※1]と抗うつ薬使用で評価したうつ病になりやすく，うつ病が再発しやすい[3]．また，低血糖もうつ症状を増加させる．J-EDIT研究では，低血糖の頻度が月1回以上あるとGDS-15で評価したうつ症状が多い．糖尿病の治療自体もうつ症状を増加させる（図1）．治療法別に検討すると，うつ症状はインスリン治療群が最も多く，次に経口剤治療群，食事療法群であった．

　高齢者では肉親や友人との離別や死亡を意味するライフイベントの増加とともにうつ病をきたしやすくなる．

3 うつの影響

　うつは糖尿病の合併症を起こしやすく，要介護や死亡をきたしやすい．CES-Dで評価したうつ傾向（CES-D 16点以上）が合併した高齢糖尿病患

※1　**CES-D（The Center for Epidemiologic Studies Depression Scale：抑うつ状態自己評価尺度）**
　CES-Dは，一般人におけるうつ病の発見を目的として，米国国立精神保健研究所（NIMH）により開発されたうつ病または抑うつ状態の自己評価尺度である．1週間のうつ気分，身体症状，対人関係に関する16項目の質問とポジティブ気分に関する4項目および質問からなり，その頻度から各項目を0～3点に配分し，合計する．16点以上がうつ傾向ありとする．

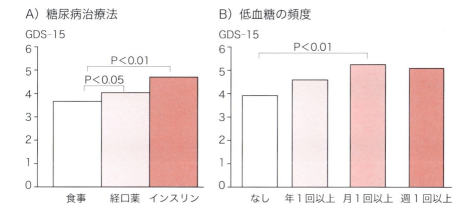

図1 ● インスリン治療や低血糖が多いとうつ症状が多くなる
J-EDIT研究：高齢糖尿病患者985例（年齢72±5歳，男453例，女532例）

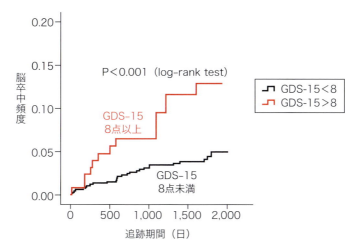

図2 ● うつ症状が多いと脳卒中を起こしやすい
J-EDIT研究：高齢糖尿病患者997人の5年間の追跡調査

者は，糖尿病もうつ傾向もない人と比べて，大血管障害，細小血管症，要介護，死亡をそれぞれ2.4倍，8.6倍，6.9倍，4.9倍起こしやすい[4]．また，うつ病を合併した糖尿病患者も同様に合併症，要介護，死亡をきたしやすい．

J-EDIT研究ではGDS-15が8点以上の患者は8点未満の患者と比べて，脳卒中を起こしやすく（図2），他の危険因子である年齢，性，血圧，

HbA1c，LDL-C，non-HDLを考慮してもそのリスクは約3倍になっている．すなわち，うつ症状が多いことが脳卒中発症の独立した危険因子である．

うつが脳卒中を発症させる機序としては，うつによって①視床・下垂体・副腎系の活性化を介したコルチゾールの増加や交感神経活性亢進，②内皮細胞機能異常，③血小板機能亢進，④炎症マーカー（CRP，IL-6，IL-1）の高値をきたすことが考えられる[5]．

うつ病は高齢糖尿病患者の認知症発症の危険因子である[6]．また，うつ合併患者は重症低血糖をきたしやすい[7]．

4 うつの対策と治療

うつに対する対策としては，**①うつの要因となる医学的要因の除去**，**②心理的アプローチ**，**③社会サポート**，**④運動療法**，**⑤抗うつ薬による治療**などがある．

SU薬やインスリンの減量・中止で低血糖を減らしたり，インスリン治療を内服薬に変更したりすることで，うつ傾向が少なくなることがある．また，有痛性神経障害がある場合には，治療薬（デュロキセチンなど）で痛みをとることも大切である．

うつに対する心理アプローチは中等度の効果がある．メディカルスタッフが外来受診の際に生活状況などを聴取し，傾聴するだけでうつ傾向は改善することがある．また，認知行動療法の考えを取り入れて，身体感覚についての解釈の再構築，呼吸法など行ってもよい．また，患者会に参加を促し，社会サポートを増やすことも大切である．

運動療法（4章3参照）は，うつに対して有効である．運動を通して自信を取りもどし，ほかの人との関わりが増えることが期待できる．

薬物療法では，SSRI，SNRI，NaSSA薬などの抗うつ薬[※2]が用いられる．抗うつ薬の3～6カ月間投与により，HbA1cが0.4％改善するというメタ解析の結果があるが，長期の効果については不明である[8]．上記薬剤で効果がみられない場合や自殺念慮が著しい場合には，精神科に紹介する．

※2　抗うつ薬
SSRI：selective serotonin reuptake inhibitor（選択的セロトニン再取り込み阻害薬）
SNRI：serotonin & norepinephrine reuptake inhibitor（セロトニン・ノルアドレナリン再取り込み阻害薬）
NaSSA：noradrenergic and specific serotonergic antidepressants（ノルアドレナリン作動性・特異的セロトニン作動性抗うつ薬）

症例提示

食欲低下，体重減少をきたしたうつ病を合併した80歳女性

　インスリン頻回注射を最近導入されたが，食欲が低下し，6カ月間で4 kgの体重減少がみられたために外来を受診した．BMI 19.0 kg/m^2，HbA1c 6.0％で低血糖を月3回起こしていた．不安や不眠が強く，家に閉じこもるようになり，生きていてもしかたがないという会話がみられた．GDS-15は9点でうつ傾向を認めた．体重減少の原因となる内科疾患は認めなかった．

　ジャヌビア®100 mg/日，メトグルコ®500 mg/日，グリクラジド20 mg/日を段階的に併用し，インスリンを離脱した．低血糖は全く消失した．同時にパキシル10 mg/日を開始し，20 mg/日まで増量したところ，3週目から食欲も回復し，元気になりましたという会話が認められた．2カ月後にはGDS-15は4点まで低下し，体重も2 kg増加し，HbA1cは7.0％前後で落ち着いた．うつ傾向やうつ病がある場合には，低血糖を避け，可能な限りインスリンを内服薬に変更することが望ましい．

◆ 参考文献

1) Anderson RJ, et al：The prevalence of comorbid depression in adults with diabetes: a meta-analysis. Diabetes Care, 24：1069-1078, 2001
2) Vileikyte L, et al：Predictors of depressive symptoms in persons with diabetic peripheral neuropathy: a longitudinal study. Diabetologia, 52：1265-1273, 2009
3) Maraldi C, et al：Diabetes mellitus, glycemic control, and incident depressive symptoms among 70-to 79-year-old persons: the health, aging, and body composition study. Arch Int Med 167：1137-1141, 2007
4) Black SA, et al：Depression predicts increased incidence of adverse health outcomes in older Mexican Americans with type 2 diabetes. Diabetes Care, 26：2822-2828, 2003
5) Araki A & Ito H：Psychological risk factors for the development of stroke in the elderly. J Neurol Neurophysiol, 4：147, 2013
6) Katon W, et al：Association of depression with increased risk of dementia in patients with type 2 diabetes: the Diabetes and Aging Study. Arch Gen Psychiatry, 69：410-417, 2012
7) Katon WJ, et al：Association of depression with increased risk of severe hypoglycemic episodes in patients with diabetes. Ann Fam Med, 11：245-250, 2013
8) Baumeister H, et al：Psychological and pharmacological interventions for depression in patients with diabetes mellitus and depression. Cochrane Database Syst Rev, Issue 12：CD008381. doi: 10.1002/14651858.CD008381.pub2, 2012

第3章 ココに注意！高齢者糖尿病と老年症候群

6. 排尿障害

田村嘉章

point

- 高齢糖尿病患者では，排尿障害が多く，尿路感染症や尿失禁が問題になりやすい
- 低緊張性膀胱が主であるが，過活動膀胱を示すものもある
- 病態に応じて内服薬や導尿などを使い分ける

1 はじめに

　高齢糖尿病患者では，加齢自体が原因で排尿機能が低下することに加え，自律神経障害を合併していることが多いため，排尿障害のトラブルは非常に多い．尿失禁や尿路感染症の反復はQOLを大きく損ねることになるため，的確な診断と治療，および予防のための対策が必要である．

2 疫学

　糖尿病に伴う排尿障害は高頻度に認められ，山口らの報告（平均年齢61歳）では，38〜71％に排尿開始遅延，尿勢低下，残尿感などの排出症状を，38〜55％に頻尿，尿意切迫感，尿失禁などの蓄尿症状を認めたとされる[1]．高齢の糖尿病患者では，失禁の頻度が非糖尿病者に比し増えることも知られている[2]．

3 病態

　糖尿病神経障害（2章1参照）では一般的には低緊張性膀胱をきたすが，過活動膀胱の症状を示すことも多い．

> **ココに注意！**
> 高齢者は糖尿病神経障害だけでなく，前立腺肥大症，脳梗塞などによる排尿障害をきたしうるその他の疾患の合併も多いため，注意する．

1）低緊張性膀胱

古典的な糖尿病性神経因性膀胱である．弛緩性膀胱ともいう．排尿に関わる自律神経が損傷され，排尿筋の収縮が不十分となって膀胱は弛緩し，排尿後でも多量の膀胱内残尿が認められる．しばしば尿路感染症（複雑性尿路感染症）を合併する．残尿量がさらに多量になると溢流性尿失禁をきたすこともある．

2）過活動膀胱

膀胱の収縮が過剰となるものであり，頻尿，夜尿の訴えが主である．蓄尿が不十分であり，**失禁**（切迫性尿失禁）がみられることもある．糖尿病神経障害に伴うことは少ないと考えられていたが，糖尿病患者の半数以上に排尿筋の過剰反射が認められたとの報告がある[3]．

一方，尿失禁を病因により分類すると，以下の4つになる．糖尿病以外の原因であることもあり注意する．いずれも高齢者において頻度が増えるため重要である．

1）腹圧性尿失禁

骨盤底筋群の筋力が弱まり，咳やくしゃみなど腹圧がかかる状況で失禁してしまうもの．女性に多いが，加齢自体もリスクであり，高齢者に多い．

2）溢流性尿失禁

排尿障害にもとづくもの．上記の低緊張性膀胱のほか，前立腺肥大や尿道狭窄にもとづく場合もある．

3）切迫性尿失禁

尿意を感じてからトイレで排尿するまでがまんできずに失禁してしまうもの．上記の過活動膀胱のほか，脳梗塞や頸椎症など，上位中枢による抑制解除をきたす脳脊髄疾患でもみられる．

4) 機能性尿失禁

膀胱や尿道機能に問題はないが，認知症や骨折後など心身の機能障害により失禁してしまうもの．このため高齢者に多い．

4 診断，検査

1) 症状の聴取

まず，患者の症状に気づくことが重要である．高齢者では訴えのない患者も多く，また失禁などの症状を恥ずかしがって自分から言わないものも多い．過活動膀胱症状質問票（overactive bladder symptom score：**OABSS**）などのチェックシートを用いるのも一つの方法である（図1）[4]．

2) 病歴聴取

血糖コントロール状況，罹病期間，その他の糖尿病合併症はあるかをチェックする．また糖尿病以外に排尿障害をきたしうる疾患，すなわち脳血管障害，前立腺肥大，骨盤臓器脱（pelvic organ prolapse：**POP**），腰椎疾患などがないかを調べる．

3) 内科的診察，検査

神経障害のチェック（アキレス腱反射，振動覚検査）をていねいに行う．尿一般検査では，細菌尿がないかチェックする．尿路感染症を起こしているものは，尿の培養検査を施行する．尿路感染を長期間くり返している患者では，腎後性腎不全をきたして血清クレアチニンが上昇していることがある．

4) 泌尿器科的検査

①残尿測定

A）エコー

排尿後膀胱の横断面で横径 a（cm），深さ b（cm）を，縦断面で縦径 c（cm）を測定する．残尿量は $0.5 \times a \times b \times c$（cm^3）で近似できる．水腎症など上部尿路の異常もわかる．

B）残尿測定器（図2）

最近では，エコーを利用して，膀胱部の体表に当てるだけで膀胱内尿量を測定・自動表示する器械も普及している．

過活動膀胱症状質問票（OABSS）

以下の症状がどれくらいの頻度でありましたか。
この1週間のあなたの状態にもっとも近いものをひとつだけ選んで、点数の数字を○で囲んでください。

質問	症状	頻度	点数
1	朝起きた時から夜寝る時までに、何回くらい尿をしましたか	7回以下	0
		8〜14回	1
		15回以上	2
2	夜寝てから朝起きるまでに、何回くらい尿をするために起きましたか	0回	0
		1回	1
		2回	2
		3回以上	3
3	急に尿がしたくなり、がまんが難しいことがありましたか	なし	0
		週に1回より少ない	1
		週に1回以上	2
		1日1回くらい	3
		1日2〜4回	4
		1日5回以上	5
4	急に尿がしたくなり、がまんできずに尿をもらすことがありましたか	なし	0
		週に1回より少ない	1
		週に1回以上	2
		1日1回くらい	3
		1日2〜4回	4
		1日5回以上	5
		合計点数	点

質問3の点数が2点以上、かつ全体の合計点が3点以上であれば、過活動膀胱が強く疑われます。

図1 ● 過活動膀胱症状質問票（文献4より引用）

②尿流動態（ウロダイナミクス）検査

泌尿器科医に検査を依頼する．膀胱内圧，直腸内圧，尿道内圧，尿流などが測定できるが，最も重要なのは膀胱内圧測定である．低緊張性膀胱で

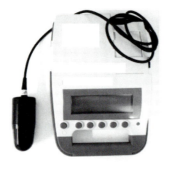

図2 ● 残尿測定器

は，膀胱内容が増量しても膀胱内圧の上昇がみられずにだらだらと拡張していく内圧曲線となる．過活動膀胱では蓄尿期に不随意的な排尿筋収縮がみられる．

5 治療

良好な血糖コントロールを得ることが重要であるが，そのほかにも下記に示す治療を組合わせて行う．

1）低緊張性膀胱

①膀胱訓練

一定の間隔（2〜3時間）ごとに計画的に排尿する定時排尿法や，排尿時に用手的圧迫を併用して残尿の減少に努める[5]．

②薬物療法

A) コリン作動薬，コリンエステラーゼ阻害薬

図3に排尿にかかわる筋肉の神経支配を示す．コリン作動薬は，膀胱収縮筋のムスカリン受容体に働くことにより膀胱収縮を促す．副作用として発汗，頻脈，flushingなどがあるが，ベタネコールは膀胱特異的に働くので使用しやすい．コリンエステラーゼ阻害薬（ジスチグミン）は，アセチルコリンの分解を抑制することにより，間接的に膀胱収縮筋の活動を高める．

B) α1遮断薬（ウラピジル）

前立腺平滑筋を弛緩させるために前立腺肥大症の治療に用いられるが，内尿道括約筋も弛緩させるため，低緊張性膀胱にも有効である．

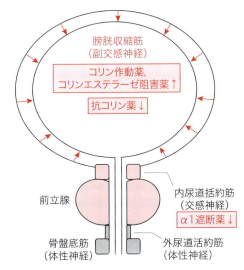

図3 ● 排尿にかかわる筋肉の神経支配

③間欠導尿やバルーンカテーテル留置

上記の治療を行っても膀胱収縮筋の収縮が不十分で残尿が多い場合には，間欠導尿やバルーンカテーテル留置を考慮する．

> **Column**
>
> **バルーンカテーテルの管理**
>
> カテーテルを留置する場合，コックを開閉して尿を捨てる方法と，バッグに溜める方法がある．コック式では患者は活動しやすいが，長時間開放を忘れると尿路感染症のリスクが高まる．バッグ式ではバッグの位置が腰（膀胱）より高くなると逆流するおそれがあるため低い位置に保持されるようにし，布団で寝ている場合は敷き布団を重ねるなど工夫する．尿の廃棄法を指導し，あふれないように注意する．患者の活動性に配慮し，足に固定する携帯用バッグも販売されている（図4）．しかし，蓄尿上限は900 mL程度であり，頻回に尿を捨てなければならない．カテーテルは，ゴム製のものは2週間，シリコン製のものは4週間を目安に交換する．
>
>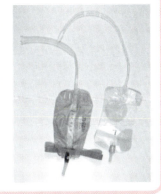
>
> **図4 ● 携帯型蓄尿バッグ**

尿失禁が主症状である患者に対しては，オムツやパッドを使用し，介護者に装着，交換を指導する．

2）過活動膀胱に伴う頻尿，夜尿

①生活指導

減量が尿失禁を減らすとの報告は多い[6]．また，利尿作用のあるアルコールやカフェイン，夜尿のある患者には就寝前の水分摂取を控えさせる．

②骨盤底筋訓練

腹圧性尿失禁にも有効である．骨盤底を支える筋群（肛門括約筋，肛門挙筋）を鍛える訓練を行う．女性で特に有効であり，1日数回，1回に5回程度，肛門，腟，尿道を締めたり緩めたりする．

③薬物療法

抗コリン薬（ソリフェナシンやイミダフェナシン）は，膀胱の過剰な収縮を抑えるが，残尿の増加や尿閉のリスクがあるため，尿路感染症を伴う場合は勧められない．**閉塞隅角緑内障の患者には禁忌**である．

抗コリン薬が副作用で使用がためらわれる場合や効果がない場合には選択的β_3刺激薬のミラベグロンが用いられる．

6 その他の合併症に伴う排尿障害の治療

1）脳梗塞

さまざまな症状が出現しうるが，典型的には大脳の排尿中枢による下位排尿中枢に対する抑制の解除のため，失禁や頻尿（無抑制膀胱）が生じる．膀胱訓練や抗コリン薬がよく用いられる．

2）前立腺肥大症

α_1遮断薬や5α還元酵素阻害薬が用いられる．過活動膀胱による尿失禁などの症状に対しては，抗コリン薬が併用される．薬物療法を行っても効果が不十分の場合には，経尿道的前立腺切除術（transurethral resection of the prostate：TUR-P）をはじめとする手術療法が考慮される．

3）骨盤臓器脱（POP）

骨盤底筋群の損傷や支持力低下により骨盤内臓器が逸脱する．高齢者に多く，尿失禁が高頻度にみられる．軽症の場合は骨盤底筋訓練が行われる

が，中等症以上の場合はメッシュ手術などの手術療法を婦人科医に依頼する．

4）腰椎疾患

重度の腰椎椎間板ヘルニアや腰部脊柱管狭窄症に排尿障害を伴うことがあり，手術が考慮される．

症例提示

重症低血糖と急な腎不全の悪化の原因は？

グリメピリド1 mg/日服用の75歳の2型糖尿病男性．近医より紹介で重症低血糖，尿閉，腎不全（CRE 2 mg/dL）で入院．前立腺肥大による尿閉，水腎症により腎不全となり，SU薬が蓄積し，重症低血糖をきたした．バルーンカテーテル留置し，その後，前立腺肥大の手術を受けて腎不全は軽快した．排尿障害に対する問診と定期的な腎機能のチェックをすべき症例である．

◆ 参考文献

1) Yamaguchi C, et al：Overactive bladder in diabetes: a peripheral or central mechanism? Neurourol Urodyn, 26：807–813, 2007
2) Lifford KL, et al：Type 2 diabetes mellitus and risk of developing urinary incontinence. J Am Geriatr Soc, 53：1851–1857, 2005
3) Kaplan SA, et al：Urodynamic findings in patients with diabetic cystopathy. J Urol, 153：342–344, 1995
4) 「過活動膀胱診療ガイドライン」（日本排尿機能学会 過活動膀胱ガイドライン作成委員会/編），ブラックウェルパブリッシング，2005
5) Fedele D：Therapy Insight: sexual and bladder dysfunction associated with diabetes mellitus. Nat Clin Pract Urol, 2：282–290; quiz 309, 2005
6) Subak LL, et al：Weight loss to treat urinary incontinence in overweight and obese women. N Engl J Med, 360：481–490, 2009

7.【特論】認知症と栄養

荒木　厚

point

- 認知症合併患者は炭水化物の摂取が多くなり，ビタミンの摂取が低下する
- 認知機能低下を予防するためには，緑黄色野菜，果物，魚，大豆類を十分に摂取する
- 地中海食は認知症発症を予防する

1 認知機能低下がある患者の栄養

　認知症の患者の食事は菓子などの炭水化物が多くなり，逆に脂質が少なくなることが多い．結果として摂取エネルギー量は低下し，体重減少に傾くことが多い．摂食異常として過食，稀には盗食になることもある．J-EDIT研究に参加した高齢糖尿病患者の栄養調査では，MMSE 23点以下の女性患者では全エネルギー量摂取が低下していた[1]．特に脂質エネルギー比は23.7％と低く，代わって炭水化物エネルギー比が高いという特徴がある（図1）．男性でも同様の傾向がみられる．

　認知症合併患者ではビタミンの摂取が低下する．MMSEが23点以下の人の栄養の特徴として，女性ではビタミンA, C, B_1, 葉酸，パントテン酸といったビタミンB群や食物繊維の摂取量が少ない[1]．男性でも抗酸化ビタミンのビタミンA, ナイアシン，ビタミンB_6, B_{12}の摂取量が少ない．以上より，認知機能低下がある患者は**抗酸化ビタミン**と**ビタミンB群**の摂取量を増やすような工夫が必要である．

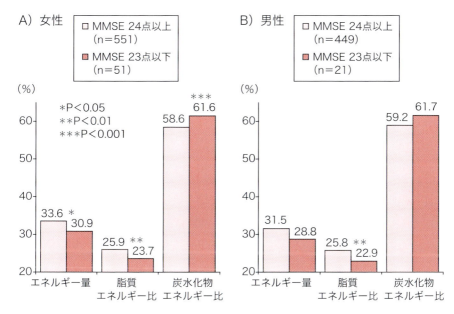

図1● 認知機能低下合併の糖尿病患者は脂質エネルギー比が低下する
文献1より引用

2 認知機能と関係する栄養成分

1) ビタミンB群

　ビタミンB_1，B_2，B_6，B_{12}，葉酸，ナイアシンといったビタミンB群の摂取不足は認知機能低下の危険因子である[2]．

　血中ホモシステイン濃度の高値は認知症または認知機能低下の危険因子である[3]．ホモシステインがメチオニンに戻る代謝経路にビタミンB_{12}と葉酸が関与し，ホモシステインがシステインになる際にビタミンB_6が関連している．したがって，葉酸，ビタミンB_{12}，ビタミンB_6が不足するとホモシステイン値が増加する．高齢糖尿病患者のホモシステインの濃度を3分位でみると，ホモシステイン最大3分位群の患者はMMSEなどの認知機能が低下する（図2）[4]．ホモシステイン値を下げる方法としては，葉酸とビタミンB_{12}の摂取があげられる．高齢者はこれらのビタミンが潜在的に欠乏していると言われているので，**緑黄色野菜や大豆類**の十分な摂取が大切である．

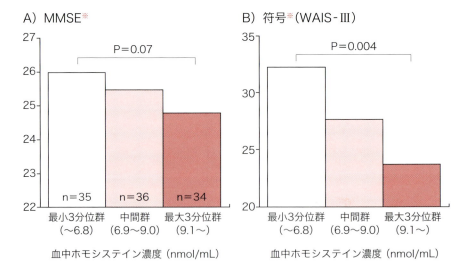

図2● 糖尿病患者のホモシステイン濃度と認知機能
※年齢,教育歴,HbA1c,収縮期血圧,インスリン治療,血清葉酸,ビタミンB$_6$,B$_{12}$,無症候性脳梗塞を共分散分析で補正
文献4より引用

2）抗酸化ビタミン

　　　ビタミンE，C，A（β-カロテン），Dといった抗酸化ビタミンの欠乏も認知機能低下と関連する[5]．

3）脂肪酸

　　　海外では動物性脂肪（飽和脂肪酸）の摂取量が多いと認知症になりやすい[6]．オリーブオイルなどに多い一価不飽和脂肪酸のオレイン酸や魚油の成分であるDHAやEPAの摂取が多いと認知症発症が少ないという報告がある[7)8]．
　　　したがって，認知機能低下を予防するためには，**緑黄色野菜**，**果物**，**魚**，**大豆類**，**オリーブオイル**などを十分に摂取することが大切である．
　　　本邦のJ-EDIT研究では，高齢糖尿病男性365名（平均年齢72歳，登録時平均MMSE 28点）におけるベースライン時の栄養成分と6年間MMSEの低下との関連について検討している[1]．3分位でみると，ビタミンAの摂取の最小3分位群は最大3分位群と比べてMMSEの低下がみられた（**図3A**）．厚生労働省が示しているビタミンAの推奨量は800μgRAE/日（70歳男性）である．したがって，推奨量よりも摂取量の少ないと認知機能が

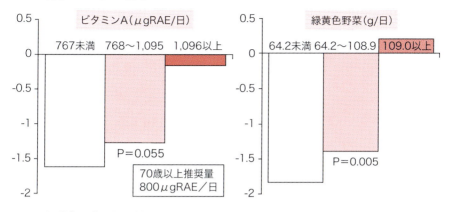

図3● 緑黄色野菜の摂取低下は6年間の認知機能低下と関連する

低下することが考えられる.同様に,ビタミンB_1の摂取不足も認知機能低下の危険因子であった.

また,男性においては緑黄色野菜の摂取量が少ないことが認知機能低下と関連した.緑黄色野菜の摂取を3分位に分けて検討すると100g以上摂取した最大3分位群は最小3分位群と比べて,MMSEの低下がみられなかった(図3B)[1].したがって,認知機能低下予防のために必要な緑黄色野菜の摂取量は100g/日である.100gの目安は,ホウレン草1/3把,ニンジン1/2本である.

3 認知症を防ぐための食事パターン

認知症を防ぐための食事のパターンの代表は**地中海食**である.地中海食とは地中海食食物ピラミッド(図4)の最下段にあるパン,米,穀類を最も多く摂り,野菜,果物,豆類,ナッツ,魚,オリーブオイルを多く摂り,菓子類,卵類,赤肉を控え,ポリフェノールを多く含む赤ワインを適量飲むという食事である.

この地中海食はインスリン抵抗性を改善し,血糖や体重を減らす効果がある.また,地中海食は心血管死亡や癌死亡を減らすと同時に,認知症なども予防する[9].ニューヨークの住民の追跡調査では地中海食の遵守が最も

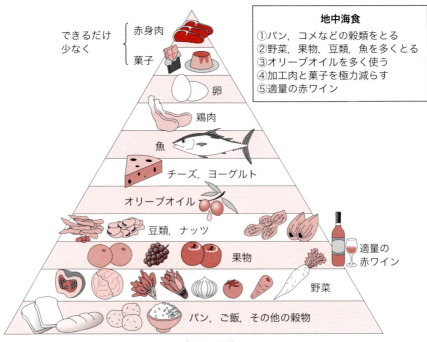

図4 ● 地中海食における食物ピラミッド

高い群ではMCIからアルツハイマー病（AD）への移行のハザード比が0.52と認知症発症が約半分となっている（図5）[10]．アルツハイマー病患者の患者を対象としても地中海食の遵守が最も高い群では死亡のハザード比も0.27とかなり低い[11]．この地中海食と認知症予防の関連は，炎症やインスリン抵抗性や身体活動量とは独立して関連している．

◆ 参考文献

1) 荒木 厚：認知症と栄養障害．Geriatric Medicine（老年医学），51：826-832, 2013
2) La Rue A, et al：Nutritional status and cognitive functioning in a normally aging sample: a 6-y reassessment. Am J Clin Nutr, 65：20-29, 1997
3) Seshadri S, et al：Plasma homocysteine as a risk factor for dementia and Alzheimer's disease. N Engl J Med, 346：476-483, 2002
4) Araki A, et al：Plasma homocysteine and cognitive function in elderly patients with diabetes mellitus. Geriatr Gerontol Internat, 3：86-92, 2003
5) Engelhart MJ, et al：Dietary intake of antioxidants and risk of Alzheimer disease. JAMA,

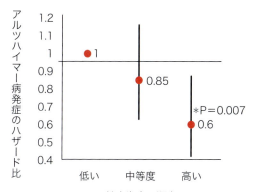

図5 ● 地中海食の順守度が高いとアルツハイマー病の発症が少ない
2,258人のニューヨーク住民の約4年の追跡調査．地中海食の順守：9ポイントのスケールで評価
文献10より引用

　　287：3223-3229, 2002
6) Kalmijn S, et al：Dietary fat intake and the risk of incident dementia in the Rotterdam Study. Ann Neurol, 42：776-782, 1997
7) Solfrizzi V, et al：High monounsaturated fatty acids intake protects against age-related cognitive decline. Neurology, 52：1563-1569, 1999
8) Morris MC, et al：Consumption of fish and n-3 fatty acids and risk of incident Alzheimer disease. Arch Neurol, 60：940-946, 2003
9) Pérez-López FR, et al：Effects of the Mediterranean diet on longevity and age-related morbid conditions. Maturitas, 64：67-79, 2009
10) Scarmeas N, et al：Mediterranean diet and mild cognitive impairment. Arch Neurol, 66：216-225, 2009
11) Scarmeas N, et al：Mediterranean diet and Alzheimer disease mortality. Neurology, 69：1084-1093, 2007

第3章 ココに注意！高齢者糖尿病と老年症候群

8.【特論】認知症と運動

梅垣宏行

point

- 糖尿病が認知症発症の危険因子である
- 薬物などによる有効な予防は確立していないなかで，運動は最もエビデンスの豊富な認知症予防法である

1 はじめに

　認知症の発症は加齢とともに増えるため，人口の高齢化にともない認知症患者は，ますます増加している．

　認知症とは，後天的な脳の障害による認知機能低下によって日常生活に支障をきたすようになった状態であり，認知症になると社会的な機能や日常生活を営む機能が低下・喪失し，生活の支援，介護・介助などを必要とするために，同居家族をはじめとする介護者にも負担を求めることが多い．近年，**糖尿病が認知症発症の危険因子**であることが明らかになってきており，新たな糖尿病合併症としての認知症の発症予防や進展抑制，さらには糖尿病を合併した認知症患者の治療の在り方がますます大きな問題となってくるであろう[1]．

　現在のところ，認知症を根治できる治療法はなく，発症の遅延・予防のための方策が求められている．

2 認知症の原因疾患

　認知症は，多様な原因で起こるが，頻度として特に高いのは，アルツハイマー型認知症（AD），脳血管性認知症（VD）である．

1) アルツハイマー型認知症（AD）

ADでは，老人斑と神経原線維変化という2つの特徴的な病理変化が脳に蓄積する．認知症の原因疾患のなかで最も頻度が高く，認知症全体の約半数以上がこの疾患によると考えられている．アミロイドβ（amyloid beta）[※1]によって神経障害が起こることが原因であると考えられている．

2) 脳血管性認知症（VD）

VDとは，脳血管障害に関連して出現する認知症を総称したものである．頻度としてADについで多い認知症である．

3 MCI

認知症は認知機能低下によって「生活機能の障害をきたす」ようになった状態であるが，軽度の認知機能低下はあるものの「日常生活には支障をきたしていない」状態は，軽度認知機能障害（mild cognitive impairment：MCI）と名付けられる．65歳以上の高齢者では，MCIの有症率は，10〜20％程度にものぼると考えられている．一般高齢者の認知症の発症率は1〜2％/年と考えられているのに対し，MCIでは5〜15％/年と高く，MCIは認知症発症のハイリスクグループであると考えられている．

4 運動による認知症予防

認知症の予防に有効な薬物があるとはいえない現状において，非薬物的なアプローチに対する期待は高い．なかでも運動の効果については，多くのエビデンスが集積されてきた．

1) 健常高齢者の認知機能改善効果

2008年に報告されたAngevarenらによるCochran databaseのsystematic reviewでは，運動は，認知機能障害のない健常高齢者の認知機能を改善することが明らかとなった．特に運動機能，注意力，認知速度のドメイ

[※1] アミロイドβ（amyloid beta）
アミノ酸40前後のタンパク質で神経細胞障害性をもつと考えられている．アミロイド前駆蛋白（amyloid precursor protein：APP）から2カ所で切断されることによって産生される．アルツハイマー病はアミロイドβの蓄積から始まると考えられており，アミロイドカスケードセオリーといわれている．

ンにおいて強い効果が認められた[2]．

2）疫学的データ

　　Hamerらは，前向きのコホート研究のみを選択したsystematic reviewを行ったが，その結果によれば，運動は認知症全体の発症のリスクを28％，ADの発症リスクを45％減少させた[3]．

3）MCIに対するintervention trial

　　RCT（randomized control study）による運動の認知機能低下予防効果を検証したデータも蓄積されつつある．特に，MCIの有症者に対するRCTは認知症予防の観点からは最も重要なデータとなるが，2004年にHeynらによって実施されたmeta analysisでは，MCIもしくは認知症の高齢者に対する運動介入は認知機能の改善効果をもつことが示された[4]．

　　また，オーストラリアで実施されたRCTでは，認知症ではないが軽度に認知機能の低下を認める170名に対して，walkingを中心とした週150分（50分のセッションを3回/週）の運動を24週間実施することによる介入効果が検討された．介入の結果，対照群は，ADAS–Cog（Alzheimer's Disease Assessment Scale–cognitive subscale）が1.04点悪化したのに対して，運動群は0.26点改善し，両群間には，1.3点の得点差が生じた．運動による認知機能改善効果は，介入終了後1年後にも持続していたと報告された[5]．最近，わが国でもRCTによって運動による認知機能改善の効果が報告された[6]．

5 運動による認知症予防の機序

1）神経栄養因子を介した作用

　　海馬などにおいて，神経栄養因子であるBDNF（brain derived neurotrophic factor）は学習記憶に重要な役割を果たしているが，運動によって，海馬などの脳内のBDNFは増加することが，動物実験によって明らかにされている．さらに，高齢者を対象にした介入研究において，運動を行わなかった対照群では海馬は萎縮したのに対し，運動群では海馬の容積はむしろ増加し，血清中のBDNFの濃度が増加したことが報告されている[7]．

　　運動によって，BDNFをはじめとする神経栄養因子の増加が起こり，学習記憶の能力の改善や脳萎縮の防止などが起こるものと推定される．

2）酸化ストレス低下作用

　ROS（reactive oxygen species）による酸化ストレスは細胞障害性が強く，中枢神経においても神経変性の大きな原因の1つであり，アルツハイマー型認知症の発症メカニズムにもROSによる酸化ストレスが関与している可能性は古くから指摘されている．一方で，運動は中枢神経系における酸化ストレスの軽減作用があることが知られている．

3）脳血流改善作用

　運動は，脳血流や代謝の改善作用があることも報告されている．したがって，運動の認知症予防効果の一部はこうした作用と関連している可能性がある．

4）アミロイドカスケードに対する作用

　アルツハイマー型認知症は，アミロイドβによって神経が障害されることによって起こると考えられているが，アルツハイマー型認知症の動物モデルであるAPPのトランスジェニックマウスを使った動物実験では，運動は脳内のアミロイドβの産生を減らすことによって，脳内のアミロイドβの蓄積が減少することが報告されている[8]．

5）生活習慣病の改善

　高血圧・糖尿病・脂質異常などの生活習慣病は，動脈硬化を促進し，脳血管障害を増加させる．したがって，生活習慣病は，血管性認知症を増やす原因となる．近年，生活習慣病は血管性認知症のみでなく，ADの危険因子であることが明らかになってきた．運動は，生活習慣病を改善するため，血管性認知症・ADを減少させうる．

6）インスリン抵抗性を介した作用

　近年，アルツハイマー型認知症を含む認知症の発症とインスリン抵抗性との関連について注目が集まっている．インスリン抵抗性は脳内のインスリンの代謝に影響を与え，アルツハイマー型認知症の発症を増やす可能性が指摘されており[9]，運動によるインスリン抵抗性の改善が認知症の発症を予防することが期待される．

6 まとめ

認知症については，薬物などによる有効な予防は確立していないなかで，運動は最もエビデンスの豊富な認知症予防法である．今後さらに，その機序の解明が進み，最も有効な運動強度やメニューが明らかにされていくことが期待される．

◆ 参考文献

1) Umegaki H, et al：Cognitive dysfunction: an emerging concept of a new diabetic complication in the elderly. Geriatr Gerontol Int, 13：28-34, 2013
2) Angevaren M, et al：Physical activity and enhanced fitness to improve cognitive function in older people without known cognitive impairment. Cochrane Database Syst, Rev1, 3, CD005381, 2008
3) Hamer M & Chida Y：Physical activity and risk of neurodegenerative disease: a systematic review of prospective evidence. Psychol Med, 39：3-11, 2009
4) Heyn P, et al：The effects of exercise training on elderly persons with cognitive impairment and dementia: a meta-analysis. Arch Phys Med Rehabil, 85：1694-1704, 2004
5) Lautenschlager NT, et al：Effect of physical activity on cognitive function in older adults at risk for Alzheimer disease: a randomized trial. JAMA, 300：1027-1037, 2008
6) Suzuki T, et al：A randomized controlled trial of multicomponent exercise in older adults with mild cognitive impairment. PLoS One, 8：e61483, 2013
7) Erickson KI, et al：Exercise training increases size of hippocampus and improves memory. Proc Natl Acad Sci U S A, 108：3017-3022, 2011
8) Adlard PA, et al：Voluntary exercise decreases amyloid load in a transgenic model of Alzheimer's disease. J Neurosci, 25：4217-4221, 2005
9) Craft S：Insulin resistance and Alzheimer's disease pathogenesis: potential mechanisms and implications for treatment. Curr Alzheimer Res, 4：147-152, 2007

第4章 高齢者糖尿病の治療～QOLの維持・向上のために

1. 食事療法

荒木　厚

point

- 低栄養，特に蛋白エネルギー摂取不足（PEM）になりやすい
- 極端なエネルギー摂取不足は，死亡のリスクを高める
- 認知機能低下を防ぐためにビタミンB群や抗酸化ビタミンの摂取が必要である

1 高齢者の栄養の特徴

　高齢者の栄養は，以下の特徴がある．①低栄養になりやすく，時には過栄養と合併することがある．②高齢者は，ADL低下，嚥下障害，視力障害を起こし，蛋白質・エネルギー低栄養状態（protein energy malnutrition：PEM）[※1]になりやすい．③ミネラルや微量元素が不足しやすく，特にビタミンは潜在性の不足状態になりやすい．③嚥下機能・咀嚼能力の低下や歯の喪失がみられることがある．④認知機能低下などで食事療法のアドヒアランスが低下し，長年の食習慣を変えることが難しいことが多い．⑤独居，社会サポート不足，経済状態の悪化も，食事療法のアドヒアランスの低下の原因となりうる．

　結果として高齢者は低栄養になりやすい．

2 高齢者糖尿病のエネルギー摂取

　高齢者の栄養は個人差が大きく，低栄養と過剰栄養が混在する．エネル

※1　蛋白質・エネルギー低栄養状態（protein energy malnutrition：PEM）
蛋白質とエネルギーの摂取不足や吸収障害，必要栄養量の増加が原因で低栄養になっている状態を示す．PEMは高齢者の死亡や入院中の生命を脅かす合併症（感染症，創傷治癒遅延，褥瘡）のリスクとなる．PEMがある入院高齢者に蛋白質を補給すると死亡や入院中の合併症が減るというエビデンスがある．

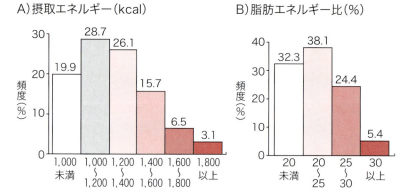

図1 ● 高齢者の摂取エネルギーと脂肪エネルギー比
文献1より引用

ギー摂取量が多い人だけでなく，極端に少ない人もいる．外来通院の高齢糖尿病患者292例（男90例，女202例，平均年齢75.7±5.5歳）のエネルギー摂取量を吉村のFFQ（食物摂取頻度調査）により評価すると，低栄養と考えられる1,000 kcal以下の人が約20％，理想体重あたりの摂取エネルギーで20（kcal/kg）未満が約19％にみられた．逆に，エネルギー摂取量が1,600 kcal以上の人は約10％，理想体重あたりのエネルギー摂取量が30（kcal/kg）以上の人が約11％であった（図1）[1]．

加齢とともに標準体重あたりのエネルギー摂取量は増加する．高齢糖尿病患者912人を対象としたJ-EDIT研究（平均年齢72歳）では，エネルギー摂取量は男性1,802 kcal/日，女性1,661 kcal/日であった．標準体重あたりのエネルギー摂取量は男女ともに30 kcal/標準体重以上であり，かつ女性では加齢とともに増加した[2]．

活動量が多くない高齢者のエネルギー指示量は，標準体重に27～28をかけて計算する．実際は身体活動量の個人差が大きいことより，エネルギー摂取量の評価や体重の変化を参考にして，個別にエネルギー指示量を設定する．

極端な摂取エネルギー不足は死亡のリスクを高める．したがって，エネルギー指示量は**低くても1,200 kcalにとどめる**ことが必要である．高齢糖尿病患者457例の6年間の追跡調査では1,100 kcal未満の人は1,100 kcal以上の人と比べて，死亡しやすく，年齢，性，血清アルブミン値を補正した死亡率は1.8倍であった（図2）．

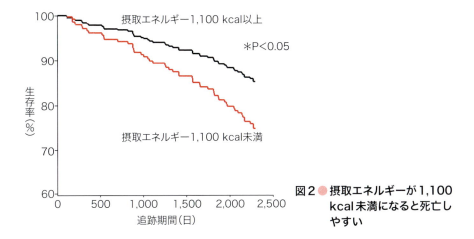

図2 ● 摂取エネルギーが1,100 kcal未満になると死亡しやすい

3 高齢者糖尿病の炭水化物，脂質

　高齢糖尿病患者の食事療法の炭水化物：脂質：蛋白質の比率（％）は50〜60：20〜25：20〜30とされる．高齢者は炭水化物，脂質，蛋白質のバランスが偏りやすい．J-EDIT研究の高齢糖尿病患者の蛋白質：脂肪：炭水化物のエネルギー比（PFCエネルギー比：％）は男性で15.2：25.4：59.5，女性で15.7：25.8：58.6であった[2]．2001年の国民栄養調査の70歳以上の結果と比べると，脂肪の割合が多い．

　高齢者の**炭水化物・エネルギー比は55〜65％が望ましく**，極端な炭水化物の制限は望ましくない．高齢糖尿病患者の6年間の追跡調査では，追跡期間中に心血管死亡をきたした群は生存群と比較して，登録時の炭水化物摂取量が少なかった．死亡群の炭水化物摂取の平均は177 g，総エネルギーは1,160 kcalであった．また，死亡群では穀類，大豆の摂取が少ないという結果であり，高齢者ではこれらの十分な摂取が必要である．

　高齢者において炭水化物を制限すると，食事のバランスが悪化するだけでなく摂取エネルギー量も過剰となる．J-EDIT研究では炭水化物エネルギー比を4群に分けて，HbA1cや血清脂質との関連について検討すると，炭水化物エネルギー比の最も少ない群（55％未満）では最も高蛋白質（平均85.1 g/日），高脂肪エネルギー比（平均31.4％），高エネルギー量（平均34.3 kcal/標準体重kg）となっていた[3]（図3）．

　加齢に伴って，脂肪エネルギー比は低下し，脂肪の摂取は若い人と比べ

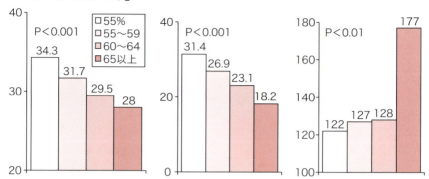

図3 炭水化物・エネルギー比と総エネルギー量,脂肪エネルギー比,血清中性脂肪値との関連

て少なくなる.家族形態で分けてみると,独居では,献立の数が少なくなり,外食やレトルト食品が多くなり,脂肪摂取が増えることが多い.一方,子供夫婦と同居し,若い家族が食事を作る場合には,脂肪摂取過多になることがある.この高齢者の過剰な脂肪摂取は,血糖コントロール不良と関連していたことより,注意する必要がある.

4 高齢者の蛋白質,塩分

蛋白質は腎症などの進行防止の観点から,その所要量は以前よりも少なく設定されてきている.しかし,高齢者では蛋白エネルギー不足になる場合もあり,極端な蛋白制限は望ましくない.J-EDIT研究では塩分の摂取は男性で10.9 g/日,女性で10.0 g/日であり,塩分の摂取がいまだ多いので,減塩の指導が望まれる.しかし,塩分摂取を極端に減らすと食欲が低下する例もあるので注意を要する.

5 高齢者糖尿病のビタミン,緑黄色野菜,食物繊維の摂取

高齢者において十分なビタミンの摂取は,認知機能低下防止の観点から大切である.

海外では,ビタミンB群(B_1, B_2, 葉酸, B_{12}),抗酸化ビタミン(ビタ

表1 ● 高齢糖尿病患者の簡易栄養食事指導法

1．毎日三食，主食，主菜，副菜のある食事をとる
2．主食は定量
3．主菜（蛋白質，魚，肉，大豆製品，卵）は毎食1品～1品半くらい
4．副菜（野菜）は1食に2鉢（半分は緑黄食野菜でとる）
5．油脂料理は1日2品以下（朝食か昼食でとる）
6．菓子は多くても週1～2回程度
7．1日の果物の量を確認 　例）1日2個のもの（みかん，キウイフルーツなど），1日1個のもの（バナナ，オレンジなど），1日1/2個のもの（グレープフルーツ，りんごなど）
8．アルコールは1日2単位以内（主治医と相談）
9．はちみつ，みりん，飴は砂糖の仲間であることを説明

ミンE，ビタミンA，ビタミンC），ビタミンD，フラボノイド，食物繊維などの摂取不足と飽和脂肪の摂取過剰は認知機能低下と関連することが報告されている[4]．緑黄色野菜の十分な摂取は血糖や脂質のコントロールだけでなく，認知機能低下を防ぐために大切である[5]（3章7参照）．緑黄色野菜の摂取が少ないと全エネルギー量や脂肪・エネルギー比が高値となり，食品では穀物，菓子，アルコールの摂取が増加する．

食物繊維の十分な摂取は食後の過血糖や高コレステロール血症の対策として高齢者でも推奨すべきである．また，食物繊維の十分な摂取は，虚血性心疾患死亡を予防する．

6 高齢者の栄養指導

高齢者でも食事療法は，糖尿病の治療の基本である．高齢者は長年の食習慣を変えることが困難なことや治療のアドヒアランスが悪いことから，栄養指導の積極的導入をためらいがちである．しかし，栄養指導を生活機能の維持のために行うとすれば，その意義はきわめて大きい．高齢者の栄養指導は，患者が一般にイメージする単なるエネルギー制限の「糖尿病食」ではなくて，身体機能，認知機能，心理状態を良好に維持し，生活機能の低下を防ぐような食事ができるように援助すべきである．

高齢者では認知機能の低下などにより食品の計量や食品交換表を使えない場合が少なくない．したがって，指導の媒体を簡易にし，重要なポイントとなる部分を絞って指導することが大切である．表1にわれわれが開発

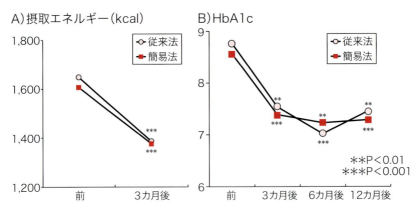

図4 簡易栄養食事指導法は食品交換表を用いた従来法と同様に総エネルギーとHbA1cを減らす

した簡易栄養食事指導法を示す[6].簡易栄養食事指導法は食品交換表を使用した従来法の場合と同様に,新規の高齢糖尿病患者において1年間のHbA1cの改善に有効であった(図4)[7].簡易栄養指導法では,清涼飲料水,菓子類,果物の摂取が減少したことより,HbA1cが低下した(図5).このことより,高齢者では簡易な媒体を用いてポイントを絞った栄養指導が有効であることを示している.また,高齢者では自分で食事が作れない場合は,ヘルパーによる調理や宅配食などを利用する場合もある.

　高齢者の栄養指導の際には心理面での配慮が必要である.糖尿病の負担感のなかで食事療法の負担は大きい.血糖コントロールが悪いことと食事療法を遵守できていないことの両者が食事療法の負担感を大きくする要因である[8].食事療法が遵守できても,糖毒性または薬物療法が不十分のために,血糖が悪化している場合があることも考慮に入れるべきである.患者やその家族だけでなく,介護にかかわる職種にも,糖尿病の知識を与えるだけでなく,柔軟な食事療法や心理サポートが大切であることを伝える必要がある(栄養食事指導の実際については,次項の4章2も参照されたい).

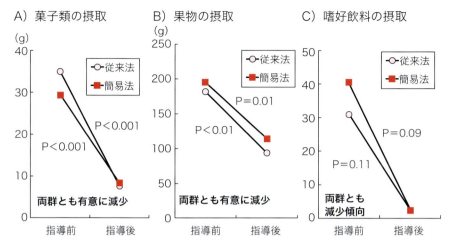

図5 ● 簡易栄養食事指導法は従来法と同様に菓子類，果物，嗜好飲料の摂取を減らす

◆ 参考文献

1) 荒木 厚, 他：高齢者糖尿病の治療. 糖尿病の療養指導. 「第43回糖尿病学の進歩」(日本糖尿病学会/編), pp 125-129, 診断と治療社, 2009
2) Yoshimura Y, et al：Relations of nutritional intake to age, sex and body mass index in Japanese elderly patients with type 2 diabetes: the Japanese Elderly Diabetes Intervention Trial. Geriatr Gerontol Int, 12 Suppl 1：29-40, 2012
3) Kamada C, et al：Optimal energy distribution of carbohydrate intake for Japanese elderly patients with type 2 diabetes: the Japanese Elderly Intervention Trial. Geriatr Gerontol Int, 12 Suppl 1：41-49, 2012
4) Gillette Guyonnet S, et al：IANA task force on nutrition and cognitive decline with aging. J Nutr Health Aging, 11：132-152, 2007
5) 荒木 厚：認知症と栄養障害. Geriatric Medicine（老年医学）, 51：826-832, 2013
6) 高橋光子, 他：高齢糖尿病患者における簡易栄養食事指導の試み. 日本老年医学会雑誌, 39：527-532, 2002
7) Takahashi M, et al：Development of a new method for simple dietary education in elderly patients with diabetes mellitus. Geriatr Gerontol Int, 4：111-119, 2004
8) 荒木 厚, 他：老年糖尿病患者の食事療法の負担感について. 日本老年医学会雑誌, 32：804-809, 1995

第4章 高齢者糖尿病の治療〜QOLの維持・向上のために

2. 栄養食事指導の実際

府川則子

point

- 高齢者は炭水化物の摂取が多い．その内容としては，砂糖類，果物類，和菓子類が多い
- 高齢患者は，その多様性・個別性に富むことから，患者を総合的に評価したうえで，個々に即した内容で栄養食事指導を行うことが求められる
- くり返しの継続指導の中で，本人への納得と動機づけを行い，徐々に治療目標に近づける

1 高齢者の食事摂取状況

　高齢者の食事摂取状況のうち，平成24年の国民健康・栄養調査[1]から，血糖コントロールに影響を及ぼす，炭水化物，たんぱく質，脂質の3大栄養素のエネルギーに占める構成比率について，75歳以上の高齢者と30〜39歳の若い人を比較しながら概観する．

1）炭水化物エネルギー比率

　炭水化物[※1]の総エネルギーに占める比率は加齢とともに上昇し（図1），75歳以上では59.8％である．炭水化物の含有量の多い食品について，30歳代と比較すると，米の摂取量は30歳代と比較すると少ないが，総エネルギー量のうち米の占める比率は47％であり，30歳代の45％より高い．ま

※1　炭水化物
「炭水化物」は，「糖質」と「食物繊維」の合計で表される．「糖質」の大部分はデンプン（多糖類）とショ糖（二糖類）．そのほかに，乳糖，麦芽糖などの二糖類，果物，清涼飲料水などに含まれる果糖（単糖類），ブドウ糖などがある．多糖類のデンプンより単糖類を多く含む清涼飲料水などは，血糖上昇しやすい．
「食物繊維」は，ヒトの消化酵素で消化されない食品中の難消化性成分であり，不溶性と水溶性のものがある．食後の血糖上昇を抑えたり，便通を改善させる効果がある．また，水溶性のものは，血中のコレステロールの上昇を防ぐ作用もあり，糖尿病治療と合併症予防に有効といわれている．

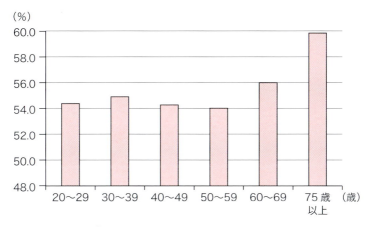

図1 総エネルギーに占める炭水化物比率の年代別比較
文献1より引用

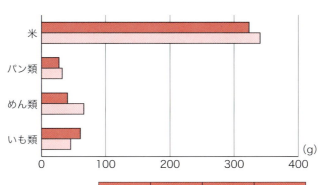

	米	パン類	めん類	いも類
75歳以上（g）	323.2	28.2	40.8	61.2
30～39歳（g）	340.3	32.5	66.7	46.2

図2 炭水化物含有量の多い食品群別摂取量比較（75歳以上と30～39歳）
文献1より引用

た，いも類がやや多く，パン類やめん類は少ない傾向にある（図2）．さらに，吸収速度の速い糖質を多く含有する**和菓子類や砂糖類が多く**（図3），**果物の摂取量も多い**．特に果物の摂取量は，30～39歳の約2.5倍である（図4）．

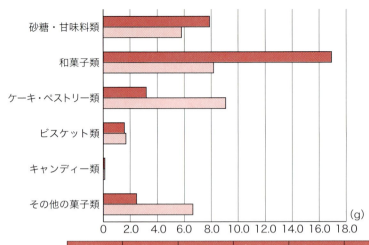

図3● 砂糖，菓子類の摂取量比較（75歳以上と30〜39歳）
文献1より引用

2）たんぱく質エネルギー比率

たんぱく質は，筋肉や骨の維持，低栄養状態の予防のためにも，重要な栄養素であるが，過剰摂取は血糖値へ影響する．75歳以上の総エネルギーに占めるたんぱく質の比率は14.9％である．30歳代の14％と比較しても少なくない．**肉類の摂取量は少ないものの魚類と豆類，乳類が多い**（図4）．

3）脂肪エネルギー比率

脂質は，食後しばらくたってから血糖値が上がる原因となることから十分気をつける必要がある．20歳代をピークに年々減少し，75歳以上で，総エネルギー量の22.5％となる．

2 栄養食事指導の実際

「糖尿病治療ガイド2014-2015」[2]では，初診時の栄養食事指導のポイントとして，これまの食習慣を聞きだし，明らかな問題点がある場合は，ま

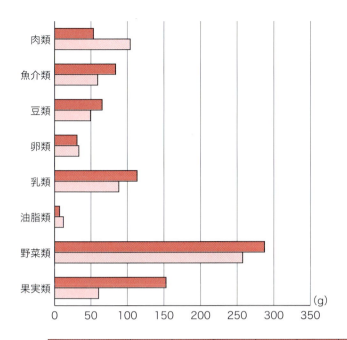

	肉類	魚介類	豆類	卵類	乳類	油脂類	野菜類	果実類
■ 75歳以上（g）	53.5	84.0	65.5	31.0	113.5	6.9	287.3	153.0
□ 30〜39歳（g）	104.0	59.4	49.5	33.6	88.4	12.2	257.7	60.7

図4 ● 主な食品群別摂取量比較（75歳以上と30〜39歳）
文献1より引用

ずその是正から進めるとある．実際に，糖尿病治療中の高齢患者の食事摂取状況も，国民健康・栄養調査と変わらない傾向にある．良好な血糖管理や合併症予防をするために，以下のような方法で栄養食事指導を進める．

> ● 栄養食事指導の進め方のポイント
> 1　これまでの食生活状況の調査
> 2　食事療法の必要性，現在の病態，食事療法の要点について情報提供を行う
> 3　患者とともに解決すべき課題を考え，食事療法のゴールを定める．実際には，くり返しの継続指導の中で，本人への納得と動機づけを行い，これまでの生活習慣を大きく変えることなく，可能な範囲内で2〜3個程度の目標を設定し，徐々に改善していく

表1 ● 食生活状況調査

	項目	着眼点
1	食習慣	①欠食　②間食，夜食　③早食い　④飲酒　など
2	食嗜好	①食嗜好の偏り（菓子，嗜好飲料，アルコールなど） ②外食，市販の惣菜・弁当，宅配食などの利用の有無
3	食事内容	①食事バランス（主食，主菜，副菜のバランス） ②摂取量（過剰，不足，ムラ） ③摂取過剰（果物，乳製品，油脂類，菓子類，食塩など） ④摂取不足（主食，主菜，野菜など）
4	身体状況	①身長，体重，BMI，体重の変化 ②病態，検査データ ③運動機能：自立または介護が必要 ④嚥下機能：問題の有無
5	家族構成と 食事づくり担当者	①独居，同居者（協力あり，なし） ②食事づくり担当者（買い物，調理，片付け） 　本人，妻，家族，ヘルパー，その他協力者
6	日常生活状況	①1日のタイムスケジュール（仕事やデイサービスへの通所など） ②活動量，運動状況 ③睡眠，排便状況
8	経済面	①問題あり　②問題なし
9	理解度，意欲	食事療法に対する理解度，意欲　など

1）食生活状況の評価

　この調査の目的は，食事療法を実践しやすくするために，高齢者総合機能評価（CGA）に加え，さらに，患者の食習慣，食事の好み，食事内容，日常生活などのうち食事療法を行うために影響を及ぼす項目を掘り下げ，評価することを目的に行う．具体的な調査項目と着眼点を**表1**に示す．

2）栄養食事指導の進め方

　高齢者総合機能評価（CGA）で得られた認知機能，不安感やうつ状態などの心理状況の情報を把握したうえで，前項の食事摂取状況調査を踏まえ，血糖のコントロールや合併症の予防のための食事療法に取り組むように，以下のように進める．

①食事療法の意義と食生活を改善することを奨励する

②1日に摂取すべきエネルギー量を指示エネルギー量として示す

　体重は毎回図る．そして，必要があれば減量にも取り組ませる．

　実際には，まず，医師が示した指示エネルギー量に基づき，管理栄養士

などが，なにを，どれだけ，いつ配分すればよいか，指示されたエネルギー量内で，栄養バランスのとれた食事にするために，フードモデルや食品交換表などの媒体を用いて，具体的に説明する．

「糖尿病食事療法のための食品交換表 第7版」では，指示エネルギーに対して，炭水化物を50〜60％，たんぱく質を標準体重1 kgあたり1.0〜1.2 g，残りを脂質でとることが基本とされている．そこで，これまでの食習慣に即した内容で可能な限り，指示エネルギーで栄養のバランスよく食事をとるための食事計画を患者とともに組立てる．

ほとんどの場合，食品交換表の理解がむずかしいことから，図5のような1日1,200 kcalの食事計画を作成する．これにより指示エネルギー量を具体的に意識できるような工夫を行う．

③目標設定

一度にすべてを改善しようとせず，本人の納得の上で，徐々に不都合な点を是正する．

例えば，初回の指導で，以下のような問題点が浮かび上がった場合の目標設定の例を以下に示す．

問題点1：ごはんを極端に減らしている．
目標設定：決められたご飯の量は確実に計量して食べる．

問題点2：昼食は，ごはんにコロッケだけや魚だけで済ます．
目標設定：主食，主菜，野菜の副菜をそろえる．

問題点3：食事は意識して少なくし，間食に甘いものを食べる．
目標設定：3度の食事を大切に，甘いものは週1回程度にする．

是正すべき内容に対して，改善策を患者とともに考え，次回まで具体的な目標を2〜3項目設定する．患者は次回の診察までセルフコントロールすることになるが，その状況を次回来院時に評価する．達成できないときには，できなかった理由を掘り下げ，守れるような目標に修正するなどの対策を患者とともに考え，無理のない形で継続的に食事療法に取り組むよう支援する．

●●●●様　　1日1,200 kcalの食事計画

食品の分類		主な食品と80kcalあたりの分量	1日のめやす量 朝	1日のめやす量 昼	1日のめやす量 夕
主食	主食・芋の仲間	ごはん50g　食パン30g　茹でうどん80g　じゃがいも110g	食パン6枚切り1枚	うどん⅔玉	ごはん100g
		主食は，決められた量を計って食べましょう．いも類は主食の仲間です．			
主菜	おかずの仲間	たら100g　豚もも肉60g　絹豆腐140g　鮭60g　卵小1個	またはウインナ2本	赤身肉60g	魚半切れまたは豆腐¼丁
		朝食，昼食はおかずの仲間から1種類選びましょう．夕食は，2種類選ぶことができます．			
副菜	野菜の仲間	1単位は300gです．毎日1単位以上は食べましょう．	サラダ	野菜炒め	お浸し
		野菜，きのこ，海草は，毎食必ず1皿は食べましょう．			
調味料	油の仲間	植物油10g　マヨネーズ10g　ベーコン20g　アーモンド15g	マーガリン小さじ1	植物油小さじ1	
	さとう	砂糖は6g（小さじ2杯）以下			
	みそ	みそは12g（小さじ2杯）			
くだものの仲間		りんご中½個　みかん中2個　バナナ1本（中）　ぶどう150g		りんご中½個	
		果物は，1日に，上の中から1種類選ぶ，また，2種類なら半分ずつ選んで食べましょう．			
牛乳の仲間		牛乳120mL　ヨーグルト120g　低脂肪乳150mL	牛乳180cc		
		牛乳なら，180cc飲めます．牛乳とヨーグルトの2種類食べるには，牛乳90cc，ヨーグルト90g．食べすぎに注意しましょう．			

図5 ● 食事計画の例

Column

栄養指導外来のススメ

地域医療機関から紹介を受け,病院にて「栄養指導」を実施している試みが各地で行われている.

診療所などの先生からの依頼を受け,生活習慣病(糖尿病,高血圧,脂質異常症,慢性腎臓病)や特定健康診査により食事指導の対象と判定された患者などに対し,診療所で栄養指導が行えない場合,病院の管理栄養士による栄養食事指導を受けることができる(図6).

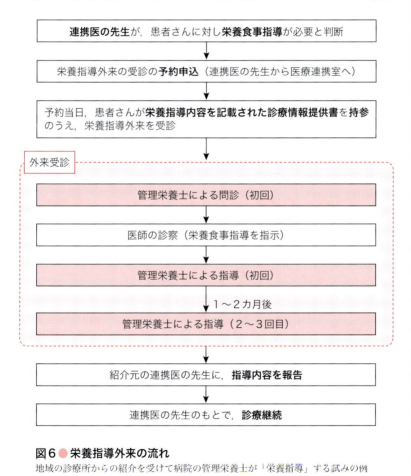

図6 ● 栄養指導外来の流れ
地域の診療所からの紹介を受けて病院の管理栄養士が「栄養指導」する試みの例

◆ 参考文献
1) 平成24年「国民健康・栄養調査」の結果
   http://www.mhlw.go.jp/stf/houdou/0000032074.html
2) 「糖尿病治療ガイド2014-2015」(日本糖尿病学会/編),文光堂,2014

2. 栄養食事指導の実際

第4章 高齢者糖尿病の治療〜QOLの維持・向上のために

3. 運動療法

星野武彦, 鈴木 進, 清野弘明

point

- 2007年, 生活機能低下を予防するための病態概念として, ロコモティブシンドロームが日本整形外科学会から提唱された
- 高齢者糖尿病患者と要介護の関連性は高い
- ロコモティブシンドロームの予防に運動療法が効果的である

1 はじめに

　日本人2型糖尿病患者は糖尿病でない人に比べて, 生活機能低下により**要介護**状態に以降しやすいことが問題になっている. 2007年, 生活機能低下を予防するための病態概念として, **ロコモティブシンドローム**（以下：ロコモ）が日本整形外科学会から提唱された（図1）. ロコモを考慮した糖尿病, 特に高齢者糖尿病患者に対する**運動療法**は, 糖代謝および脂質代謝改善のみならず生活機能低下予防または改善のためにも必要不可欠であると考えられる.

2 ロコモティブシンドローム（運動器症候群）の概念

　世界に先駆けて高齢者社会を迎えたわが国の現状と今後を見据えて整形外科学会では, 運動器の障害による要介護の状態や要介護リスクの高い状態を表す新しい病態概念として, ロコモを2007年に提唱した[2].

　「ロコモ」の提唱には,「人間は運動器に支えられて生きている」, そして, 運動器の健康には, 医学的評価と対策が重要であるとの意味が込められている. 私たちの身体を支え, 動かす役割を果たしている運動器は, 年齢とともに機能低下していくものである. 運動習慣の有無が, この老化による

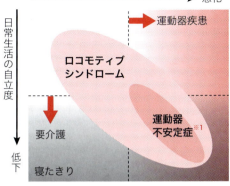

図1 ● ロコモティブシンドロームと日常生活自立,運動器の健康
ロコモティブシンドロームとは,運動器の機能不全による要介護状態のみならず,要介護リスクが高まった状態を広くさす
※1 運動器不安定症:転倒リスクが高まった運動器疾患
文献1より引用

運動器官の機能低下に影響を及ぼす.

3 2型糖尿病とロコモティブシンドローム

　過食や運動不足が大きな原因とされている2型糖尿病患者はロコモのハイリスクグループである.糖尿病患者は糖尿病でない人よりも10年早くロコモになると言われている.糖尿病神経障害,足病変,網膜症など糖尿病に特異的または併発しやすい病態によっては,ロコモになる可能性を大きく秘めている.そして,ロコモ合併糖尿病患者や**高齢者糖尿病患者においては,運動療法による介入が要介護状態への悪化を予防できるかの鍵を握っている**と考えられる.

4 高齢者糖尿病の運動療法

1) 運動開始前のチェック

　運動は筋におけるインスリン抵抗性を改善し糖尿病治療に大きな効果をもたらす[3].しかし,場合によっては運動が病態を悪化させてしまうことも考えられる.特に高齢者の場合,体力を無視した運動は実施者にとって苦

痛となるばかりでなく，さまざまな運動障害を引き起こす危険性もある．そして，いくら理想的な運動であっても，患者さんの体力や実生活からかけ離れたものであれば実践は困難である．個々の患者さんに応じた運動指導を展開するためには，患者の臨床的背景を把握しなければならない．当院では運動指導を開始する前に3つの視点から患者の状態を把握している．

①メディカルチェック

　運動療法はすべての患者さんに適応となるわけではなく，病状によっては運動が制限される場合もある．このため，運動開始前の医学的検査が必要不可欠となる．糖尿病は虚血性の心疾患を合併しやすいため，運動負荷テストなどにより心機能を評価しておくことが必要となる．肥満者では過体重の影響により，膝や腰に障害を起こしやすい．また，高齢者には**関節痛などの自覚症状の有無や関節のアライメント**など，運動器のチェックも合わせて実施しておく必要がある．

②フィジカルチェック

　主治医による医学的検査で運動の適応が確認された患者さんに対し，体型や体力などの身体的チェックを実施する．体型は身長，体重とともに体脂肪率や腹囲などを測定し，体力は脚筋力，平衡機能，柔軟性，敏捷性，持久力などの評価を実施している．特に体重が重く相対的脚筋力の低い高齢肥満者の場合，膝関節に障害を起こしやすい．このため，長時間のウォーキングは控え，自転車運動や水中運動などを勧めている．また，運動強度の指標として，運動負荷テストから得られる無酸素性作業閾値を用いている．これらのチェックは定期的に実施することで，運動効果の評価に役立つ．

③ライフスタイルチェック

　誤った生活習慣の是正が糖尿病治療の基本となる．このため，まずは現在の生活習慣を把握し，訂正すべきポイントを探ることが必要である．高齢者の中には，外出することが極端に減り**日常の活動量低下**からロコモ予備軍となっているケースも珍しくない．また，このような聞き取り調査を実施することによって患者自身が自分の運動不足に気づき，運動の必要性を再認識することも多い．

2) 運動のしかた

3つの視点より患者の臨床的背景を把握し，その特性に合わせた運動のしかたを考える．患者さんの背景はさまざまであり，それに応じた運動のしかたも多様なものとなる．ここでは代表的な3つの例について解説する．

①処方に従った運動

糖尿病の運動療法としてはウォーキングをはじめとした有酸素運動を，主観的運動強度（rating of perceived exertion：RPE）が「楽である」から「ややきつい」程度の強さで15～30分継続し，週3日以上の頻度で実施することが推奨されている[4]．

適正に処方された運動はけっして辛いものではなく，無理なく実施することができる．当院で行った調査でもあらかじめ測定した無酸素性作業閾値でエアロバイクを実施した際の主観的運動強度は，85％が「楽である」から「ややきつい」の範囲内であった（図2）．このため，病態や体力に多少不安のある患者さんや，運動があまり得意でない患者さんにとっても比較的受け入れやすい運動のしかたと考えることができる．

②活動量の増加

短時間の運動の積み重ねでも，一定時間持続した運動と同様の効果をもたらすとの報告もみられる[5]．体力の低下がみられる高齢の患者には，まず

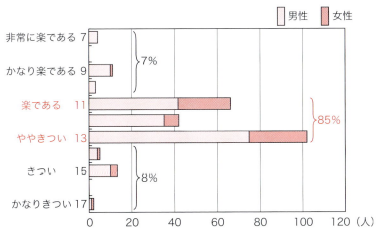

図2 ● AT強度運動時の主観的運動強度（RPE）
当院による調査

日常生活での活動量を増やすよう指導している．運動という意識はなくても，少しずつの動きの積み重ねが意外に大きな効果をもたらすものと考えている．**こまめに身体を動かして日常の作業（家事労働）を実施する**ことも，運動療法として有効である．

> **Column**
>
> ### NEAT
>
> 最近，NEAT（non exercise activity thermogenesis）が注目されている．この「NEAT」とは，普段の生活の中で立ったり，座ったりうろうろと家の中を動き回ったりなど，運動とはいえないような日常生活活動で消費するエネルギーのことである[6]．このような小さな動きの積み重ねがエネルギー消費量を増やし減量効果をもたらすと報告されている（図3）．高齢者においての体力差は，このNEATも大きく関与していることも考えられる．

③ QOLの維持

整形外科的な疾病や合併症などの状態により，積極的な運動療法は控えるべきと判断された場合でも，廃用性の機能低下は最小限に抑えなければならない．**ストレッチング**は運動強度が2 METs以下であり，循環器にも過大な負荷とならないため，高齢の患者さんでも十分に実施可能である．また，筋肉をゆっくりと伸展させることで血流が良くなり，腰痛や肩凝りなどの不定愁訴も改善する．その効果は運動実施中に実感することができるため，運動療法に対してまだ関心の薄い患者さんへの導入としても有効であると考えている．

5 おわりに

現在，わが国においては，無病息災から一病息災または二病息災の時代へと変化してきている．糖尿病という1つの疾病をきっかけに食事や運動に留意し健康体を意識する時代にある．そして，高齢化社会が急速に進む現状を考えると，運動療法のもつ役割はさらに大きくなると思われる．

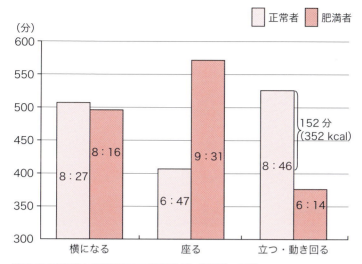

図3 ● 正常者と肥満者の日常活動量（時間）の違い
文献6より引用

◆ 参考文献

1) 日本臨床整形外科学会：ロコモティブ症候群のホームページより（ver2011/5/16）
   http://www.jcoa.gr.jp/locomo/teigi.html
2) Nakamura K：A "super-aged" society and the "locomotive syndrome". J Orthop Sci, 13：1-2, 2008
3) 「糖尿病治療ガイド2014-2015」（日本糖尿病学会/編），運動療法，pp43-45, 文光堂, 2014
4) Sigal RJ, et al：Physical activity/exercise and type 2 diabetes: a consensus statement from the American Diabetes Association. Diabetes Care, 29：1433-1438, 2006
5) Murphy MH, et al：Accumulated versus continuous exercise for health benefit: a review of empirical studies. Sports Med, 39：29-43, 2009
6) Levine JA, et al：Interindividual variation in posture allocation: possible role in human obesity. Science, 307：584-586, 2005

第4章 高齢者糖尿病の治療～QOLの維持・向上のために

4. 運動指導の実際

小池日登美

point

- 高齢者の健康状態は，個人差が大きく，運動実施にあたっては十分な注意が必要である
- 転倒は糖尿病の危険因子であり，転倒者の中には，転倒の恐怖から心理面への影響と日常の活動量低下を招くきっかけとなる
- 運動は血糖コントロール目的だけではなく，高齢者の豊かな老後を過ごすための「健康寿命」の延伸と，生活の質（QOL）の向上に役立つ
- わざわざ新しいことを始めるのではなく，生活の中に運動を取り入れ，毎日10分いつもより多く身体を動かす習慣をつける

1 はじめに

　たとえ高齢者であっても，糖尿病の治療は成人糖尿病患者と本質的な違いはなく，その中での**運動療法**は大切な治療方法である．**高齢者の場合は，運動を行うための準備段階として，軽度の身体的な活動の機会をできるだけ増やし，運動ができる身体をつくっていく必要がある．**運動を習慣化し，継続可能にしていくためには，日常生活の中で簡単に行うことができる運動プログラムを提供することが重要であり，「運動のはじめの一歩」は，1日の中で必ず行われる生活行動の中に運動を取り入れることから始めることが大切である．

2 個人差（健康な高齢者と虚弱な高齢者）

　高齢者の中には，マスターズ水泳などに参加するなど，積極的に運動に参加できる者もいれば，さまざまな疾患を抱えているため，日常活動ですら支障がでてくる者もいる．健康状態には個人差が大きく（健康な高齢者，

虚弱な高齢者)，体力を無視した運動は，患者にとって苦痛となるばかりでなく，さまざまな障害を引き起こす危険性がでてくるため，運動実施にあたってはその点を十分に考慮すべきである．

運動を安全かつ効果的に行うためには，運動負荷テストを含めたメディカルチェックや体力測定などのフィジカルチェック，現在の生活習慣を把握するためのライフスタイルチェックを受け（4章3参照），それぞれの健康状態や社会的背景をもとに運動を実施することが望ましい．しかし，施設やマンパワーなどの問題からそれらのチェックが行えない場合も多いと考えられる．そこで，必要となってくるのが問診である．「今までに胸痛を感じたり，意識を失ったりしたことはないか」「血圧測定や安静時心電図で循環器疾患を疑われたことがないか」「低血糖の有無と発生した時間帯」「転倒や転倒による骨折などの経験がないか」「脚・腰・肩などに運動や日常生活に支障が生じる痛みがないか」，また，社会的背景として「家族形態，家族および周辺の人との人間関係，居住環境，経済的状態」など，これらの項目は，安全かつ効果的に運動を行うために必要な情報となる．

3 ロコモティブシンドロームと注意力低下が転倒の原因

近年，糖尿病が転倒の独立した危険因子であることを示す報告がされている．特に高齢者の転倒年間発生率は10〜20％であり，そのうちの10％は**骨折**に至るといわれており，転倒を経験した者は，たとえ軽傷であっても「転倒後症候群」となり心理面への影響と日常の活動量低下を招くことが知られている[1]．

転倒・骨折予防には，2007年に，日本整形外科学会から運動器を長期間使い続けるための新しい概念として，ロコモティブシンドローム（運動器症候群）という言葉が提唱された（4章3参照）．同時にロコモティブシンドロームの予防と進行を防止していく方法としてロコモーション・トレーニングが紹介された．このトレーニングは，自宅で毎日継続して実施することができる内容になっており，下肢筋力の強化に加え，バランス機能を向上させることを目的としている[2]．

> **ココに注意！**
>
> 　注意力などの認知機能の低下も転倒の原因となる．これらは，二重課題条件下でのパフォーマンス能力に影響するといわれており，転倒を起こしやすい高齢者では「dual-task：二重課題」が低下していることが山田らによって明らかにされている[3]．「dual-task：二重課題」とは，ふたつの課題を同時に遂行する能力を指し，われわれの日常では常に行われていることである．歩行でいえば，会話をしながらの歩行，物を持ち運びながらの歩行，障害物を避けながらの歩行などがあり，この能力が低下してくると，歩行中に考えごとをしていて障害物に気がつかないなどという理由から転倒しやすくなる．このことから，高齢者にとっての転倒予防の運動は，筋力強化とバランス機能の向上などの単一課題だけを行うのではなく，運動と認知課題を組み合わせた二重課題の運動も必要であると考えられる．

4 転倒予防のための運動

1）バランス能力をつける「片脚立ち」ダイナミックフラミンゴ療法
（図1）

　バランスとは，静的な姿勢の保持や急にバランスを崩したときの反応，自ら動いて姿勢を保持することである．バランスを維持するためには，片足起立による訓練が重要であり，片足立ちは両足立ちに比して約3倍の付加がかかり，1分間の片足立ちを行うことで約53分間の歩行と同等の効果があるといわれている．

2）下肢筋力をつける「スクワット」（図2）

　高齢者の場合，活動量の低下や加齢に伴って筋力が低下していく．筋力の低下は下肢，体幹からはじまり，上肢の筋力は後となる．15〜20歳の筋力を100とした場合，60歳頃になると上肢の筋は約20％，下肢の筋は約30％の筋力が低下する．筋力低下を遅らせる方法は，一定の強度で筋肉を収縮させるトレーニングを行うことが重要である．

　特に，自分のからだを支える最も大切な筋肉は，太ももの前にある大腿四頭筋と呼ばれる筋であり，大腿四頭筋の強化として一番効果的な方法にスクワットがある．

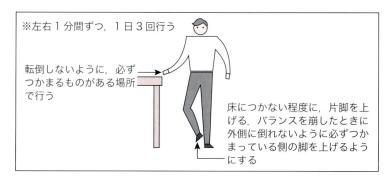

※左右1分間ずつ，1日3回行う

転倒しないように，必ずつかまるものがある場所で行う

床につかない程度に，片脚を上げる．バランスを崩したときに外側に倒れないように必ずつかまっている側の脚を上げるようにする

バランスが不安定で支えが必要な場合

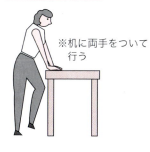

※机に両手をついて行う

体力のある場合

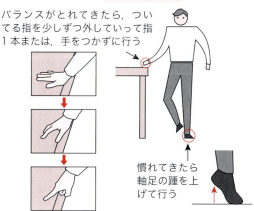

バランスがとれてきたら，ついてる指を少しずつ外していって指1本または，手をつかずに行う

慣れてきたら軸足の踵を上げて行う

立位バランスを保つ中殿筋運動

立位や歩行で上体が傾かないように働く筋肉で，膝の痛みもこの筋の補強で予防と改善ができる

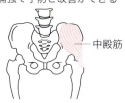

中殿筋

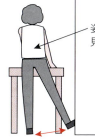

姿勢良く，前方を見るように

図のように壁に足の外側を接してお尻から股関節の外側部の筋力を使う運動．1回5秒×10回

図1 ● バランス能力をつける「片脚立ち」ダイナミックフラミンゴ療法
日本整形外科学会：ロコモパンフレット2013年版，2014年版を参考に作成

> **ポイント**
> 1. 膝を曲げていくときは，前傾姿勢を保つようにする．
> 2. 動作中は息を止めないように．
>   ゆっくり5カウント数えながら膝を曲げていき，5カウントで元に戻す．
> 3. 足首と膝と肩が一直線になって，床と垂直になっているのが正しい姿勢．

正しい姿勢　※深呼吸をするペースで5〜6回くり返す　　悪い姿勢

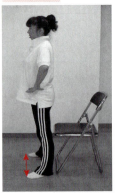
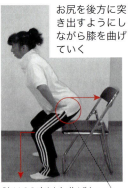
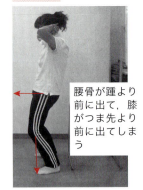

お尻を後方に突き出すようにしながら膝を曲げていく

腰骨が踵より前に出て，膝がつま先より前に出てしまう

足は肩幅より少し広めかやや外に開いて立つ

膝は90度以上曲げない

股関節部分に手を当てて，腹と腿で手を挟み込む感じでしゃがむと腰が安定して正しいポジションがとれる

支えが必要な場合

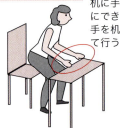

机に手をつかずにできる場合は手を机にかざして行う

スクワットができないときは，イスに腰掛け，机に手をついて立ち座りの動作をくり返す

図2 ● 下肢筋力をつける「スクワット」

3）ステッピング・エクササイズ（二重課題運動）（図3）

　　ステッピング・エクササイズは，二重課題を取り入れた運動で，方法は認知課題を行いながら足踏みを行う方法である．

　　認知課題としては，「動物の名前や国の名前を出していく」などカテゴリーを指示するものや「か」から始まる言葉など頭文字を指示するものなどがある．100から順次に3を引くなどの単純計算課題も有用である．この

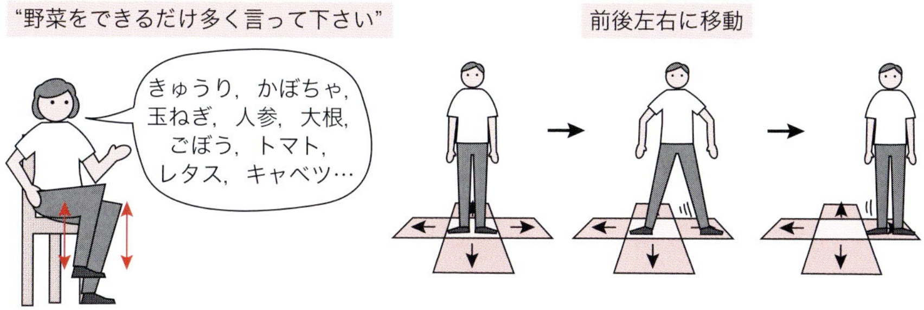

図3● ステッピング・エクササイズ（二重課題運動）
文献4より引用

エクササイズは，座位で行えることから自宅でひとりでも行えるという利点があり，移動能力が低下した高齢者にとっても安全に行えるトレーニングである．比較的体力のある者や，動きに慣れてきたら立位で行い，単純な足踏み以外にも前後左右に移動する方法もある．また，移動を指示する者の号令（前後左右）を聞きながら行うと，指示を聞くための注意力と短期記憶などの認知課題的要素が同時に求められるようになり，多重課題運動となり難易度が上がる[4]．

5 生活の中に運動を取り入れる方法

1）テレビを観ながら運動（図4）

現代社会において，テレビを見ることは，日本人の日常的・習慣的行動として定着しており，生活行動の中で，高齢者の90％以上に共通する最も一般的な生活行動であることが確認されている[5]．そこで，毎日観る番組やコマーシャルの時間を利用して，椅子に座ったままで，足踏み・腕ふりやつま先・踵上げ運動，ひざを上げたり上半身ひねり運動を行うことができる．高齢者の場合，「ニュース」「報道特集」「連続ドラマ」など，必ず見るテレビ番組は曜日や時間が決まっており，それを中心に1日の生活パターンを決めている人も多く，この時をうまく利用して運動を行うことで習慣づけることも可能である．また，家族が声掛けや一緒に行うなどのかかわりが運動アドヒアランスの向上に役立つと考えられる．

チェア・ウオーキング	シーテッド・ヒップフレクション	シーテッド・ツイスティングニーアップ
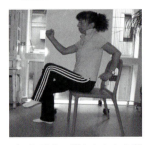	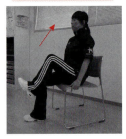	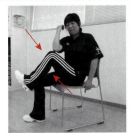
イスに座り，背もたれから離して姿勢を良くし足踏み・腕振り運動．体重が膝にかからないため，膝痛がある場合は楽にできる．膝を高く上げる必要はなく，体力がない場合は，つま先をつけたままでの足踏みでもよい	イスに座り，ひざを高く持ち上げる．足の付け根の筋肉（腸腰筋）の強化．歩行で足の前方への振り出し，階段や坂での足の持ち上げに有効	腰を捻りながら対角線上のひざと肘を合わせる．腰の捻り（腹斜筋群）と足の付け根（腸腰筋）の強化．歩行での対角線上の腕と足の動きの協調に有効

図4 ● テレビを観ながら運動

上の運動のほかに，シーテッド・ドルジフレクション〔イスに座り，かかとを床につけたままつま先を反るようにしながら足首を甲側に反らせる．すね（前脛骨筋）の強化．（歩行時につま先が引っかからなくすることに有効）〕，シーテッド・カーフレイズ〔イスにすわり，つま先立ちをするようにかかとを持ち上げる．ふくらはぎ（下腿三頭筋）の強化．（立っているときの足の支えと，足を前方に踏み出す際の蹴り出しに有効）〕などがある

2）歯磨きをしながら運動（図5）

2000年から厚生労働省が実施している「健康日本21」の中に「歯の健康」が目標の1つとして設定されている．興味深いこととして，**口腔の健康が，高齢者の運動機能の維持と向上，社会参加，各種疾患に密接に関係している**ことが証明されていることである[6]．そこで，毎日の歯磨き時間を利用して，3cm程度の板に，つま先または踵を乗せて，バランスを取りながら歯磨きを行い，下肢および体幹（腹筋・背筋・大殿筋）のトレーニングを行うことができる．つま先を乗せた場合は主にすね部分（前頸骨筋）が使われ（歩行時につま先が引っかからなくすることに有効），踵を乗せた場合は，主にふくらはぎ部分（ひらめ筋・腓腹筋）が使われる．また，歯磨きの時間を利用して，唇を横に引いて頬の上げ下げや，頬を膨らませたり，舌を出したり，引っ込めたり，左右に動かすことで，舌の働きがよくなり唾液も出やすくなるなど，歯や舌，頬など口の機能を維持し，口腔ケアにもなる．

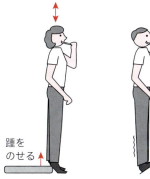
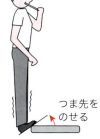

図5 ● 歯磨きをしながら運動

6 健康寿命

　身体活動不足は，肥満や生活習慣病発症，高齢者の自立度低下やフレイルの危険因子であり，健康寿命を縮める要因にもなる．ゆえに，日常における身体活動量の増加を目指した取り組みは重要となる．厚生労働省は，2013年に新たな運動指針と運動基準となる「健康づくりのための身体活動指針（アクティブガイド）」を発表した．その内容は，「運動習慣者の増加」，「1日歩数の増加」，「個人にとどまらず，自治体単位での環境整備を推進」の3つを大きな目標としており，「**今よりも10分多く身体を動かすことで，健康寿命を伸ばす**」というものである．また，それぞれの身体活動の度合いや運動習慣の有無によって，①気づく，②始める，③達成する，④つながる，という4つの目標設定がされており，ちょっとした工夫をすることで，健康のための一歩を踏み出していけるように工夫されている（表1）[7]．

表1 ● 健康のための一歩を踏み出そう〜ココカラ＋10（プラス・テン）

①気づく	②始める	③達成する	④つながる
身体を動かす機会や環境が「いつ」「どこで」あるのか，自身の生活や環境を振り返る	今より10分多く身体を動かす 例） ・自動車→歩いたり，自転車で移動 ・歩幅を広くして，速く歩く ・ながらストレッチ	【18〜64歳】 目標：1日合計60分身体を動かす．1日8,000歩が目安 【65歳】 目標：じっとしている時間を減らし，1日合計40分は動く	家族や仲間と一緒に身体を動かす．一緒に行うと，楽しさや喜びが一層増す

文献7を参考に作成

7 おわりに

　今後，ますます高齢化が進んでいくなかで，高齢者が運動を実施するにあたっては，高齢であるというリスクをひとまとめにしてしまうのではなく，それぞれの機能レベルを重視したテーラーメイドな運動内容を提供していくことが，最も重要なことである．

　最近では，テレビや新聞などで運動と健康について取り上げた物が多くなってきており，健康は社会的な関心が高くなっている．また，研究分野でも注目されており，これらの研究の中には，広いネットワークの中で生活している人の方が健康で長生きをし，社会的な孤立は，身体的にも精神的にも健康状態が悪化するという報告がされている[8]．運動を継続している高齢者の多くが，「運動参加に生ずる社会的交流を楽しみ，誰かと一緒に運動を行いたい」と考えており，運動は社会的交流を楽しむと同時に，健康上の恩恵を得ることができる良い方法となっている[9]．そのためには，われわれが休憩時間に待合室などで簡単な運動教室を開催したり，地域などで行われている運動教室や地域・鉄道会社などで行われるイベントの情報を収集し，患者に提供をしていくことも運動のきっかけ作りに大切なことであると思われる．

Column

僕の運動は将棋だよ!!

　72歳男性，Aさんは薬物・食事療法で療養中であったが，HbA1cが常に9％台であり，医師から運動を勧められていたが，なかなか実行できないでいた．運動は得意ではなく，トレーナーとの会話の中でも「この歳になってなぜ，嫌いなことをしなくてはならないのか」と言い続けていた．ところがある時期から，HbA1cが下がり始め，7％台を維持するようになった．何があったのか聞いたところ，運動を始めたとの答えが返ってきた．どのような運動をしているのか聞くと「僕の運動は将棋だよ」との答えが返ってきた．歩くのは嫌いだが，駅前に将棋センターができ，毎日好きな将棋を指しに行くことで，往復40分歩くようになったとのこと．まさに運動と趣味が一石二鳥となった例である．

◆ 参考文献

1）櫻井 孝：転倒危険者の早期発見から予防まで－最新のエビデンスから－各論 1. 病因, 病態と転倒 1) 糖尿病と転倒. Geriatric Medicine（老年医学），47：693-696，2009
2）日本整形外科学会：新概念「ロコモティブシンドローム（運動器症候群）」
http://www.joa.or.jp/jp/public/locomo/

3）Yamada M, et al：Measurements of stepping accuracy in a multitarget stepping task as a potential indicator of fall risk in elderly individuals. J Gerontol A Biol Sci Med Sci, 66：994-1000, 2011
4）山田 実：高齢者のテーラーメード型転倒予防．運動疫学研究，14：125-134，2012
5）小田利勝：高齢者のテレビ視聴時間と番組選好．神戸大学発達科学部研究紀要，8：283-302，2001
6）健康日本21（第2次）の推進に関する参考資料：⑥歯・口腔の健康，平成24年7月 厚生科学審議会地域保健健康増進栄養部会，次期国民健康づくり運動プラン策定専門委員会
7）厚生労働省ホームページ：健康づくりのための身体活動基準2013，及び健康づくりのための身体活動指針（アクティブガイド）
http://www.mhlw.go.jp/stf/houdou/2r9852000002xple.html
8）馬場康彦，近藤克則：パネル論文 社会的ネットワークと主観的健康感－縦断分析による検証．家計経済研究，62：59-67，2004
9）第2章高齢者における運動への挑戦．「高齢者の運動と行動変容 トランスセオレティカル・モデルを用いた介入」(Patricia M. Burbank, Deborah Riebe/著，竹中晃二/監訳)，pp21-36，ブックハウス・エイチディ，2005

第4章 高齢者糖尿病の治療〜QOLの維持・向上のために

5. 経口血糖降下薬

千葉優子

point

- 低血糖を起こしにくい薬剤を選択していく
- 簡便で安全性の高い薬剤の選択が重要である
- 腎機能など個人の病態に応じた投与量の調整が必要である

1 はじめに

高齢者糖尿病患者では，身体機能や心理機能，認知機能の低下を伴う場合が多く，服薬のセルフケアが困難になる状態がしばしば生じる．そのため，**投与方法が簡便**であること，**低血糖が起こりにくい**こと，有害事象の発生が少なく**安全性が高い**ことは，高齢糖尿病患者の治療選択において重要な因子として位置づけられる．

認知機能が低下し，自己管理が困難な場合は，家族やヘルパーの管理指導下に行う．一包化処方や，服用回数や服薬タイミングの単純化などで対処することは，介護負担の軽減にも役立つ（**表1**）．また，多数の医療機関で薬を投与されている場合には，くすり手帳を携帯させ，使用している薬剤を的確に把握できるようにしておくことも重要である．

表1 ● 認知機能低下を有する高齢者の内服方法 〜確実かつ簡便に内服するために〜

1. 一包化にて処方する
2. 薬剤を服用時間ごとにプラスチックピルケースなどに分類し，内服後空いたPHP包装の数と種類を確認する
3. 服用時間をなるべくまとめる （α-GI薬を内服している場合は，他の薬剤も食直前に揃えて内服するなど）
4. 内服自己管理の目安としてMMSEを利用し，26点以下の場合は家族やヘルパーの管理指導下に内服を行う

高齢者ではDPP-4阻害薬，ビグアナイド薬（BG薬）などの低血糖を起こしにくい薬剤の選択が望まれる．病態に応じて少量のチアゾリジン誘導体，少量のスルホニル尿素薬（SU薬），αグルコシダーゼ阻害薬（α-GI薬），グリニド薬で治療する．それでもコントロールできなければ，病態に応じてインスリン療法（4章6参照）またはGLP-1受容体作動薬（4章9参照）を用いることとなる．

　高齢者では腎機能をきちんと評価して，SU薬，BG薬，DPP-4阻害薬の用量を調整することが大切である．腎機能の評価には，eGFR，24時間クレアチンクリアランス（Ccr），シスタチンC，シスタチン補正eGFR（eGFRcys）などが用いられる（1章4参照）．

2 スルホニル尿素薬（SU薬）

　SU薬は腎臓から排泄されるために，腎機能低下の場合は効果の持続時間がより長くなり，重症低血糖を起こす可能性がある．eGFR 30 mL/分以下またはシスタチンC 2.0 mg/L以上の場合は中止するか，できるだけ少ない量で使用する（グリクラジド10〜20 mg/日，グリメピリド0.25 mg/日）．腎機能に応じて，グリメピリド0.5〜1.5 mg/日で用量を調整する（表2）．食前投与が原則だが，食後でも作用は大差ないので，むしろ食後に，食事

表2 ● 高齢者のシスタチンC，Ccr，eGFRに基づいたメトホルミン，SU薬の使用（私案）

シスタチンC (mg/L)	eGFR (Ccr) (mL/分/1.73 m²)	メトホルミン使用	SU薬使用
1.0未満	60以上	腎における禁忌なし	最少量の3倍まで
1.0以上 1.5未満	40〜45以上 60未満	使用を継続	最少量の2〜3倍まで
1.5以上 2.0未満	30以上 40〜45未満	新たに処方せず 慎重に処方（例：500 mg/日）腎機能を2カ月ごとにモニター	最少量の2倍まで
2.0以上	30未満	処方を中止	中止か最少量で

量に合わせて内服する．

3 ビグアナイド薬（BG薬）

メトホルミンなどのBG薬は，乳酸アシドーシス発症の危険を指摘され，かつて高齢者では禁忌とされていた．ただし，多くの試験のメタ解析では，メトホルミン投与と乳酸アシドーシスの発症には明らかな因果関係は認められていない[1]．しかし，腎不全ではメトホルミン濃度が蓄積する可能性もあり，腎機能を評価し投与する必要がある（**表2**）．eGFR 30 mL/分以下またはシスタチンC 2.0 mg/L以上の腎不全合併例でのメトホルミン投与は禁忌である[2]．eGFR 40〜45 mL/分以下またはシスタチンC 1.5 mg/L以上の場合は，メトホルミンは新規には投与せず，高用量で使用していた場合は500 mg/日以下に減量する．80歳以上の2型糖尿病患者においても，若年患者と比較して乳酸濃度は上昇しないので，高年齢というだけでメトホルミンが禁忌であるという根拠はない[3]．しかし，高齢者では，容易に脱水に陥りやすいので，体調不良時には中止することを患者および家族に教育する．

4 DPP-4阻害薬

DPP-4（dipeptidyl peptidase-4）阻害薬は，血糖濃度に応じて効果を発揮するため，低血糖の頻度がきわめて少ない．また，体重増加作用も認められない．したがって，高齢者の治療においては第一選択薬となりうる薬剤である．

> **ココに注意！**
> DPP-4阻害剤はSU薬と併用すると，低血糖が起こりうる．特に多量のSU薬の服用者や腎機能障害，肝機能障害がある場合は重症低血糖に注意を要する．DPP-4阻害薬を大量のSU薬に併用する場合には，SU薬を必ず減量する．また，HbA1c 6.5％未満になったら，SU薬をさらに減量することが必要である．

5 チアゾリジン誘導体

　ピオグリタゾンといったチアゾリジン誘導体は，インスリン抵抗性が高い患者，例えば肥満を有する患者に有効である．高齢者の場合，半量の7.5 mg/日で有効なことも多い．特に女性において浮腫の副作用が出やすく，BNP > 100 mg/dLの心不全を有する症例では使用を避けた方がよい．骨粗鬆症を有する糖尿病女性においては，大腿骨頸部骨折のリスクが上昇することも指摘されている．また，海外で実施した疫学研究で，投与期間に依存して膀胱癌発生リスクが上昇する可能性も指摘された[4)5)]．ただし日本人での膀胱癌発生リスクについては，投与制限を行うだけの結果は得られていない．2011年に，膀胱癌治療中の患者には投与を避けるなどの注意勧告がわが国でもなされているが，癌の発症を回避する目的だけで薬剤選択を変更すべきではないと考えられる．各患者においてメリットとデメリットを十分考慮して使用する．

6 αグルコシダーゼ阻害薬（α-GI薬）

　消化管手術の既往がある場合には，イレウス発症の可能性が高くなるためα-GI薬は内服を避ける．昼食前の内服がおろそかになる場合が多く，すべての内服薬を食前とするなどの服薬管理が必要となる．

7 グリニド薬

　膵β細胞のATP感受性カリウムチャネルを閉鎖し，インスリン分泌を刺激することによって主に食後血糖を低下させる．作用発現が早く，かつ短時間作用型なので，低血糖の危険が比較的少ない．インスリン分泌パターンが遅延し，食後高血糖を呈する高齢2型糖尿病患者には安全で効果的である．しかし，α-GI薬と同様，食直前内服であることから，服薬のアドヒアランスが不良となる傾向がある．また，単独ではSU薬にくらべて作用が弱いため，多剤との併用が必要となることが多い．

8 SGLT (sodium glucose transporter) 2阻害薬

　腎臓の近位尿細管上皮細胞にはブドウ糖吸収能力の高いナトリウム依存性グルコース共輸送体（SGLT）2が存在するが，このSGLT2によるブドウ

糖の再吸収を抑制して尿糖を出させ，血糖を下げる[6]．従来の糖尿病薬とは全く異なる作用機序を有する新しい薬剤であり，わが国では2014年4月から発売が開始された．インスリン分泌に作用しないため，低血糖のリスクが少なく，体重減少や血圧低下作用も期待されている．ただし高齢者においては，尿路感染症に加え，体液量減少に伴う脱水や脳血栓塞栓症などをきたしやすいことが指摘されており，使用時には十分な水分補給を行うなどの注意が必要である．

症例提示

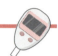

インスリン療法からの離脱を必要とした，認知機能を有する高齢糖尿病の一例

　症例は92歳の男性．約15年来の糖尿病であり，SU薬（オイグルコン® 5 mg/日），α-GI薬（ボグリボース® 0.4 mg/日），中間型インスリン（ノボリン® N8単位/日）1日1回自己注射にて加療されていた．しかしHbA1c 9.0％と血糖コントロールが悪化したため入院となった．

　内因性インスリン分泌はやや低下していたものの保持されており，糖尿病腎症は2期であった．ただし認知症の進行を認めており，在宅介護が困難のため施設に入所することとなった．インスリン自己注射の継続も困難であるとともに，施設からも可能ならばインスリン治療を避けたいとの要望があったことから，インスリン治療を終了し，内服治療のみに切り替える必要が生じた．

　入院中はいったん内服を中止し，インスリン強化療法を施行した．血糖値が安定してからビグアナイド薬（メトグルコ® 500 mg/日），DPP-4阻害薬（グラクティブ® 100 mg/日），少量のSU薬（グリミクロン® 40 mg/日）の内服を開始し，インスリンを漸減していった．最終的にインスリンから離脱可能となり，上記3種類の経口血糖降下薬のみで施設へ入所することができた．HbA1cは7.4％と比較的良好な血糖コントロールを呈し，低血糖の出現もみられなかった．

◆ 参考文献

1) Salpeter SR, et al : Risk of fatal and nonfatal lactic acidosis with metformin use in type 2 diabetes mellitus. Cochrane Database Syst Rev, : CD002967, 2010

2) Lipska KJ, et al : Use of metformin in the setting of mild-to-moderate renal insufficiency. Diabetes Care, 34 : 1431-1437, 2011

3) Lin YC, et al : Fasting plasma lactate concentrations in ambulatory elderly patients with type 2 diabetes receiving metformin therapy: a retrospective cross-sectional study. J Chin Med Assoc, 73 : 617-622, 2010

4) Lewis JD, Ferrara A, Peng T, et al. Risk of bladder cancer among diabetic patients treated with pioglitazone: interim report of a longitudinal cohort study. Diabetes Care 34: 916-922, 2011.

5) http://www.afssaps.fr/content/download/34024/445581/version/1/file/RapportEtudeCNAMTS-Pioglitazone-juin-29113.pdf

6) Isaji M. SGLT2 inhibitors: molecular design and potential differences in effect. Kidney Int 79 (Suppl 120): S14-19, 2011.

第4章 高齢者糖尿病の治療～QOLの維持・向上のために

6. インスリン治療

田村嘉章

point

- 高齢者へのインスリン投与は低血糖のリスクとなるので，2型糖尿病の場合減量や離脱を考慮する
- 導入する場合は，患者の社会背景に応じて担当者や投与回数を考慮する
- 血糖自己測定やシックデイの指導もあわせて行う

1 インスリン治療の適応，利点と欠点

インスリン療法の適応を表1に示す[1]．1型糖尿病や重度の肝障害や腎障害のある患者は絶対適応である．2型糖尿病でも，高血糖が続きインスリン分泌能の低下やインスリン抵抗性が亢進する糖毒性状態に陥っている患者はよい適応であり，インスリン投与で確実な血糖コントロールが得られ，2，3週間後には多くの患者で糖毒性が解除され経口薬に戻すことができる．肺炎などでインスリン抵抗性が亢進している場合の血糖コントロールにも一時的なインスリン療法は有効である．

しかし，高齢者における長期のインスリン治療にはデメリットもある．高齢者でインスリン使用者のQOLが改善したという報告もあるものの[2]，糖尿病の負担感を増すこともある[3]．また，大量のインスリン使用は肥満を助長するほか，**低血糖**のリスクを高めることになる．高齢の糖尿病患者では一般に食事摂取が不規則であり，食事が急に摂取できなくなって低血糖に陥る危険がある．

表1 ● インスリン療法の適応 (文献1より引用)

①絶対的適応	1. 1型糖尿病 2. 糖尿病昏睡（糖尿病ケトアシドーシス，高血糖高浸透圧症候群） 3. 重症の肝障害，腎障害例 4. 重症感染症例，中等度以上の外科手術時 5. 糖尿病合併妊娠，食事療法ではコントロール不良の妊娠糖尿病
②相対的適応	1. 著明な高血糖（空腹時≧250 mg/dL，随時≧350 mg/dL）やケトーシス傾向を認める場合 2. 経口血糖降下薬で血糖コントロール不良の場合

ココに注意！

インスリン治療の患者はHbA1cが高くても低血糖のリスクは高い．インスリンの増量は慎重に行う（図1）．

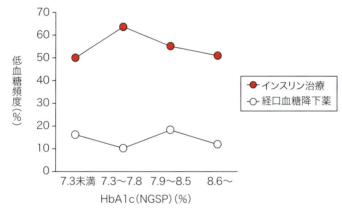

図1 ● インスリン治療患者における低血糖の頻度（J-EDIT研究）
荒木 厚：第57回日本糖尿病学会年次学術集会シンポジウム資料より

　高齢者において低血糖は転倒，ADL低下とともに認知症の重要なリスクであり，QOLを著しく低下させる．このため，インスリンの使用量はできるだけ少量であることが望ましく，2型糖尿病では，可能なかぎり離脱を試みる．インスリンの減量や離脱にはDPP-4阻害薬やメトホルミンなど低血糖リスクの低い内服薬（4章5参照）の併用が有用である．

　血糖コントロールの目標も，個々の年齢と期待される余命，合併症の存在，QOL，認知機能，低血糖リスクなどを総合的に勘案して目標を設定し，

インスリンが必要かどうかを判断すべきである．

2 導入にあたって注意する点

　医学的に最もよいインスリンの投与法を，すべての患者が行えるわけではない．高齢の患者に対しては，特に認知機能や社会背景を考慮した対応が必要である．

1）インスリン注射の担当者の決定

　インスリン注射は医療行為であり，本人，家族のほかは医師，看護師しか行うことができず，ヘルパーによる注射は認められていない．連日医師や看護師が注射を行うことは現実的ではないので，①すべて本人に任せて注射する，②誰かの見守り，助言のもとで本人が注射する，③家族が注射する，のいずれかのケースが多いが，家族が週何日か注射を行い，家族が打てない日を看護師が打つ，などのケースもある．本人の認知機能や，家族の生活リズムを考慮して決定する．一般的に，認知症の検査であるMMSE（mini-mental state examination：1章8参照）が25点以下の場合は，すべて本人に任せての注射は困難であることが多い[4]．

2）インスリンの種類と回数

　病態的には複数回の注射が望ましくても，家族や見守りをする人が訪問できないなどの理由で，投与回数を減らさざるを得ないことも多い．施設入所者の場合も，インスリン注射やその援助をする人手不足のために，回数が制限されることがある．また2種類のインスリンを用いると取り違えるリスクが高い場合には，1種類の薬剤に統一する．2型糖尿病でインスリンを中止はできないが，分泌能が比較的保たれている患者の場合は，基礎インスリンのみ1日1回注射し，食後の血糖上昇に対しては，内服薬を上乗せして対応するBOT（basal supported oral therapy：4章8参照）を行うとよい場合がある．

3）注射の手技の指導と確認

　本人あるいは家族に手技を指導する．外来では看護師がデモ機やパンフレットを用いながら，時間をかけて行う．本人が注射できると思われても実際には覚えられないというケースもあり，担当者や投与回数の変更を余

儀なくされることもある．また，注射後の針の処理法も十分に指導する．導入後しばらくは，再診時に必ず手技をチェックする．外来での導入に不安がある場合は，入院も考慮する．われわれは認知機能の低下した患者にインスリンを導入する際は，必ず入院してもらっている．

4) **血糖自己測定（self-monitoring of blood glucose：SMBG）の指導**

インスリンおよびGLP-1アナログ製剤の注射を行っている患者には，導入時にはできる限りSMBGの指導を行い，外来時に結果を持参させる．SMBGを行うことで患者が自分の血糖値に関心をもつようになり，良好な血糖コントロールにつながると考えられる．

5) **シックデイの指導**

感染症や消化器疾患などで，食事が十分とれなくなることがあり，シックデイという．その際，通常通りのインスリンを投与してしまうと低血糖に陥る可能性があるが，発熱時などはインスリンの必要量が増加していることが多く，食べられないからといって安易にインスリンを中止してしまうと高血糖をきたす場合がある．このため，食事量が少なくなったら食後に半量を打つ，など，シックデイに陥った場合の投与法，投与量（シックデイルール）を指示しておく必要がある．ルールはシンプルでわかりやすいものが望ましい．

> **ココに注意！**
>
> シックデイの指導だけでなく，低血糖の症状についても十分指導を行う．また，高血糖が続くとき，食事が何食もとれないときなど，救急受診をするべき目安も伝えておく．

3 インスリン製剤の種類と使用の実際

表2に代表的なインスリン製剤を示す．速効型（R）製剤は食後の追加分泌の補充には作用が長く，中間型（N）製剤は基礎分泌の補充には作用が短すぎるため，最近ではあまり推奨されない．一方，最近開発された超速効型製剤（Q）や持効型製剤の需要が高まってきている．またQとNを混合した二相性製剤も，注射回数を減らしたいときに汎用性が高い．ここでは

表2 ● 主なインスリン製剤（プレフィルド，ペン型製剤のみ示す）

	製品名（商品名）	作用発現時間	最大作用時間	作用持続時間
超速効型 (Q)	ノボラピッド®注	10〜20分	1〜3時間	3〜5時間
	アピドラ®注	15分未満	0.5〜1.5時間	3〜5時間
	ヒューマログ®注	15分未満	0.5〜1.5時間	3〜5時間
速効型 (R)	ノボリン®R注	約30分	1〜3時間	約8時間
中間型 (N)	ノボリン®N注	約1.5時間	4〜12時間	約24時間
	ヒューマログ®N注	30分〜1時間	2〜6時間	18〜24時間
混合型 (二相性)	ノボリン®30R注	約30分	2〜8時間	約24時間
	ヒューマログ®ミックス25注	15分未満	0.5〜6時間	18〜24時間
	ノボラピッド®30ミックス注	10〜20分	1〜4時間	約24時間
	ヒューマログミックス®50注	15分未満	0.5〜4時間	18〜24時間
	ノボラピッド®70ミックス注	10〜20分	1〜4時間	約24時間
持効型	レベミル®注	約1時間	3〜14時間	約24時間
	ランタス®注	1〜2時間	ピークなし	約24時間
	トレシーバ®注	（定常状態）	ピークなし	26時間以上

これらの製剤について述べる．デバイスの違いについては次項（4章7）で詳述する．

1) 超速効型製剤

食後高血糖に用いられる．肝不全や腎不全の患者に用いられることも多い．インスリンのアミノ酸配列を修飾することにより注射10〜20分後には作用が発現し，5時間後には消失する．生理的な食後インスリン分泌に近く，低血糖を起こしにくい．食直前に打つという点でアドヒアランスが保ちやすく，シックデイの指示も出しやすいが，1日3回投与が困難なケースも多い．

症例提示

超速攻型製剤投与の一例

79歳男性，軽度腎障害があったが，近医でメトホルミン投与されHbA1c 7％程度だった．関節炎で入院中に腎機能増悪（CRE 1.5 mg/dL），また総胆管結石による肝機能異常をたびたび生じたため内服継続は困難だった．インスリン強化療法を行ったが，早朝低血糖をきたすため基礎インスリンは中止し，超速効型3回打ちのみとし，コントロール良好となった．

2）持効型製剤

アミノ酸配列を修飾したグラルギン（製品名：ランタス®注）やデグルデク（製品名：トレシーバ®注），さらに脂肪酸を付加したデテミル（製品名：レベミル®注）がある．1日1回注射で長時間安定した血中濃度が維持されるため，低血糖リスクを上げずに基礎分泌を補うことができる[5]．BOTの基礎インスリンとして用いられる．65歳以上の高齢者においても，インスリンデグルデクは夜間の低血糖が比較的少ない．

症例提示

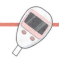

持効型製剤投与の一例

93歳女性．HbA1c 9.1％で入院．抗GAD抗体弱陽性であるが，インスリン分泌は枯渇していなかった．それまで混合型インスリン3回投与としていたが，超高齢であることを考慮し，インスリン強化療法施行後，グラルギン朝1回打ちと内服のBOTに切り替え，退院とした．

3）二相性製剤

QとNを混合したミックス製剤である．Q＋持効型の投与法では2種類，1日4回のインスリン投与を必要とするが，ミックス製剤を用いると1種類，回数も1〜3回に減らすことができるため，高齢患者のQOL向上に寄与する．しかし，Nの作用が残るため，食事摂取量に応じたシックデイの対策は立てにくくなる．Nは白濁しているためミックス製剤も白濁しており，転倒混和する必要があるが，Qと持効型（デグルデク）の透明な混合製剤（ライゾデグ®）が発売予定であり，期待される．

症例提示

二相性製剤投与の一例

78歳女性．肝硬変があるが肥満もあり，早朝の血糖が高い．超速効型インスリン3回打ちにメトホルミンを併用しHbA1c 7.5％程度であったが，肝機能の低下ありメトホルミン中止したところ再び早朝血糖が上昇．基礎インスリンの追加が必要と考えられたが，患者の利便性を考え，二相性インスリン（超速効型70：中間型30）の毎食直前3回打ちとしたところ，早朝・食後のいずれの血糖も良好にコントロールされた．

◆ 参考文献

1) 「科学的根拠に基づく糖尿病診療ガイドライン2013」(日本糖尿病学会/編), 南江堂, 2013
2) Reza M, et al：Insulin improves well-being for selected elderly type 2 diabetic subjects. Diabetes Res Clin Pract, 55：201-207, 2002
3) 荒木 厚：高齢糖尿病患者のインスリン治療. 日老医誌, 41：157-160, 2004
4) 荒木 厚：高齢者のQOLを考慮した療養指導のあり方. 日本臨床, 64：134-139, 2006
5) Lee P, et al：Comparison of safety and efficacy of insulin glargine and neutral protamine hagedorn insulin in older adults with type 2 diabetes mellitus: results from a pooled analysis. J Am Geriatr Soc, 60：51-59, 2012

第4章 高齢者糖尿病の治療〜QOLの維持・向上のために

7. インスリンの注入デバイス

朝倉俊成

point

- 操作が簡易なプレフィルド型が望ましい
- 見やすい投与量表示，明瞭なクリック音，適度なダイアル回転トルク，小さな注入抵抗の機種を選択する
- デバイスは患者の理解力・手技力にあった機種を選択し，定期的に適正性を評価し対応する

1 はじめに

　医薬品としてのインスリンは，「劇薬」の注射製剤である．したがって，医療者は患者さんが劇薬を体内に注入するということから，使用者個々に対して安全かつ有効に使用（適正使用）できるよう配慮し，説明しなければならない．この適正使用を確保するために必要な療養指導上の着目点としては，医薬品であるインスリン製剤や針も含むデバイスなどの「モノ」の性質や特徴と，それを取り扱う「ヒト」の理解力・手技力などがあげられる．すなわち，適正な自己注射を実践するということは，第1にモノの品質を確保すること，第2に適正な手技を実践・継続することであり，いずれも使用者であるヒトが自己の療養生活において適正な薬学的管理や適切な行動ができるかどうかに大きく依存する．本項の主題である**高齢者においては，手指機能や視力・聴力といった身体機能の低下（障害）や理解力や認知機能の低下があること**から，**患者個々の障壁に対応できるデバイスを考慮する**ことが適正な自己注射を確保するうえで重要なことと言える．

2 デバイスの分類とその特徴

　現在，市販されているインスリン製剤にはバイアル製剤とカートリッジ

製剤がある．バイアル製剤は専用のディスポーザブルシリンジでインスリンを吸引して注射し（**バイアル-シリンジ型**），カートリッジ製剤は専用のデバイスに組み込んで注射する．カートリッジ製剤には，インスリンがなくなるごとにカートリッジを交換する**カートリッジ使用型**と，あらかじめカートリッジ製剤が組み込まれていてインスリンがなくなると本体ごと廃棄する**プレフィルド（キット）型**がある（図1）．良好な血糖コントロールを得るために求められるデバイスの特徴としては，適正性を確保するために必要な確実な「識別」や「投与量設定」，そして「注入操作」が行え，簡便性や患者の順応性に配慮した形状・構造を有していることである（図2）．

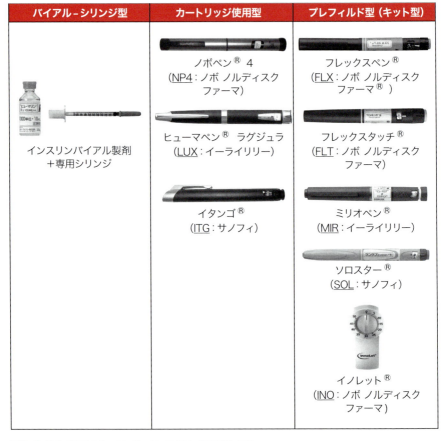

図1● 主に使用されているインスリン用デバイス
括弧内→下線部は，本項で使用する略号：販売会社（2014年12月現在）

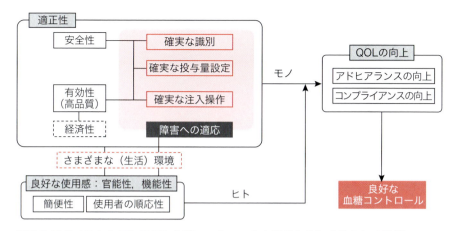

図2 デバイスから見た良好な血糖コントロールを得るために求められる機能
文献1より引用

特に，高齢者においては前述のようなさまざまな障壁を有しても適正性が担保される形状・構造が理想となる．

3 高齢者に配慮したデバイスの選択と説明のポイント

1）操作ステップ

カートリッジ装着（組立て）が容易なものを選択する．理解力や手指機能，視力が低下する高齢者には，組立て操作が容易な**プレフィルド型が望ましい**と言えよう．

2）単位設定

単位設定は，**数字が大きくて見やすいもの，また表示が単純であるもの**が望まれる．いずれのデバイスも数字の大きさはほぼ同等であるが，最も大きいのはINOで，時計のように配列されているため感覚的に合わせやすい．ペン型のデバイスでは，単位設定時に注入ドラムに現れる数字によって確認が複雑になる可能性がある．すなわち，SOLやMIRでは単位表示窓と注入ドラムまでの距離（図3A）やストローク（図3C）が短いことから，注入ドラムに現れる数字表記（図3B）が本来確認すべき数字と近くなるため，どの数字を見るかをしっかりと説明しておく必要がある．FLTは構造上，設定単位にかかわらず注入ボタンのストロークは伸びないので，現れ

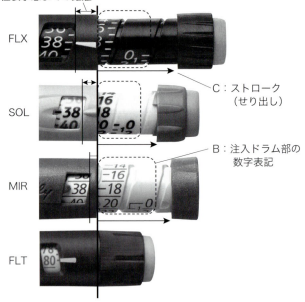

図3● ペン型デバイスの単位設定時の単位表示

る単位数字は単位設定窓内のみとなり，そのような心配はない．なお，機種によっては拡大鏡を準備しているものもあるので使用も試みるとよい．

　単位数字の確認以外に単位ダイアルを回転させたときのクリック音や回転トルク（単位設定ダイアルを回転させるときに必要な荷重）によって単位数をカウントすることが可能である．クリック音では，MIRやFLXは音響測定値において強い音圧がベルト状に存在し，他に比べて音を頼りに単位をカウントしやすい．単位設定時にストロークが変化しないFLTでは，単位数が増加する正回転より逆回転で非常に大きな音を有し，ダイアルの回転方向をクリック音で確認できるようになっている[2]．

　回転トルクは，LUXが最も軽い．しかし，単位設定後に少し触れただけでダイアルが回転する可能性があるので，LUXでは注入直前に設定単位を再確認することを強調する．FLTの回転トルクは正回転と逆回転でも違いがみられ，やや重めになっている[3)4)]．

3) 注入操作

　注入操作は，設定したインスリン量を正確に注入するために重要な操作の1つである．操作時の留意点としては，図4に示す4つのポイントがあげられる．握りやすさでは，比較的太く注入ボタンのストロークが伸びないものがよい．注入抵抗[※1]はより小さい方がよいが，注入ボタンを真上からではなく斜めからでも最後まで注入できることも重要である．さらに，注入抵抗が小さいほど注入完了が確認しにくいので，音や単位数字の確認などで確認する練習を行う[5]．FLTは，トルクスプリングによって注入するデバイスである．したがって，単位設定時のストローク変化がなく注入抵抗も他のデバイスに比べて小さい[6]．これまでのデバイスは，本体をしっかり握って注入ボタンを真っすぐに押し込む操作であったが，FLTは構造上，注入ボタンを押し込む必要はない．原則として注入ボタンは真上から押し込むが，MIRやINOでは斜めから押しても比較的軽く注入が可能である．FLXやSOLでは注入抵抗が大きくなり，ピストン棒の動きも不安定になることから注入精度の低下が危惧される[7)8)]．FLTは注入ボタンを押してトルクスプリングを稼働させることができれば斜めからでも注入は可能である．INOは箱型の形状をしており，完全に手を握ることができない患者でも本体を

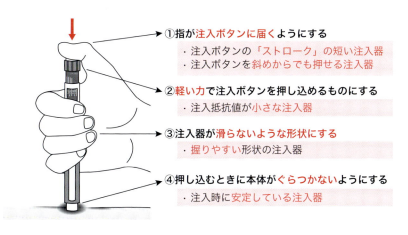

図4 ● 最後まで適量の注射を実施するための留意点

- ①指が注入ボタンに届くようにする
  - ・注入ボタンの「ストローク」の短い注入器
  - ・注入ボタンを斜めからでも押せる注入器
- ②軽い力で注入ボタンを押し込めるものにする
  - ・注入抵抗値が小さな注入器
- ③注入器が滑らないような形状にする
  - ・握りやすい形状の注入器
- ④押し込むときに本体がぐらつかないようにする
  - ・注入時に安定している注入器

※1　**注入抵抗**
　薬液を注入する際に必要となる抵抗値．注入ボタンを押す力になるが，デバイスの構造，ゴムピストンの摺動抵抗，注射針の流路抵抗などが関係する．また，一般に注入速度を速くすれば注入抵抗値は大きくなる．

握ることが可能で，注射針穿刺時の安定感を高める突起形状（ショルダー）を有するため多少手が震えても注射が可能になる．

> **ココに注意！**
>
> 複数のインスリン製剤を使用している場合，種類を識別できないで誤ったインスリンを注射する危険性がある．基本は商品名で区別するが，複雑かつ類似している名称が多いので，識別色や凹凸マーク（タクタイルコード）もあわせて説明する．カートリッジ使用型ではインスリンカートリッジを挿入する際にも間違えないように留意する．製薬会社間で識別色が統一されているのは，ヒトインスリン製剤のみである．速効型と持効型のインスリン製剤を間違えて注射しないよう，さらに処方変更に伴ってデバイスが変わった場合などにも注意する．

4 患者の状態を把握する

デバイスの特徴を患者指導に有効に活用するためには，患者の状態を把握する必要がある．そこで，**表1上**にあるような質問を用いて患者のデバイス導入に対する適応状態を確認する．ただし，手指機能障害は患者が自覚している以上に多いとする報告[9]もあることや，導入時は問題なくとも途中から障害や認知症などで適正な自己注射ができなくなっているケースもあることから，**表1下**のような注入操作の行動を確認するための継続した観察も欠かせない．また，高齢者へは時間や回数をかけてくり返し説明することが重要である[10)11)]．

5 おわりに

表2に高齢者を対象としたときのデバイスの特徴について一例をまとめた．デバイスの良い特徴は患者のハンディキャップを軽減するために，そうでない部分はトラブル回避のために把握しておく必要がある．

表1 ●（提案）自己注射操作時に患者側の問題を把握するための「6つの質問」と注入操作ができているかを確認するための「行動観察ポイント」

6つの質問	
1．日常生活における視力の程度	新聞の文字は見えますか？
2．指の器用さ（針キャップの取り扱い，単位設定）	指でテーブルの上に落ちた米粒を摘めますか？
3．指の器用さ（針の取り扱い）	ボタンをはめることができますか？
4．手の震えの有無	箸で豆料理を食べることができますか？
5．注入システムを理解するうえでの経験	万年筆のインクを交換したことがありますか？
6．機械・器具に対する順応性	リモコンを使えますか？
「注入操作」観察ポイント	
1．指の動きを診る	グー（握る），OKサインができるか
2．親指の動きと，握力を感じ取る	"指相撲"で対戦！
3．注射後の針を視る	注射後に針が曲がっていないか
4．注射エリアを観る，尋ねる	硬結がないか（いつも決まったところにしか注射できていないということはないか）

表2 ●操作項目と高齢者にとって特に有用と思われる各デバイスの特徴（例）

操作項目	確認項目		NP4	LUX	ITG	MIR	FLX	INO	SOL	FLT
単位設定	単位数字	大きい						◎		
単位設定	単位数字	認識性のよさ	◎					○		◎
単位設定	クリック音	明瞭				◎	◎	○		
単位設定	回転トルク	回しやすさ		◎						
注入操作	太さ	握りやすい			◎			◎		○
注入操作	注入抵抗	小さい	○	○	○	○	○	○	○	◎
注入操作	注入抵抗	斜めからの注入	◎							
注入操作	ストローク	短い				◎				
注入操作	注入完了の確認	確認しやすい	◎							◎
注入操作	安定感	安定						◎	○	

◎；特に有用である項目　　○：比較的有用である項目
注意）空欄は不適ということではない．例として，高齢者に対して特に有用と思われる箇所に◎，○印を入れた

7．インスリンの注入デバイス

> **ココに注意！**
>
> 最近，デバイス用の注射針の長さが短くなっている．これは，主に筋肉注射を避けるための目的である．このような短い注射針を穿刺する際の留意点は，皮膚面に対して垂直に根元までしっかり刺すこと．4 mm針は摘まなくとも筋肉注射になりにくいが，痩せていて皮下脂肪が少ない場合は摘む．なお，穿刺箇所は毎回2〜3 cm（指2本）程度ずらす．痛みを軽減するためには，ゆっくりではなくダーツのように早く刺した方がよい．高齢者では指先の感覚や動きが鈍っていることがあるので，針（針ケース，キャップ）の取り扱いにも注意する．

◆ 参考文献

1) 「もう対応に困らない糖尿病療養指導」（朝倉俊成/編），pp267-277，じほう，2013
2) Asakura T, et al：Comparative Study on Click Sounds Produced by Three Types of Prefilled Insulin Pen Devices(FlexPen®, SoloSTAR®, MirioPen®) on Dose Setting. Jpn. J. Pharm. Health Care Sci, 34：1023-1027, 2008
3) 朝倉俊成，清野弘明：インスリン注入器の単位設定ダイアルの回転トルクと患者の使用感についての一考察．糖尿病，50：765-769, 2007
4) 朝倉俊成，他：3種類のプレフィルド型インスリン注入器（フレックスペン，ソロスター，ミリオペン）の単位設定ダイアルの回転トルクに関する一考察．Prog Med, 28：2277-2279, 2008
5) 朝倉俊成，清野弘明：市販のインスリン注入器と専用注射針を用いた注入抵抗の比較と患者への手技指導上の留意点．医療薬学，32：723-728, 2016
6) Hemmingsen H, et al：A prefilled insulin pen with a novel injection mechanism and a lower injection force than other prefilled insulin pens. Diabetes Technol Ther, 13：1207-1211, 2011
7) 朝倉俊成，他：インスリン注入器の注入ボタンを斜めに押したときの注入抵抗に関する基礎試験．Prog Med, 29：1851-1856, 2009
8) Asakura T：Comparison of clinically relevant technical attributes of five insulin injection pens. J Diabetes Sci Technol, 5：1203-1209, 2011
9) Pfützner A, et al：Self-assessment and objective determination of dexterity in patients with type 1 or type 2 diabetes mellitus. Curr Med Res Opin, 28：15-21, 2012
10) 朝倉俊成，他：ペン型注射器を用いたインスリン自己注射の初期教育の現状と問題点．プラクティス，13：263-267, 1996
11) 朝倉俊成，他：ペン型注射器を用いたインスリン自己注射の初期教育—第2報—．プラクティス，13：575-579, 1996

第4章 高齢者糖尿病の治療〜QOLの維持・向上のために

8. インスリン離脱とBOT

荒木 厚

point

- 2型糖尿病患者で，インスリン自己注射ができず，社会サポート不足がある場合，インスリン離脱を試みる
- 強化インスリン療法とDPP-4阻害薬の使用，ビグアナイド薬の併用，SU薬やグリニド薬の併用によりインスリン離脱を行う
- インスリン離脱が困難な場合は，持効型インスリンと経口薬の併用（BOT）を行う

1 インスリン注射ができなくなったら？

　高齢糖尿病患者はそれまで可能だったセルフケア，すなわち食事療法，経口薬の内服，インスリン注射が困難となり，それらを誰が肩代わりして行うかは大きな社会問題となる．特にインスリンの自己注射は認知機能の低下によりできなくなる場合が多い．家族がインスリン注射を行う場合もあるが，独居やサポートが不足している場合，インスリン注射は難しい．インスリン治療の高齢者が施設に入所する際も，看護師しか注射ができないために，受け入れが困難な場合が多く，受け入れても1日1回のインスリン注射の場合が多い．

　医師，看護師以外の介護職が講習などでインスリン注射ができるような医療システムの整備が今後必要であると考える．しかしながら現状ではこの社会サポート不足を補うような医療の工夫が必要であり，ここではインスリンの離脱とBOT（basal supported oral therapy）をとりあげる．

2 インスリン離脱の方法

　インスリン離脱の方法は①強化インスリン治療とDPP-4阻害薬の併用，

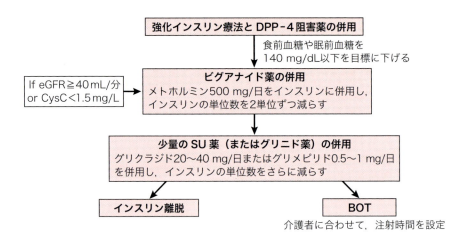

図1 ● DPP-4阻害薬とBG薬を用いたインスリン離脱

②ビグアナイド（BG）薬の併用，③SU薬またはグリニド薬の併用の3段階からなる（図1）[1]．

1）強化インスリン療法とDPP-4阻害薬の併用

1日1～2回のインスリン注射を行っていた場合または高血糖で入院した場合も，（超）速効型インスリン食（直）前1日3回と眠前に持効型インスリンを組み合わせた強化インスリン療法に切り替える．この強化インスリン療法により毎食前または眠前の血糖を100～140 mg/dLに保つように，インスリン量を調節する．例えば，夕食前の血糖が200 mg/dL以上が2日以上連続した場合，責任インスリンである昼食前のインスリンを2単位増やす．逆に同じ時間に血糖が70～100 mg/dL未満または低血糖の場合は責任インスリンを2単位減らす．朝食前の血糖が100 mg/dL未満が続く場合は眠前の持効型インスリンを2単位減らす．この強化インスリン療法を開始すると同時にDDP-4阻害薬（シタグリプチン，アログリプチン，ビルダグルプチンなど）を併用する．この併用は血糖改善に要する期間が短くなるともに，インスリンの必要量が減る利点がある．

2）ビグアナイド薬の併用

毎食前または眠前の血糖が100～140 mg/dLで安定したら，次にメトホルミン〔メトグルコ®（250）〕2T 2×朝夕後をインスリンに併用し，同時

に速効型インスリンと持効型インスリンを2単位ずつ減らす．腎機能が問題でなければメトホルミンをさらに増量し，インスリンをさらに減量する．

> **ココに注意！**
>
> メトホルミンの使用法：
>
> 　メトホルミンは必ず腎機能をチェックしてシスタチンCが1.5 mg/L未満（CcrまたはeGFRが40 mL/分以上）であることを確認して使用する．メトホルミンを前期高齢者では最大1,500 mg/日まで，後期高齢者では最大750 mg/日まで250 mgずつ増量し，その度にインスリンを減量する．

3）SU薬またはグリニド薬の併用

　それでも，インスリンが残る場合には，少量のSU薬かグリニド薬を併用し，さらにインスリンを2単位ずつ減量して，インスリンの離脱を行う．SU薬ではグリクラジド（グリミクロン®）20 mgまたはグリメピリド（アマリール®）0.5 mg 1×朝後を併用し，インスリンの減量を行う．腎機能にもよるが，グリクラジドの使用量は60 mg/日，グリメピリドの使用量は1.5 mg/日にとどめる．眠前のインスリンがすでになく，朝食前の血糖が100 mg/dL未満の場合にはグリニド薬のレパグリニド（シュアポスト®）1.5 mg/日かミチグリニド（グルファスト®）15 mg/日3×毎食直前を併用する．

3 インスリン離脱の効果とその見込み

　このような方法で高齢の2型糖尿病患者24例を対象にインスリンの離脱を試み20週目のHbA1cの平均値も7％前半で安定する結果が得られている（図2）．6カ月後のHbA1c 8.4％未満を基準とすると，2型糖尿病の約85％でインスリン離脱が可能である[1]．コントロールに要するインスリンの単位数が20単位を超えても，離脱可能な例が少なくない．

　最初の空腹時血中Cペプチド値などはインスリン離脱が可能かどうかの指標にはならない．眠前の持効型インスリンがなくなる場合や血糖コントロール後に血中Cペプチドが上昇した場合にはインスリン離脱が可能であると判断する場合が多い．一般には糖尿病罹病年数が長いとインスリン離

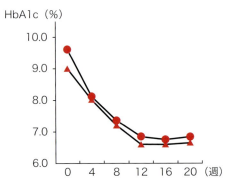

図2 2型糖尿病におけるDPP-4阻害薬とBG薬を用いたインスリン離脱

脱が困難な場合が多くなるが，そうであっても試みてうまくいく場合もある．

4 インスリン離脱の機序

　強化インスリン療法とDPP-4阻害薬とビグアナイド薬併用によるインスリン離脱が有効である機序としては①強化インスリン療法によって糖毒性が解除され，インスリン分泌とインスリン感受性が高まる，②強化インスリン療法によってβ細胞のGLP-1，GIPに対する感受性が高まり，インスリン分泌が促進[2]，③ビグアナイド薬によるGLP-1濃度の増加（Na依存性胆汁酸トランスポーターを阻害し，小腸の胆汁酸濃度を高める），④ビグアナイド薬によってβ細胞のGLP-1，GIPに対する感受性が高まり，インスリン分泌が促進[3]，⑤DPP-4阻害薬によるGLP-1濃度の上昇が考えられる．

症例提示

インスリン治療を離脱した92歳の認知症合併の男性

　78歳で糖尿病を指摘された．81歳よりグリベンクラミド5 mgとボグリボース0.4 mgで治療．91歳よりさらにノボリン®N 8単位を併用するも血糖コントロール悪化で入院した．MMSE 14点（遅延再生0/3）で認知症の悪化あり．HbA1cは9.0％で高値であり，空腹時CPRは0.4 ng/mLで低下していた．ノボリン®R（8-6-8-0）＋レベミル®（0-0-0-4）を用いた強化インスリン療法

を開始した．シタグリプチン（ジャヌビア®）100 mg，メトホルミン（メトグルコ®）500 mg，さらにグリクラジド（グリミクロン®）40 mgを併用し，インスリン減量していった．インスリン分泌はCPR 1.0 ng/mLと増加を認めたために，インスリンを離脱した．最終的にHbA1c 7.4％となり，施設に入所することができた．

5 BOT

BOTは通常，経口血糖降下薬で治療中の患者の血糖コントロールが悪化した際に，1日1回の持効型インスリンを追加する方法である．上記の2型糖尿病患者でインスリン離脱が困難な場合にも，可能な限り単位数を減らしたインスリンを1日1回にまとめ，DPP-4阻害薬を中心としたBOTに切り替えることが可能である（図1）．

BOTは介護者の都合に合わせて1日1回朝食前または就寝前，夕食後の注射のタイミングが選べる利点がある．デグルデクは作用の時間が最も長く，安定しているので，打ち忘れた場合でも，8時間後に注射しても，血糖はあまり変わらないとされている．

BOTに用いる持効型インスリンは，デテミル，グラルギン，デグルデクの3種類がある（4章6参照）．いずれも作用時間が長いが，腎不全や肝硬変で夜間の糖新生が落ちていると考えられる場合には作用時間の比較的短いデテミルを使用し，インスリン分泌が低下し，1型糖尿病に近い場合にはグラルギンまたはデグルデクを用いる．

従来BOTに用いる経口薬はSU薬が中心であったが，こうした社会サポート不足でBOTに切り替える場合には，低血糖防止の観点からDPP-4阻害薬を中心に組立てて，SU薬は使用しない方が望ましい．

DPP-4阻害薬を使ったBOTは従来の混合型1日2回注射よりも，低血糖が少ない．しかしながら，低血糖に対する注意は，従来のインスリンと同様である．介護者の都合に合わせて1日1回の血糖チェックになる場合もあるが，可能ならば1日4回の血糖測定（毎食前と就寝前）を少なくとも月1〜2回行って，インスリン単位量の調節を行うことが望ましい．

症例提示

持効型インスリンとDPP-4阻害薬を用いたBOTで血糖コントロールが改善した症例

82歳女性,BMI 18.4,24時間Ccr 44.7 mL/分,空腹時CPR 1.2 ng/mL,MMSE 26点.ノボラピッド®30ミックス(7-0-5-0)で治療し,HbA1c 8％後半で血糖コントロール不良なおかつ月1～2回低血糖を起こしていたが,入院し,強化インスリン療法とビルダグリプチン100 mgとメトホルミン500 mgを併用し,血糖コントロールは改善した.速効型インスリンは中止したが,インスリン離脱できず,グラルギン3単位を残したBOTとして退院とした.以後外来でHbA1c 7％前半で経過し,低血糖もなくなった.

◆ 参考文献

1) 荒木 厚:高齢糖尿病患者のインスリン治療の離脱. Modern Physician,33:915-916, 2013
2) Højberg PV, et al:Four weeks of near-normalisation of blood glucose improves the insulin response to glucagon-like peptide-1 and glucose-dependent insulinotropic polypeptide in patients with type 2 diabetes. Diabetologia, 52:199-207, 2009
3) Cho YM & Kieffer TJ:New aspects of an old drug: metformin as a glucagon-like peptide 1 (GLP-1) enhancer and sensitiser. Diabetologia, 54:219-222, 2011

9. GLP-1受容体作動薬

金原嘉之, 荒木 厚

point

- わが国では複数の種類のGLP-1受容体作動薬が使用可能である
- GLP-1受容体作動薬には利点,欠点がある
- GLP-1受容体作動薬の薬理学的な特性は高齢者と非高齢者で大きく異なることはない

1 GLP-1受容体作動薬の種類と使用法

　GLP-1受容体作動薬(GLP-1A)には現在,リラグルチド(ビクトーザ®),エキセナチド(バイエッタ®,ビデュリオン®),リキシセナチド(リキスミア®)がある.リラグルチドは,1日1回投与で体重減少作用が他のGLP-1受容体作動薬に比べて弱いが,腎機能障害例にも用いることができる.バイエッタ®は1日2回投与であるが,透析患者を含む重度腎機能障害例は禁忌である.ビデュリオン®はエキセナチドの週1回製剤で,嘔吐などの消化器症状はバイエッタ®より軽度である.リキシセナチドとビクトーザ®は1日1回投与で基礎インスリンと併用できる.いずれも,最小量から開始し,徐々に増量し,消化器症状が強い場合は,減量する.
　GLP-1Aを高齢者に投与する場合は下記の利点と欠点を考慮して,その適応を決める[1].

2 GLP-1受容体作動薬の利点

1) 単独では低血糖や体重増加をきたしにくく,強い血糖降下作用をもつ

　単剤ではHbA1c下降率は0.7〜1.5％程度であり,低血糖の頻度は非常

に低い[2)〜4)]．血糖変動を小さくする効果が大きい．

2）食欲抑制効果があり，体重減少をもたらす

高齢者が長年慣れ親しんだ食事習慣を改めるのはなかなか容易なことではない[5)]．この観点からすると，肥満を伴った高齢糖尿病患者（特に前期高齢者）では，食欲抑制作用を有する GLP-1 受容体作動薬は，食事療法を側面から支援する有力なツールとなりうる．

3）週1回製剤（エキセナチド LAR）がある

エキセナチドには週1回の製剤であるビデュリオン®があり，決まった曜日に週1回投与することにより，1週間にわたり持続的な効果が得られる．この特性を活かして看護師による訪問で注射を行うことにより，介護体制の手薄な高齢者においても使用できる利点がある．

Column

GLP-1Aの多面的効果

GLP-1Aは動物実験では認知症，脂肪肝を含む糖尿病の合併症を抑制することが報告されている．GLP-1Aは腎における抗炎症作用，抗線維化作用や尿中アルブミン排泄抑制効果があることが示唆されている．また，GLP-1Aは末梢神経系へ作用し，糖尿病神経障害にも有効である可能性がある．

虚血性心疾患ではGLP-1Aは虚血後の再灌流における心筋傷害モデルに対し好影響があり，アポトーシスやネクローシスの軽減，梗塞サイズの減少などの効果が示されている．心不全にも有効であり，心筋細胞のグルコース取り込み能の改善，心筋リモデリングの軽減，生存期間の延長といった作用がある[6)]．

GLP-1Aは海馬や皮質にあるGLP-1受容体に作用し，学習・記憶に関与し，神経突起成長の促進，抗アポトーシス作用などをもたらす．GLP-1Aは認知症のモデル動物の認知機能を改善し，βアミロイドの蓄積を減少させ，炎症を改善し，神経再生を促す[7)]．海外ではGLP-1AのAlzheimer病患者の認知機能低下の抑制効果をみる治験が進行中である．

GLP-1Aが非アルコール性脂肪性肝疾患（NAFLD）における肝の組織学的所見を改善する．また，骨量減少症・骨粗鬆症にも有効であることが期待されている．

3 GLP-1受容体作動薬の欠点

1) 嘔気，嘔吐の副作用

GLP-1受容体作動薬による嘔気，嘔吐は用量の減量によって軽快する場合もあるが，制吐剤で軽快しない場合には使用の継続が困難な場合がある．

2) 食欲低下，体重減少により，低栄養やサルコペニアとなる可能性がある

高齢糖尿病患者における体重減少，BMI低値，低栄養は死亡率を増加させる[8)9)]．また，肥満やメタボリックシンドロームが心血管疾患のリスクになるのは前期高齢者までである．高齢者における体重減少は運動療法を併用しないと筋肉量が減少し，サルコペニアとなり，ADL低下を招く可能性がある．したがって，GLP-1Aは，肥満を有する前期高齢者や後期高齢者でも減量の意義が認められる症例に対して使用する．また，低栄養になっていないか，食事摂取量が必要以上に抑えられていないかをチェックしながら使用する．一時的にGLP-1Aによってある程度の減量をもたらし，その後はDPP-4阻害薬やメトホルミンなどに変更する方法も考えられる．

3) 低血糖

SU薬やインスリンに併用した場合，低血糖のリスクが高まるので注意を要する．

4) 注射製剤

注射自体が心理的負担やQOL低下をもたらす可能性がある．

4 GLP-1受容体作動薬と高齢者

エキセナチドの薬物動態（pharmacokinetics）は腎機能に依存し，年齢は決定因子ではない[10)]．eGFR 30 mL/分/1.73 ㎡未満の場合のエキセナチドの使用は禁忌である．リラグルチドの高齢糖尿病患者と非高齢者の26週間投与の比較試験では，HbA1c，空腹時血糖値，体重減少は2群間で有意差がなかった[11)]．わが国でのリラグルチドの第Ⅲ相試験のサブ解析でも，24週間の投与でHbA1cと体重減少に有意差はなく，低血糖頻度も単独療法では差がなかった[12)]．ただ，消化器症状はわずかに高齢者群で多く，SU

剤併用下では高齢者の方が低血糖の出現頻度が高い傾向があった．リキシセナチドでは，6つの第Ⅲ相試験のメタ解析を行った研究では，高齢者でも非高齢者と同等の血糖降下作用が得られることが示されている[13]．

症例提示

リラグルチドが有効であった前期高齢者の一例

　71歳女性．元地方公務員で独居．ADL自立で認知機能も良好（MMSE 29点）である．健康診断で50歳代より耐糖能異常の指摘を受け，57歳時2型糖尿病と診断され，SU剤やメトホルミン，その後シタグリプチンで加療された．X年初夏より食事療法の乱れを契機とし，HbA1c 8％台が持続するようになり，X年11月入院した．食前Cペプチド2.4 ng/mLとインスリン分泌能は良く，入院時身長143.8 cm，体重47.4 kg，BMI 22.9であったが内臓脂肪面積123.8 cm^2，脂肪肝の併存あり．強化インスリン療法で糖毒性を解除した後，リラグルチドを導入しシタグリプチンから切り替えた．リラグルチド0.6 mg/日とメトホルミン500 mg/日で退院し，リラグルチド0.9 mg/日に増量し，メトホルミンを中止した．その後HbA1c 6.5〜7％程度で推移し，X＋1年3月での体重は43.8 kgで体重減少ももたらされた．

◆ 参考文献

1) Meier JJ：GLP-1 receptor agonists for individualized treatment of type 2 diabetes mellitus. Nat Rev Endocrinol, 8：728-742, 2012
2) Barnett AH：The role of GLP-1 mimetics and basal insulin analogues in type 2 diabetes mellitus: guidance from studies of liraglutide. Diabetes Obes Metab, 14：304-314, 2012
3) Barnett AH：Lixisenatide: evidence for its potential use in the treatment of type 2 diabetes. Core Evid, 6：67-79, 2011
4) Buse JB, et al：Metabolic effects of two years of exenatide treatment on diabetes, obesity, and hepatic biomarkers in patients with type 2 diabetes: an interim analysis of data from the open-label, uncontrolled extension of three double-blind, placebo-controlled trials. Clin Ther, 29：139-153, 2007
5) Agborsangaya CB, et al：Determinants of lifestyle behavior in type 2 diabetes: results of the 2011 cross-sectional survey on living with chronic diseases in Canada. BMC Public Health, 13：451, 2013
6) Ravassa S, et al：GLP-1 and cardioprotection: from bench to bedside. Cardiovasc Res, 94：316-323, 2012
7) McClean PL, et al：The diabetes drug liraglutide prevents degenerative processes in a mouse model of Alzheimer's disease. J Neurosci, 31：6587-6594, 2011
8) Blacher J, et al：Aortic stiffness, inflammation, denutrition and type 2 diabetes in the elderly. Diabetes Metab, 38：68-75, 2012 doi: 10.1016/j.diabet.2011.07.006. Epub 2011 Oct 24.
9) Wedick NM, et al：The relationship between weight loss and all-cause mortality in older

men and women with and without diabetes mellitus: the Rancho Bernardo study. J Am Geriatr Soc, 50：1810-1815, 2002
10) Linnebjerg H, et al：Exenatide - pharmacokinetics, pharmacodynamics, safety and tolerability in patients ≥ 75 years of age with Type 2 diabetes. Int J Clin Pharmacol Ther, 49：99-108, 2011
11) Bode BW, et al：Comparison of the efficacy and tolerability profile of liraglutide, a once-daily human GLP-1 analog, in patients with type 2 diabetes ≥65 and <65 years of age: a pooled analysis from phase III studies. Am J Geriatr Pharmacother, 9：423-433, 2011
12) 小松良哉, 他：日本人高齢2型糖尿病患者における1日1回投与リラグルチド24週間投与の臨床効果：国内第Ⅲ相試験のサブ解析, Progress in Medicine, 33：2189-2196, 2013
13) Petersen AB & Christensen M：Clinical potential of lixisenatide once daily treatment for type 2 diabetes mellitus. Diabetes Metab Syndr Obes, 6：217-231, 2013

10. 患者指導・教育（低血糖とシックデイ教育）

鹿島田美奈子

point

- 高齢者は身体的・精神的な機能低下があっても長い年月と生き抜いてきた自信と誇りをもっており，この自尊心は何よりも大切な支えである
- 低血糖の自律神経症状が消失している高齢者では，めまいなどの非特異的な神経欠乏症状や認知障害によって低血糖を疑わなければならない
- 高齢者に行うシックデイ指導は自己管理能力に合わせて行う

1 高齢者の患者指導・教育

1）高齢者への指導について

　高齢者に対する指導を行っていく場合，個人差が非常に大きいため，患者のこれまでの経験も含めた"その人"を知る必要がある[1]．

　糖尿病患者は誰しも「糖尿病は治ることがない」ため，生涯にわたり食事・運動・薬物療法を継続し血糖値をコントロールする必要性について説明を受けるが，患者の捉え方はそれぞれ異なる．また，身体に現れる可能性のある合併症の恐さについて医療者から聞かされ，セルフケアや治療の継続をうながされるが，合併症が起きてはじめて身体的な変化を自覚することが多い[2]．高齢者の場合には老化による身体的な変化も同時に現れる．老化による身体的な変化とともに糖尿病合併症の症状が出現するため，不安や戸惑いが生じ，うつ状態になることも多くある．一方，高齢者はこれまで生きてきた人生について，到達感・成就感・充実感といったポジティブな感情をもっているし，また，豊かな人生経験から，思慮深さ，寛容，忍耐力，生活の知恵，伝統的な技術の習得などのプラス面の生活態度を身につけている[1]．身体的変化をどのように見つめ，どのように療養行動を継続していくのかについてともに考える療養支援が求められる[3]．

2) 具体的な療養指導

高齢者の視力，聴力，コミュニケーション能力に配慮して療養指導を行う[4]．**見えているか，聞こえているか，伝わっているか，行えるか**確認しながらコミュニケーションをとり，語り合いながら伝える[5]．

BADL，IADL，移動能力，心理状態，家族のサポート状況，居住環境，介護保険の認定の有無などを患者の生活状況を聞くことにより評価し，療養指導を行う．心理的な問題がある場合には，傾聴し患者の思いを受け止める．

指導は集中できる明るい環境で行う．簡易で読みやすい文字の教材を使用する（図1参照）．大切な点については一度ではなく理解度を確認しながらくり返し指導する[3]．

3) 認知機能低下や認知症を合併する患者の援助

高齢者は身体的，精神的な機能の低下があっても，長い年月を生き抜いてきた自信と誇りをもっており，この自尊心は何よりも大切な支えである[1]．援助者はこの自尊心を尊重し，過去の仕事や充実していた生活にも焦点を当てて関わる．

糖尿病の療養生活についてとともに，もの忘れがあるかどうか，IADLは外出，買い物，調理，金銭管理ができているかどうかを聴取する．認知機能の評価はMMSEや改訂長谷川式を行うのが望ましいが，簡単に行う場合には3語の遅延再生を行ってもいい．

認知症の診断に必要な条件である社会生活の障害があるかどうかについて家族から聴取することも必要である．

患者個人ではセルフケアが困難な場合は，家族に協力を依頼する．この際に配偶者の身体・認知機能，心理状態も確認する必要がある．独居や家族の協力が得られない場合には，介護保険などを用いて，社会サポート体制や在宅の療養環境を整える必要がある．しかし，**認知症があっても，すべてをサポートするのではなく，残存機能を利用し，できることはなるべく自分で行うようにする**ことが大切である．長年，インスリン治療の患者では単位合わせができなくとも注射自体はできる場合が多い．もともと自己注射・自己血糖測定などのセルフコントロールを長年行っている糖尿病患者の場合は「自分で行うこと」ができることにより，達成感が伴い自尊心へつながる場合が多い．

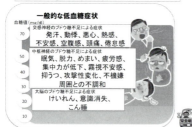
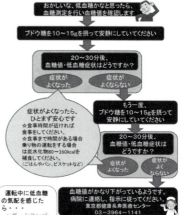

図1 ● 当院で活用している低血糖・シックデイについての教材

高齢者に対する手技習得のプロセスは行きつ戻りつし，スムーズにはいかないが，その失敗や成功をくり返す中で確実に手技の習得は進んでいく場合もある[3]．

また，麻痺や運動機能など身体機能的な障害を伴っていても，補助具などを利用しつつ，手技をよく観察し自身で実施可能な方法を考えてサポートする支援が自尊心につながると考える．

患者の希望，すなわち生活の中で大切にしていきたいことなどを尊重することも大事である．長い年月を生き抜くために担ってきた役割意識が強く，**サポートを受けずに自分自身の力だけで生活したいことも多いが，家族の負担も考慮に入れながら，関わり続ける**ことが大切である．介護サービスを活用するかどうかという方向性は医療者サイドで決定するのではなく，患者・家族の両者の意向をバランスよく尊重しながら選択を促す必要がある[5]．

2 低血糖教育

1) 低血糖といわれる血糖値について

糖尿病治療中にみられる頻度の多い緊急事態が低血糖である[6]．一般的に血糖値70 mg/dL以下になると，生体は初期反応として交感神経系，特にカテコラミン，グルカゴン，成長ホルモン，コルチゾールなどの分泌増加を介して血糖値を上昇させようとし，交感神経症状が出現する．普段の血糖値がかなり高い人では，急激な血糖値の低下に伴い，70 mg/dLより高い値でも低血糖症状を示すことがある[7]．

高齢者では神経障害がなくても，動悸・冷汗・手指の震えなどの自律神経症状は消失することが多い[8]．

2) 高齢糖尿病患者の低血糖症状

＜高齢者で注意すべき神経糖欠乏症状＞（図1左上参照）
頭がふらふらする，身体がふらふらする，脱力感，めまい，目がぼーっとする，しゃべりにくい，動作がぎこちない，意欲が低下している，不穏，せん妄，片麻痺

注意すべきは，低血糖の神経糖欠乏症状や認知機能障害は自律神経症状

とほぼ同程度の血糖値で起こりうる点である．したがって，低血糖の自律神経症状が消失している高齢者では，めまいなどの非特異的な神経糖欠乏症状，軽度の認知機能障害によって低血糖を疑わなければならない．低血糖の発症は，認知機能低下・認知症・転倒・転倒骨折・うつ・QOL低下，そして，心血管疾患・脳卒中の発症の危険因子である[8]．

そのため，低血糖の一般的な症状を伝えるとともに，症状には個人差があること，「急にドキドキする」「冷や汗が出てきた」「ふらふらする」などおかしいなと感じたときには低血糖を疑い，SMBGを行っている患者の場合には測定して確認をしたり，血糖値と症状を把握するように伝えることが重要といえる[9]．前記のような症状出現後ブドウ糖10〜20ｇ内服など早めに対応し**血糖値100 mg/dL前後までの回復をめざす**．また，低血糖が起きた原因を明らかにし，低血糖を防ぐための対策を立てることも大切である．

3）低血糖症状が起きたときの対処方法

糖尿病歴が長く，糖尿病合併症が進行している高齢者，脳梗塞の既往がある患者の場合，低血糖の症状が自覚しにくい[9]．いつもと違った症状が出た際は血糖測定を行い，ブドウ糖を10〜20ｇ内服することが望ましい．どのような値で症状が出るのか血糖測定をして確認することにより，「低血糖を自覚する」ことに活用することができる[10]．

血糖測定ができない場合もブドウ糖または砂糖を10〜20ｇ摂ってみて，15〜30分後に症状・血糖値改善があるか確認する．症状が回復しなければくり返す．症状回復後，食事摂取またはおにぎりなどの炭水化物を含む食品1単位分程度の補食を促す．

また，低血糖による意識消失の可能性を考えて，低血糖が起きた場合の対処を家族やサポートしてくれる人に理解してもらう[9]．

＜低血糖に対する日頃の備え＞
【インスリン注射の場合】
・毎食前，眠前の1日4回血糖測定を勧める（毎日が難しい場合には生活を振り返り，患者と相談する）
・5時〜6時の早朝の測定が夜間低血糖の予想に役立つ場合がある

・インスリン注射例，SU薬服用例，腎機能低下や肝機能低下を合併した高齢者では特に注意を要する
① より早い低血糖状態の回復を目指すため，ブドウ糖の携帯を指導する．ショ糖は二糖類であり単糖類に分解されてから吸収されるため低血糖からの回復がインスリン注射やα-グルコシダーゼ阻害薬を内服している場合などにはやや遅れることとなる
② ブドウ糖がなかった場合には砂糖などの含まれる清涼飲料水（コーラ，ファンタ，果物ジュースなど）を早めに摂取する

3 シックデイ教育

高齢者に行うシックデイ指導の要点は「1）日頃からの備え」「2）水分と食事摂取」「3）自己管理能力に合わせた血糖降下薬の調整」の3点が考えられる[11)12)]．

1）日頃からの備え
① 主治医にシックデイ時の血糖降下薬の調整方法を確認
② 体調を知るための用意（シックデイ時にはこまめに血糖，体温，血圧などを測定し，体調を確認する）
血糖測定器，体温計，血圧計，尿検査試験紙など．
③ 脱水予防のための水・お茶・スポーツ飲料
④ 緊急時の連絡方法の確認

2）水分と食事摂取
高齢者では利尿薬を内服している患者が少なからず存在するうえに，口渇中枢の機能低下がしばしば認められることから脱水になりやすい．実際に高浸透圧高血糖症候群の多くが高齢2型糖尿病で占められる[12)]．
① 消化の良い糖質150〜200 g/日程度を摂取すること
② 食事摂取困難な場合には水分・電解質を補給することが大切である

> **ココに注意！**
>
> 食事摂取が困難な場合：
> 例：水分を少量ずつこまめに1,000 mL/日を目安に摂取．
> 　　　みそ汁・果汁・スポーツドリンクを少量ずつこまめに摂取する．
> ※基本的に食べることができるものを何でも摂る．
> ※発熱時・消化器症状が強いときには医療機関を受診する．

3）自己管理能力に合わせた血糖降下薬の調整

シックデイについて患者に説明を行う場合，普段風邪を引いたり，発熱や下痢をした場合にどのように対処しているか，食物や水分を摂ることについてどのように認識しているかを確認して以下を判断する．

①患者自身で判断することができる場合

患者自身から定期受診時に主治医にシックデイ時の血糖降下薬の調整方法を確認する必要性を伝え，シックデイ時に対処が実際にできたか確認をしてサポートする．

> **ココに注意！**
>
> 例：急に食べなくなったときにはSU薬とメトホルミンは中止する．インスリンは食後に注射し，表1のように食事量に応じて，速効型または超速効型インスリン単位を減量・中止する．基礎のインスリン注入は中止しない．

②患者自身で判断することは困難な場合の対処

自己管理能力もさることながら，腎障害・肝障害・心疾患など多くの疾患を合併していることが多々ある．そのため，高齢者ではその家族も含めて対処の判断が困難である場合が多い．その場合には患者やその家族だけで判断する状況を作らないような支援が必要と考える．

具体的にシックデイ時の対処は高齢者やその家族が糖尿病の理解とともに進め，段階を追ってシックデイの対処方法を習得できるよう支援している（表2）．

表1 ● 経口摂取が不安定である場合のインスリン投与（食事量スライディング）例

食事量	A法	B法	インスリン量
全量	ノボラピッド® 4単位	ノボラピッド® 8単位	いつも打つインスリン量と同じ
2/3以上～	ノボラピッド® 4単位	ノボラピッド® 6単位	いつも打つインスリン量の2/3
1/3以上～2/3未満	ノボラピッド® 2単位	ノボラピッド® 4単位	いつも打つインスリン量の1/3～1/2
1/3未満	ノボラピッド® 0単位	ノボラピッド® 2単位	0単位～いつも打つインスリン量の1/3

インスリン注射は食後に行い，食事量に合わせてインスリン量を増減
ただし，1型糖尿病の場合は，食べられなくても半分量のインスリンは打つ

表2 ● 段階的なシックデイ対処の支援

	患者の理解度	シックデイ時の対応
第1段階	症状出現していることに対処困難	・家族による体調管理 ・訪問看護師の介入
第2段階	自身のみでの判断が困難で助言を要する	・症状出現時は病院に連絡をして相談するよう促す ・電話にて症状確認し，対処を患者とともに判断する
第3段階	自身で判断・対処が可能	受診時に症状出現時の身体の変化と対処方法を振り返り今後に備える

症例提示

本人が低血糖症状と認識できず不穏になる認知症患者

　70歳代男性，1型糖尿病（糖尿病歴13年）でインスリン治療の患者．

　不安定型の1型糖尿病でかつ食事量が不安定なために頻回に30～40 mg/dLの低血糖を起こし，服を脱ぎ大声で騒ぐといった症状があり，血糖コントロール目的に入院となった．

　入院後も服を脱ぎ大声で騒ぐといったせん妄と歩行時のふらつきがみられてベッドサイドで転倒した．「汗が出るんだよ」といいながら服を脱ぎ始め，血糖測定を行うと30～40 mg/dLまで低下していた．ブドウ糖を内服すると，せん妄状態も回復した．汗が出る以外に症状はないか確認すると「急に頭がおかしくなっちゃうんだよ．何だか全然わからない」と話した．「○さん，血糖値が低くなっているので汗が出て，気分が落ち着かなくなるのではないかと思います．いかがでしょうか？」とくり返しお伝えし，"汗が出る""頭がおかしくなる"

という○さん特有の低血糖症状が起きたらナースコールをすることをくり返し指導した．

くり返される低血糖であったが，不必要に更衣する様子があると看護師から血糖測定を行うという対応ができ，「血糖が下がると"汗が出る""頭がおかしくなる"んだね．やっとわかった」という言葉が聞かれるようになり，「血糖が下がってきたみたい」というナースコールが自身でできるようになり退院された．主治医よりインスリン投与量の調整がなされ，低血糖の回数が減り，シックデイ時の指導が行われ，退院された．

退院後，自宅でも低血糖時に不穏にならず血糖測定・ブドウ糖内服という対処が家族とともにとれるようになった．

【事例のまとめ】

低血糖状態となったときにどのような症状が出現するかは人によって異なる．高齢者の場合，一般的な低血糖症状が出現しないことも多い．怒りっぽくなるなどいつもと違う様子がある場合，低血糖症状であるかはブドウ糖摂取後に症状回復するか観察し判断することが必要であると考える．

そして患者自身が低血糖のサインを意識できるよう血糖値とその症状を看護師の解釈を加えてくり返し振り返り，看護師は患者の認識を確認する必要がある．

◆ 参考文献

1) 「高齢者ケア論」（鎌田ケイ子/著），高齢者ケア出版，1999
2) <糖尿病を抱えながら社会で生活する>を支援する．「進化する慢性病看護」（東めぐみ/編），pp86-92，看護の科学社，2010
3) 麻生佳愛：インスリン注射が導入される高齢者への注射手技指導．「糖尿病看護の実践知」（正木治恵/監，黒田久美子，他/編），pp148-156，医学書院，2007
4) 「最新老年看護学　改訂版」（水谷信子，他/編），日本看護協会出版会，2011
5) 「ライフステージから理解する糖尿病看護」（福井トシ子/監，瀬戸奈津子，森小律恵/編著），pp166-203，中央法規出版，2013
6) 「糖尿病治療ガイド 2014-2015」（日本糖尿病学会/編），文光堂，2014
7) 「糖尿病療養指導ガイドブック 2013」（日本糖尿病療養指導士認定機構/編），メディカルレビュー社，2013
8) 荒木 厚：高齢者における低血糖の問題点とその対策．プラクティス，31：61-68，2014
9) 「糖尿病看護ベストプラクティス　インスリン療法」（日本糖尿病教育・看護学会/編），日本看護協会出版会，2014
10) 阿部素子，他：CSII法によるコントロールを試みた不安定型糖尿病患者の看護 自己管理のあり方を患者をとおして学ぶ．臨床看護，10：264-271，1984
11) 勝野朋幸，他：ライフステージに応じた糖尿病治療 低血糖とシックデイ．からだの科学，269：131-137，2011
12) 村瀬裕子，他：高齢者糖尿病の管理　合併症とその管理　高齢者糖尿病におけるシックデイ対策．日本臨床，64：124-127，2006

第4章 高齢者糖尿病の治療〜QOLの維持・向上のために

11. 在宅療養中の糖尿病患者の管理

鈩　裕和

point

- 在宅で訪問診療を受ける患者の1/3が完全独居または日中独居となっており，介護力が低下してきている
- 在宅で行う服薬および注射などの医療行為は，本人，家族，医師，看護師にほぼ限られる．投薬にあたっては本人家族の管理能力に配慮する必要がある
- 在宅では医療保険と介護保険を組み合わせて医療が提供されている．仕組みを理解しておかなければ慢性疾患の長期管理は医師の思惑通りに進まない

1 時代を反映した介護環境の変化

　都市部では核家族化，高齢化の中でいわゆる老夫婦二人世帯や，連れ合いを亡くした単独世帯が急速に増加してきている．40〜50歳台の若い世帯でも単身者が増えている．また，介護者が高齢であったり，認知症を患っていたり，病気がちで介護力として期待できないケースも稀ではない．当院において訪問診療を行っている在宅患者では完全独居がすでに15％を占め，介護者が日中不在の日中独居世帯を合わせると全体の1/3に上る（表1）．また，介護者が認知症などで介護に支障がある世帯をふくめると5割以上になる．介護家族のいない，または介護力が充てにならない在宅療養は当たり前の時代になってきた．

　在宅医療では内服介助，自己注射を行えるのは本人か家族，医師，看護師に限られる．独居患者で本人に管理能力がない場合，医師，看護師しか内服介助，注射は行えない．1日数回内服や注射を外部サービスで実施することは現行制度の下では困難である．今後巡回型の訪問看護が普及するなど環境整備が進めば頻回の医療行為に対応できるようになる可能性があ

表1 ● 訪問診療を受ける患者の介護家族状況（医療法人社団つくしんぼ会）

状況	人数	介護家族の内訳
完全独居 （昼夜とも独居）	12名	
日中独居 （夜間休日のみ介護家族あり）	15名	妻1，娘5，息子5，嫁4
昼夜とも介護家族あり	54名	妻9，夫10，娘14，息子6，嫁9，姉妹2，孫1，甥1，姪1，内縁妻1

る．

　また，独居療養患者では，生活支援（介護）を優先せざるを得ず，介護保険の利用限度額の多くを介護に振り向けるため，看護師の介入がさらに困難となっている（後述）．在宅に患者を戻す際は介護環境に十分配慮した治療計画を策定しなければならない．

2 糖尿病治療に利用できる訪問サービス

1）訪問看護

　自己管理のできない患者に，内服，インスリンやGLP-1などの注射を在宅で実施できるのは，家族を除けば訪問看護師か往診医のみである．生活指導やさまざまなケアを提供する訪問看護が中心的役割を担うことになるが，訪問看護には以下のような制度上の制約があることを知っておかなければならない．

①介護保険による訪問看護の問題点

　訪問看護は，在宅療養患者が介護保険の申請をして介護認定を受けている場合，介護保険を優先して利用せねばならない．例外として，一部の神経難病や末期がん，人工呼吸器装着状態など厚生労働大臣が定めたいくつかの疾患および状態でのみ訪問看護を医療保険で受けることができる．介護保険の限度額を越えて訪問看護を受けた場合でも医療保険に切り替えることはできず，越えた部分は全額自己負担となる．在宅療養中の患者は，生活維持のために介護職によるサービスを優先せざるを得ず，訪問看護は二の次になることもある．一般的には週1～2回の訪問が多い．

②医療保険による訪問看護の問題点

　介護認定を受けていない在宅療養患者は医療保険を利用して訪問看護を

受けることができる．利用限度額はないが，原則として週3回しか利用できない．ひと月に1回のみ2週間に限って医師による特別指示で毎日訪問看護を利用できるがあくまで急性増悪などを想定したもので，慢性疾患の維持期は対象ではない．

　また，介護保険での自己負担分は今のところ一律1割だが，医療保険利用者では同じ訪問看護を受けた場合でも各自の負担割合で自己負担額が介護保険の2倍から3倍になるケースが出てくることにも注意したい．特に65歳未満の若い糖尿病患者の場合は訪問看護については3割の自己負担を生ずるので配慮が必要である．

2）訪問介護

　訪問介護は1日に数回訪問してサービスを提供することができるが，直接内服させるなど医療行為は厳しく制限されている．本人の行う服薬を促すあるいは服薬を確認するところまでは一般に行われているが，どこまでを行うかは各介護提供事業所の判断にもよるので事前の確認が必要である．また，介護職のすべてのサービス提供は，ケアマネジャーのプランに基づいて行われており，プランにない行為を行えばすべての介護報酬を与えられないばかりか制裁を受ける可能性があるのでケアマネジャーとの調整も欠かせない．多くの在宅患者は訪問介護職によって食事の提供を受けているため，介護職に対する栄養指導などの機会を設けるべきであろう．

3）訪問診療医

　在宅療養支援診療所の制度の創設など国による在宅医療の推進策により，往診（患家の求めにより随時行われる在宅診療）や訪問診療（計画的定期的に行われる在宅診療）を行う医師が増加した．在宅医療を行う医師は療養環境を目の当たりにし，患者の療養の状況を把握しやすい立場であるため，より現実的な治療の担い手となりうる．病院医師は在宅療養患者で療養環境に恵まれないと思われる患者を，早めに地域の在宅診療医に繋ぐことが肝心である．また，在宅診療医は病院医師の負託に応えられるよう，医療知識を磨き，社会制度に精通することが大切である．

3 在宅療養中の糖尿病患者の治療の留意点

　これまで述べた在宅医療の現状を踏まえたとき，高齢糖尿病患者の治療において次のような点に注意したい．

- 投薬を行う必要があるときは，内服なら投与回数を減らしできれば一日一回，可能な限り一包化すること（コラム参照）．
- インスリンなどの注射による治療はできるだけ避け，内服や食事療法のみで済むように工夫すること．
- 単身者が増えていることに配慮して，低血糖などのトラブルが起きにくい処方や，緩やかなコントロールを心がけること．
- 独居では友人や信仰する宗教関係者が介護の大きな力になることがあるが，反面これらの人たちによって持ち込まれた飲食物でコントロールがつかなくなることも多い．独居の患者ではこうした人々への指導を忘れないこと．
- デイサービス，デイケア，訪問リハビリなどの社会サービスの導入により身体の活動性を高めること．
- 介護職が独居糖尿病患者管理のキーパーソンになる可能性があり，糖尿病教育の機会提供を行うこと．

　DPP-4阻害薬やその他の新しいタイプの治療薬の登場や，メトホルミンの保険上の処方上限緩和などによって，内服治療が格段に行いやすくなり，当院で注射薬を用いた治療を受ける高齢糖尿病患者は激減した．どんなに医学的に優れた治療計画であっても，在宅では実施不能なケースが多くより現実的対応が求められる．病院の専門医は地域の医師と連携を密にし，時には専門医としてのこだわりを排し，患者の生活実態に合わせた治療を立てていく姿勢が求められている．

介護職による服薬介助

- 内服すべき薬を,数種類の薬の中から介護職が探し選んで与えるのはダメ
- 1種類の内服薬,または一包化した袋を破って患者の掌に載せ服薬を促すのはOK
- 介護職が直接口に薬を入れるのはダメ
- 服薬確認,服薬介助(介助の意味はグレーだが)はケアマネジャーのケアプランに組み入れられていればOK

したがって,以上の条件を満たすためには,医師の指示のもと,ケアマネジャーが服薬介助,服薬確認をケアプランに反映し,介護職は一包化された薬を患者の掌に載せ,体が動かない患者では腕を握って患者の掌から薬が口内に入るように誘導する.在宅では薬1つ介護職が内服を手伝うことも大変なのだ.

第4章 高齢者糖尿病の治療〜QOLの維持・向上のために

12. より良い療養生活を送るための心理サポート

荒木 厚

point

- 高齢糖尿病患者のQOL低下要因は大血管合併症，社会サポート不足，低血糖である
- ネガティブな社会サポートは患者のQOLを低下させるが，家族の介護負担の表現であることもある
- 身近な社会参加が高齢者のQOLを保つ
- 首尾一貫感覚（SOC）はストレス対処能力であり，糖尿病の悪化や合併症を防ぐ

1 糖尿病負担感の増加やQOLの低下要因

　高齢糖尿病患者はうつのみならず，不安などさまざまな心理的な問題を抱えている．また，糖尿病治療自体も**糖尿病負担感**や不安感を高める．また，高齢者糖尿病の治療の目的の1つがQOLの維持・向上であるとするならば，QOLを高めるような治療や援助のしかたを考えていくべきであろう．

　QOL低下と糖尿病負担感の両者は，低血糖の頻度が多いこと，糖尿病合併症，社会サポート不足によってもたらされる．高齢糖尿病患者455例（平均年齢75歳）のQOL（well-being）と糖尿病負担感を調べた調査では，QOLの低下要因は大血管合併症，**ポジティブ社会サポート**のないこと，**ネガティブ社会サポート**の存在，低血糖の頻度が多いことがQOL低下と独立に関連する因子であった（**表1**）[1]．また，糖尿病負担感の増加と関連するのはインスリン治療，低血糖の頻度が多いこと，HbA1c高値，ポジティブ社会サポートのないこと，細小血管合併症と関連した（**表1**）[1]．

　この高血糖が糖尿病負担感の増加と関連することは，糖尿病負担感の食事療法負担感でもあてはまる．すなわち，HbA1cが高いと医療者に言われることは，食事療法などがうまくできないことの罪悪感や自己評価の低さ

表1 ● 高齢糖尿病患者の糖尿病負担感とQOL低下の要因

	糖尿病負担感	QOL（well-being）低下
1	インスリン治療 （P＝0.001）	ポジティブ社会サポートがないこと （P＜0.001）
2	低血糖の頻度が多いこと （P＝0.001）	大血管合併症 （P＜0.001）
3	HbA1c高値 （P＝0.002）	ネガティブ社会サポートがあること （P＜0.001）
4	ポジティブ社会サポートがないこと （P＝0.003）	低血糖の頻度が多いこと （P＝0.003）
5	細小血管合併症 （P＝0.049）	

高齢糖尿病患者455名のアンケート調査で糖尿病負担感とQOL低下要因を重回帰分析で解析した（文献1より引用）

から，糖尿病負担感を増すことにつながる．

2 家族や社会のサポートのあり方

ポジティブな社会サポートとは患者が困ったときに，介護をしてくれるなどの手段的サポートと励ましてくれるなどの情緒的サポートがある．ポジティブな社会サポートを増やすには，介護保険などを利用して，家族以外の人的サポートを増やすことが大切である．

ネガティブな社会サポートとはいらいらさせたり，余計なお世話をしたりするようなサポートである．例えば，食事療法で間食を多いと家族がせめたり，怒ったりするようなネガティブなサポートが多くなると，認知症患者のBPSD（behavioral and psychological symptoms of dementia：行動・心理症状）[※1]である夜間の興奮や徘徊が悪化しやすい．

ネガティブな社会サポートは少し複雑で，これまでの長年の人間関係から起こっている場合がある．また，ネガティブな社会サポートは家族の介護負担の表現であることもある．認知症を合併した糖尿病患者の家族の場合，認知症のケアに加えて，糖尿病のセルフケアの食事やインスリン注射を肩代わりすることになるので，その負担感は大きい．

※1　BPSD（behavioral and psychological symptoms of dementia：行動・心理症状）
認知症の症状は，大きく分けると物忘れなどの「中核症状」と「行動・心理症状（BPSD）」の2つに分けることができる．「BPSD」は「周辺症状」とほぼ重なる概念である．BPSDの心理症状にはせん妄，不安，抑うつ，幻覚，妄想があり，行動症状には暴力，暴言，徘徊，介護に対する抵抗，不潔行為がある．BPSDに対しては患者の周囲の環境を整備することや原因となる疾患の治療，または原因となる薬剤を中止するなどの対策を立てることが大切である．

3 社会参加の重要性と患者会の役割

　身近な社会参加は高齢糖尿病患者の生活満足度と関連する重要な因子である．高齢糖尿病患者56例の生活満足度を生活満足度尺度Kで評価し，重回帰分析で解析すると，神経障害のないこと，同居家族内の手段的サポート，および身近な社会参加が生活満足度と関連する因子であった[2]．すなわち，高齢者は社会サポートの提供を受けること以外に**高齢者自らが積極的に社会参加することがQOLを保つことにつながる**のである．

　患者会は高齢者が糖尿病という病気をもちながらも，「一病息災」感をもって生活するうえで重要な役割を担っている．この患者会は患者と病院スタッフとの交流だけでなく，患者間の互いのサポートにもなり，これにより救われる患者は少なくない．当センターは約37年の歴史があり，私も平成元年から育寿会という患者会の活動を行っている．患者会の役員は，糖尿病教室だけでなく，運動教室，バス旅行，食事会，俳句の会などの豊富な行事を自主的に運営している．患者会の役員の数を10人以上に増やし，仕事を分担し，できるだけ多くの人が世話をする側に回るようにしている．患者会の行事に参加することは身近な社会参加になり，患者会の行事の企画に関わる役員は社会的役割を担うようになる．

4 ストレス対処能力としての首尾一貫感覚（SOC）

　高齢糖尿病患者はうつやwell-being（QOL）の低下をきたしやすく，こうした心理状態の悪化は脳卒中発症の危険因子である[2]～[4]．こうした心理状態の悪化をきたすストレスの原因としてはライフイベント（肉親との死別），要介護，併発疾患，仕事のストレス，地震，低い経済状態などがある．そのほか，心理的ディストレスも脳卒中発症の危険因子であり，不満足，失望，敵意，怒りなどのネガティブな感情は頸動脈のIMT（intima media thickness：内膜中膜複合体厚，2章2参照）増加と関連する．一方，脳卒中発症の防御の危険因子としては楽観主義，生活の中で楽しみを見出す感覚（perceived level of life enjoyment），積極的コーピング，老いに対する肯定的態度，首尾一貫感覚（sence of coherence：SOC）がある（図1）[5]．高齢糖尿病患者において老いに対する肯定的態度がないことは従来の危険因子を調整しても脳卒中の発症リスクが3.0倍となる[3]．

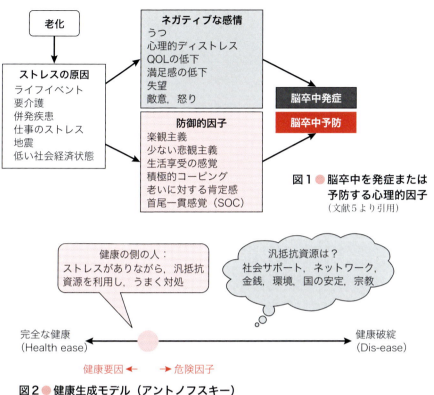

図1 ● 脳卒中を発症または予防する心理的因子
（文献5より引用）

図2 ● 健康生成モデル（アントノフスキー）
健康要因を強化することが大事

　アントノフスキーはナチスの強制収容所から生還した女性の約30％は，その後も心身の健康を保っていた要因がストレス対処能力の首尾一貫感覚（SOC）であることを見出した[6]．アントノフスキーは疾患生成モデルに基づき，人は健康と健康破綻を両極とする連続体のどこかに位置し，健康側にいる人はストレスがありながら，汎抵抗資源を利用し，うまく対処することができるとした（図2）．SOCは非常に強いストレスや逆境にありながらも，汎抵抗資源をうまく対処し，心身の健康を保つ健康要因である．SOCは把握可能感（どんなことも自分の行動と結果が関連しているという感覚），処理可能感（何とかなる，何とかやっていけると思える感覚），有意味感（辛いことに対しても，自分のやっていることに意味を見出す力）の3つの要素からなる（図3）．このなかで特に，SOCの中で人生に意味を見出す有

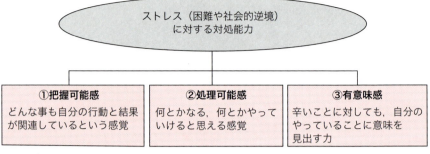

図3 ● 首尾一貫感覚（SOC）の3つの要素

表2 ● SOCの質問票

1．把握可能感：どんなことも自分の行動と結果が関連しているという感覚
1）あなたはこれまでによく知っていると思っていた人の思わぬ行動に驚かされたことがありますか？
2）あなたは不慣れな状況にいる感じ，どうすればわからないと感じることがありますか？
3）あなたは気持ちや考えが非常に混乱することがありますか？
4）あなたは本当なら感じたくないような感情を抱いてしまうことがありますか？
5）何かが起きたとき，普通あなたはそのことを過大に評価したり過小に評価したりしてきましたか？
2．処理可能感：何とかなる，何とかやっていける感覚
1）あなたはあてにしていた人にがっかりさせられたことがありますか？
2）あなたは不当な扱いを受けているという気持ちになることがありますか？
3）あなたは，これまで「自分はダメな人間だ」と感じたことがありますか？
4）あなたは，自制心を保つ自信がなくなることがありますか？
3．有意味感：辛いことに対しても，自分のやっていることに意味を見出す力
1）あなたは自分のまわりに起こっていることがどうでもいいという気持ちになることはありますか？
2）あなたは，日々の生活で行っていることにはほとんど意味がないと感じることがありますか？
3）今まであなたの人生は明確な目標や目的がありましたか？
4）あなたが毎日していることは喜びと満足を与えてくれますか？

東京大学健康社会学・アントノフスキー研究会（代表：山崎喜比古）作成

意味感が大切である．東京大学健康社会学・アントノフスキー研究会（代表：山崎喜比古）が作成したSOCの質問票（日本語版）を**表2**に示す．

SOCが強い人は脳卒中発症や死亡が少ない[7)8)]．EPIC-Norfork studyではSOCが強い人は，弱い人と比べて脳卒中のリスクが，他の危険因子やう

つ病を補正しても24％減少した[7]．また，SOCが強いと，良い生活習慣を選ぶことができ，血糖コントロール悪化も防ぐ．SOCの強い人は，果物や野菜を多く摂取し，エネルギー摂取，飽和脂肪，砂糖，菓子の摂取が少ない[9]．SOCの弱い糖尿病患者は，高血糖になりやすい[10]．したがって，**SOCはストレス対処能力として，糖尿病の悪化や合併症を防ぐ手段の１つであり，療養生活や人生をうまく送るために必要**なものであろう．

SOCを強くする方法は①食事や身体活動などのグループ療法，②ストレスに対する成功体験，③運動療法，④認知行動療法，⑤社会サポート，⑤宗教，スピリチュアリティなどが考えられる．また，85歳以上の高齢者における強いSOCは自己超越と人生の目的と関連する[11]．SOCによって，高齢者は身体機能や生活機能が低下し，死を間近に迎えようとしても，それまでの価値観を超越し，離れることで，それを受け入れ，人生に意味を見出すことができる．本来，スピリチュアルに良好な状態とは，ささやかな楽しみや生きがいを見出し，意欲的，前向きに生きている状態を意味する．したがって，SOCは高齢者がスピリチュアルな生き方を選択し，人生に意味づけをするものである[12]．

◆ 参考文献

1) Araki A & Ito H：diabetes burden scale for elderly patients with diabetes mellitus. Geriatr Gerontol Int, 3：212-224, 2003
2) 高橋光子, 他：高齢糖尿病患者の身近な社会参加は生活満足度と関連する. 日本老年医学会雑誌, 47：140-147, 2010
3) Araki A, et al：Low well-being is an independent predictor for stroke in elderly patients with diabetes mellitus. J Am Geriatr Soc, 52：205-210, 2004
4) 荒木 厚：動脈硬化性血管障害のリスクと対応策. 日本老年医学会雑誌, 50：53-55, 2013.
5) Araki A & Ito H：Psychological risk factors for the development of stroke in the elderly. J Neurol Neurophysiol, 4：147, 2013
6) Lindström B & Eriksson M：Contextualizing salutogenesis and Antonovsky in public health development. Health Promot Int, 21：238-244, 2006
7) Surtees P, et al：Sense of coherence and mortality in men and women in the EPIC-Norfolk United Kingdom prospective cohort study. Am J Epidemiol, 158：1202-1209, 2003
8) Surtees PG, et al：Adaptation to social adversity is associated with stroke incidence: evidence from the EPIC-Norfolk prospective cohort study. Stroke, 38：1447-1453, 2007
9) Lindmark U, et al：Food selection associated with sense of coherence in adults. Nutr J, 4：0, 2005
10) Cohen M & Kanter Y：Relation between sense of coherence and glycemic control in type 1 and type 2 diabetes. Behav Med, 29：175-183, 2004
11) Nygren B, et al：Resilience, sense of coherence, purpose in life and self-transcendence in relation to perceived physical and mental health among the oldest old. Aging Ment Health, 9：354-362, 2005
12) 山崎喜比古, 他：高齢者のSOC.「ストレス対処能力SOC」（山崎喜比古, 他／編），有信堂高文社, pp163-175, 2008

INDEX
— 索引 —

数字

1型糖尿病	26, 39, 46
2型糖尿病	39
3語の遅延再生	80
24時間クレアチニンクリアランス	48

欧文

A～C

α1遮断薬	120
α-GI薬	219
Aβ	137
ABI	99
ACCORD試験	64
ACE阻害薬	120
AD	181
ADAコンセンサスレポート	87
ADL	34, 68, 132, 145
ARB	120
βアミロイド	137
β遮断薬	120
BADL	28, 76, 146, 147
Barthel index	77
Benton視覚記銘検査	139
BG薬	218
BOT	224, 237
BPSD	263
brittle型糖尿病	56
BRONJ	153
CABG	101
CAS	101
Ccr	48
CEA	101
CES-D	162
CGA	68, 74
CGA分類	47
CGM	53
CKD	47
Cr	47
CVR-R	93
Cペプチド検査	44

D～H

DES	101
DPP-4阻害薬	65, 142, 218, 238
dual-task	208
ECST法	98
eGFR	50
European Diabetes Working Party for Older People	87
EWGSOP	157
Folsteinの簡易精神機能検査	78
frail	160
functional disability	145
GA	43
GDS-5	161
GDS-15	71, 80
GIP	240
GLP-1受容体作動薬	142, 243
HbA1c	43, 63
HDS-R	71
head-up tilt検査	93
Health ABC研究	62
HHS	26

I～N

IADL	28, 76, 86, 138, 146, 148
IMT	97
infection-related hypoglycemia	64
J-EDIT	27, 146
JST版新活動能力指標	71
Lawton index	70
MAGE	57
MCI	181
MetS	130
MMSE	71, 78
MNA	70, 73
MoCA-J	34
morning surge	118
NASCET法	98
NEAT	204
non-dipper	118
non HDL-C	123

O～W

OABSS	168
OCT	89
patient-centered approach	87
PCI	100
PEM	185
perceived level of life enjoyment	264
PGCモラールスケール	82
POP	172
posttreatment neuropathy	94
PTA	102
PWV	97
QOL低下	262
RT-CGM	53
sarcopenic obesity	158
SMBG	53, 225
SOC	264, 266
Somogyi効果	55
SPIDDM	39
SPPB	76
SU薬	63, 217, 239
TASC-II	102
telemedicine治療	139
t-PA療法	101
TUG	76
VAS	71
VD	181
WAIS-III	139

和文

あ行

暁現象	55
アミロイドβ	181
アミロイドカスケードセオリー	181
アルツハイマー型認知症	159, 181
アルツハイマー病	136, 137
医療保険	258
インクレチン関連薬	142
インスリン	158, 229
インスリン製剤	225
インスリン抵抗性	137, 158, 183
インスリン離脱	237
インスリン療法	222
インフルエンザ	107

うつ	64, 161
うつ傾向	161
うつの評価	34
うつ病	161
ウロダイナミクス検査	169
運動器不安定症	201
運動療法	200, 206
栄養指導	189
栄養食事指導	195
エキセナチド	133, 243
塩分	188
黄斑浮腫	89

か行

介護保険	258
改訂長谷川式簡易知能検査	71, 78
過活動膀胱	167
かくれ肥満	132
仮面高血圧	34, 117
加齢に伴うインスリン抵抗性	21
簡易栄養状態評価表	73
簡易栄養食事指導法	190
簡易自己血糖測定	53
患者会	264
緩徐進行1型糖尿病	39
感染症	104
冠動脈インターベンション	100
冠動脈バイパス術	101
基本的ADL	28, 76
急性腎盂腎炎	106
境界域高LDLコレステロール血症	123
強化インスリン療法	238
虚弱	160
菌血症	106
筋減少性肥満	21
グリクラジド	217
グリニド薬	219, 239
グリメピリド	217
クレアチニンクリアランス	49
経口血糖降下薬	216
頸動脈ステント留置術	101
頸動脈内膜中膜複合体厚	97
頸動脈内膜剥離術	101
軽度認知機能障害	181
経皮的血管形成術	102
血圧測定	117

結核	106
血管再生療法	102
血管性認知症	136
血清クレアチニン	47
血清シスタチンC値	48
血清尿素窒素	47
血中Cペプチド	44
血糖コントロール目標	86
血糖変動	86
健康寿命	145, 213
健康日本21	212
減量	133
抗GAD抗体	46
抗IA-2抗体	46
抗うつ薬	164
抗菌薬	65
高血圧	117
高血糖高浸透圧症候群	26
抗酸化ビタミン	176, 188
高浸透圧高血糖症候群	108
抗不整脈薬	64
高齢者うつスケール	80, 161
高齢者総合機能評価	24, 68
高齢者糖尿病に対する前向き大規模介入試験	146
高齢者の食事摂取状況	192
コーピング	264
ココカラ＋10	213
骨格筋	156
骨折	151
骨粗鬆症	152
骨盤臓器脱	172
骨密度測定	153

さ行

サイアザイド系利尿薬	120
細小血管症	27, 89
在宅医療	257
サインバルタ®	93
サルコペニア	21, 70, 132, 156
残尿測定器	168
弛緩性膀胱	167
歯垢	113
持効型インスリン	241
自己血糖測定	225
脂質	187
脂質異常症	122

歯周アタッチメント喪失重症度	113
歯周炎	107, 112
歯周病	36, 112
歯周ポケット	113
シスタチンC	48
歯石	113
持続型ジヒドロピリジン系Ca拮抗薬	120
持続血糖モニタリング	53
シタグリプチン	142
失禁	167
シックデイ	225, 253
脂肪エネルギー比率	194
重症低血糖	61
手段的ADL	28, 76
首尾一貫感覚	264
食後低血圧	121
食事計画	198
食事摂取状況	192
食事療法	95, 189
食生活状況調査	196
食物繊維	188, 192
初診時問診票	32
自律神経症状	60
腎機能低下	22, 63
神経障害	91
神経所見	35
神経糖欠乏症状	60
腎症	94
身体活動度	148
身体機能の評価	76
身体診察	34
心電図R-R感覚変動係数	93
振動覚検査	35, 92
心理状態の評価	80
推算GFR	50
膵島関連自己抗体	46
スクワット	208
スタチン	127
ステッピング・エクササイズ	210
生活機能障害	145
生活習慣の改善	119, 126
生活満足度尺度K	264
セルフケアの障害	138
前立腺肥大症	172
総合機能評価	68
足関節上腕血圧比	99

た行

大うつ病	161
大血管症	27
大血管障害	96
ダイナミックフラミンゴ療法	208
脱水	253
タッチテスト	35, 92
炭水化物	187, 192
炭水化物エネルギー比率	192
蛋白質	188
蛋白質・エネルギー低栄養状態	185
たんぱく質エネルギー比率	194
チアゾリジン誘導体	219
地中海食物ピラミッド	177
注入抵抗	233
治療後神経障害	94
低栄養	64, 185
低緊張性膀胱	167
低血糖	22, 29, 60, 141, 251
低血糖教育	65, 251
低血糖と転倒	152
低血糖予防	65
デュロキセチン	93
テレビを観ながら運動	211
テレメディスン	140
転倒	62, 151, 207
転倒後症候群	207
転倒リスク	148
転倒リスクスコア	154
糖質	192
糖尿病型	37
糖尿病細小血管症	89
糖尿病神経障害	91
糖尿病診断基準	37
糖尿病性腎症	51, 94
糖尿病性腎症病期分類	51
糖尿病性白内障	91
糖尿病負担感	262
糖尿病網膜症	89
糖尿病薬	133
動脈硬化	23, 35, 141

な行

内臓脂肪面積	132
二重課題	208
二重課題運動	210
日本語版MoCA	34
尿失禁	166
尿中Cペプチド	45
尿路感染症	166
認知機能障害	61
認知機能低下	64, 86, 132, 135
認知機能の評価	34, 78
認知症	29, 86, 136, 174, 180
ネガティブな社会サポート	263
脳血管性認知症	181
脳梗塞	172

は行

バーテルインデックス	77
バイアル−シリンジ型	230
バイエッタ®	243
肺炎	106
バイオフィルム	113
排尿障害	166
白衣高血圧	34, 117
長谷川式	78
歯磨きをしながら運動	212
バルーンカテーテル	171
ハンマートウ	36
ピオグリタゾン	137, 219
光干渉断層計	89
ビグアナイド薬	218
ビクトーザ®	243
久山町研究	29, 137
ビスホスホネート系薬剤関連顎骨壊死	153
ビタミンB$_6$	175
ビタミンB$_{12}$	175
ビタミンB群	174, 188
ビタミンD	160
ビデュリオン®	243
肥満	130
微量アルブミン尿症	50
腹囲	132
複雑性尿路感染症	167
プラーク	112
フレイル	69
プレガバリン	93
プレフィルド（キット）型	230
併発疾患	86
蜂窩織炎	106

ま行

訪問介護	259
訪問看護	258
訪問サービス	258
訪問診療	259
ポジティブな社会サポート	263
ホモシステイン	175
末梢血単核球細胞移植	102
慢性腎臓病	47
脈波伝播速度	97
無自覚性低血糖	92
無症候性心筋虚血	23
無症候性脳梗塞	23
メキシチール®	93
メキシレチン	93
メタボリックシンドローム	130, 147
メタボリックシンドロームの診断基準	131
メトホルミン	133, 218, 239
免疫系	104
面積法	98
網膜症	89
モラールスケール	71
問診	31

や〜わ行

薬剤溶出型ステント	101
葉酸	175
リアルタイムCGM	53
リキシセナチド	243
リキスミア®	243
リラグルチド	142, 243
リリカ®	93
レトロCGM	53
老研式ADLスケール	34
老研式活動能力指標	78
老年症候群	28, 62, 81
ロコモーション・トレーニング	207
ロコモティブシンドローム	200, 207
ワクチン	110

● 編者プロフィール

荒木　厚（あらき あつし）

東京都健康長寿医療センター内科総括部長（糖尿病・代謝・内分泌内科）

1983年京都大学医学部卒業，1989年京都大学医学博士，同年〜東京都老人医療センター内分泌科，1995年ロンドン大学ユニバーシティカレッジ，1996年米国ケースウエスタンリザーブ大学に留学，2006年内分泌科部長，2009年東京都健康長寿医療センター糖尿病・代謝・内分泌内科部長（名称変更），2012年より現職．日本糖尿病学会と日本老年医学会の専門医，指導医．

これまで，診療を通して，高齢者糖尿病のQOLや認知機能などの研究を行ってきました．老年医学が普及することで高齢者糖尿病の診療がより一層良くなることを願っています．

ココに注意！高齢者の糖尿病
老年症候群を考えた治療とQOLを高める療養指導のコツ

2015年1月25日　第1刷発行	編　集	荒木　厚
	発行人	一戸裕子
	発行所	株式会社　羊　土　社
		〒101-0052
		東京都千代田区神田小川町2-5-1
		TEL　03（5282）1211
		FAX　03（5282）1212
		E-mail　eigyo@yodosha.co.jp
ⓒ YODOSHA CO., LTD. 2015		URL　http://www.yodosha.co.jp/
Printed in Japan	装　幀	ベドロ山下
ISBN978-4-7581-1762-3	印刷所	株式会社　平河工業社

本書に掲載する著作物の複製権，上映権，譲渡権，公衆送信権（送信可能化権を含む）は（株）羊土社が保有します．
本書を無断で複製する行為（コピー，スキャン，デジタルデータ化などを）は，著作権法上での限られた例外（「私的使用のための複製」など）を除き禁じられています．研究活動，診療を含み業務上使用する目的で上記の行為を行うことは大学，病院，企業などにおける内部的な利用であっても，私的使用には該当せず，違法です．また私的使用のためであっても，代行業者等の第三者に依頼して上記の行為を行うことは違法となります．

JCOPY ＜（社）出版者著作権管理機構　委託出版物＞
本書の無断複写は著作権法上での例外を除き禁じられています．複写される場合は，そのつど事前に，（社）出版者著作権管理機構（TEL 03-3513-6969，FAX 03-3513-6979，e-mail : info@jcopy.or.jp）の許諾を得てください．

羊土社のオススメ書籍

治療が劇的にうまくいく！
高齢者の栄養 はじめの一歩

身体機能を低下させない
疾患ごとの栄養管理のポイント

大村健二, 葛谷雅文／編

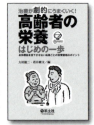

若年者とは異なる高齢者の消化吸収能や代謝から, 疾患・状況ごとの特徴と栄養管理まで解説. さらに症例提示で具体的な対処法も学べます. 高齢者の治療のカギは栄養管理にあり！高齢者診療に関わる全ての方にオススメ

■ 定価（本体3,600円＋税）　■ A5判
■ 221頁　　■ ISBN 978-4-7581-0896-6

内科医のための
認知症診療 はじめの一歩

知っておきたい誤診を防ぐ診断の決め手から
症状に応じた治療、ケアまで

浦上克哉／編

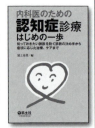

早期発見のコツ, 誤診を防ぐ診断の仕方, 症状に応じた治療法, ケアまで, 認知症診療の必須知識をわかりやすく解説. 専門医との連携やBPSDへの対応も充実. ケーススタディもついて明日からすぐに役立つ！

■ 定価（本体3,800円＋税）　■ A5判
■ 252頁　　■ ISBN 978-4-7581-1752-4

改訂版
糖尿病診療 ハンドブック

河盛隆造, 綿田裕孝／監,
日吉 徹／編

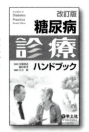

医療面接から薬物療法, 合併症治療まで網羅した好評書が改訂！症例に応じた患者指導, カーボカウント, 感染症予防など, 大幅な項目追加でさらに充実！日常診療で糖尿病を診る医師・看護師におすすめ！

■ 定価（本体4,200円＋税）　■ B6変型判
■ 391頁　　■ ISBN 978-4-7581-1723-4

改訂版
糖尿病治療薬 ハンドブック

河盛隆造, 綿田裕孝／監,
日吉 徹／編

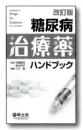

薬の使い分けや血糖コントロールなど, 糖尿病薬の処方で「悩む」ポイントをわかりやすく解説した好評書が改訂！インクレチン関連薬の解説や症例ごとの薬の選び方など新情報を大幅に追加. 実臨床で役立つコツが満載！

■ 定価（本体4,400円＋税）　■ B6変型判
■ 367頁　　■ ISBN 978-4-7581-1718-0

発行　羊土社 YODOSHA
〒101-0052　東京都千代田区神田小川町2-5-1　TEL 03(5282)1211　FAX 03(5282)1212
E-mail：eigyo@yodosha.co.jp
URL：http://www.yodosha.co.jp/
ご注文は最寄りの書店、または小社営業部まで